ケアに生かす
検査値
ガイド
［第2版］

オール
カラー

［編著］西﨑祐史 渡邊千登世

見てわかる尿

▶ 尿の色や性状は体の状態に応じて変化するため、それらを的確に評価することで病態をより深く知ることができる

1 尿の正常な変化

■健康な状態でも起こる変化

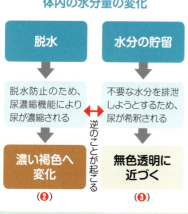

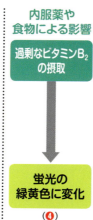

尿は体液を消失すると濃縮され、正常な淡黄色（❶）から濃い褐色（❷）に、体内に余分な水分が貯留すれば無色透明に近い色（❸）に変化する。また、尿の色は内服薬や食物の影響も受け、過剰なビタミンB_2を摂取すると、蛍光の緑黄色（❹）に変化する。

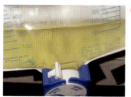

❶ 基準となる尿
・正常な淡黄色

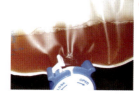

❷ 濃縮尿
・濃い褐色

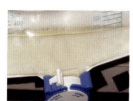

❸ 希釈尿
・無色透明に近い

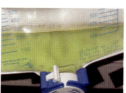

❹ 過剰なビタミンB_2の摂取
・蛍光の緑黄色

［資料提供］黒木ひろみ（聖路加国際病院看護管理室ナースマネジャー）

2 異常を示す尿の色調

臨床の場で遭遇しやすい尿の色調・性状の異常として、尿路系に生じた炎症により尿に血が混ざって赤色に変化した血尿（❺）、膿や塩類の析出が原因となる混濁尿（❻）、尿路感染症や糖尿病などに起因するタンパク尿（❼、消失しない泡立ち）等が挙げられる。

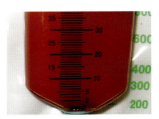

❺血尿
・腎、尿路系の炎症

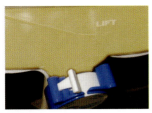

❻混濁尿
・膿尿：尿道炎や前立腺炎
・塩類尿：尿路結石

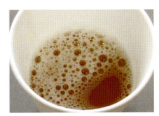

❼タンパク尿（尿の泡立ち）
・腎炎、尿路感染症　・高度の糖尿病

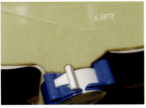

❽乳び尿
・尿寄生虫疾患　・悪性腫瘍

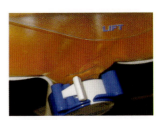

❾ミオグロビン尿
・横紋筋融解症

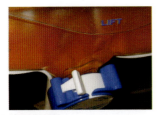

❿ヘモグロビン尿
・溶血性疾患

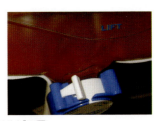

⓫ビリルビン尿
・肝胆道系疾患

3 血尿とその原因

血尿では、出血部位を特定するために検査を行う。

■尿の色がコーヒー様になる原因

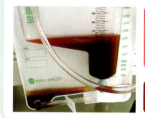

・糸球体腎炎 ・尿路感染症
・尿路系腫瘍 ・尿路結石
などの疾患による上部尿路での出血

→ コーヒーのような暗めの赤色の尿

出血の部位

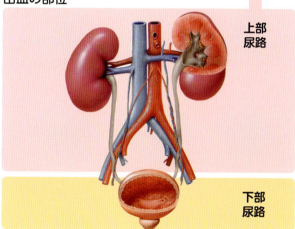

上部尿路

下部尿路

■尿の色が鮮紅色になる原因

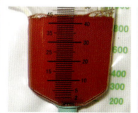

・尿道損傷 ・膀胱がん
・膀胱炎
などの疾患による下部尿路での出血

→ 鮮やかな赤色の尿

血尿スケール

肉眼で血尿が認められた場合は医師へ報告する

多 ↑

5 Ht 5%

4 Ht 1%

3 Ht 0.5%

血液の含有

2 Ht 0.25%

1 Ht 0.1%

↓ 少

見てわかる便

▶ 便の性状はさまざまな疾患を反映することがあるため、便の観察・診断が緊急度判断の重要な手がかりとなる

1 便の正常な変化

正常な便は黄土色〜黄色で、腸内のpHとの関係により、肉や脂肪類の摂取が多いと「褐色」に、野菜の摂取が多いと「黄色」になる。また正常時の形状は半ねり状で、楕円形から棒状を呈し、水分量や肛門括約筋の機能により変化する。

長（便秘）　消化管の通過時間　（下痢）短

【タイプ1】コロコロ便 ・硬く、コロコロの便 （兎の糞のような便）	
【タイプ2】硬い便 ・短く固まった便	
【タイプ3】やや硬い便 ・水分が少なく、ひび割れている便	
【タイプ4】普通便 ・適度な軟らかさの便	
【タイプ5】やや軟らかい便 水分が多く、軟らかい便	
【タイプ6】泥状便 形のない泥のような便	
【タイプ7】水様便 水のような便	

＊ブリストルスケールより引用

2 異常を示す便の色調・性状（下血、血便）

下血、血便がみられた際は、出血部位を特定するため検査を行う。

■下血になる原因

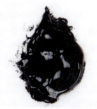

上部消化管（食道、胃、十二指腸）での出血

・血中の鉄分が胃液で酸化し、黒色に変化
・血液等の成分が消化液と混ざり、細菌による分解で粘稠度が増す

→ **粘稠な黒色便**

出血の部位

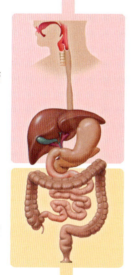

上部消化管

下血での注意
コールタール状の「タール便」では、上部消化管から大量に出血している場合があるので、バイタルサインをチェックする

下部消化管

血便での注意
出血性十二指腸潰瘍などで上部消化管に大量出血をきたしている場合でも、血便がみられる。バイタルサインをチェックする

■血便になる原因

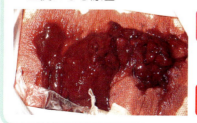

下部消化管（下部小腸、大腸、直腸、肛門）での出血

→ **鮮血、栗色（えび茶色）の血液と混ざった便**

3 異常を示す便の色調・性状（水様便、粘液便、灰白色便）

■水様便になる原因

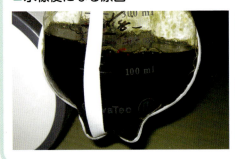

小腸型の感染性腸炎
- 嘔吐を伴う
- 脱水をきたす

過敏性腸症候群（IBS*¹）
- 下痢と便秘を日単位で交互に繰り返す
- 患者が兎糞様の便を訴える

■粘液便になる原因

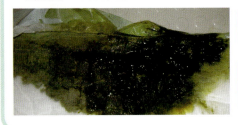

過敏性腸症候群（IBS）
- 粘液だけの排泄

炎症性腸疾患（IBD*²）、大腸型の感染性腸炎など
- 血液成分が混ざる

■灰白色便になる原因

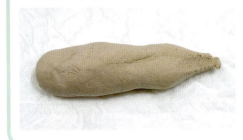

閉塞性黄疸
- 膵臓がんや胆管がんなどの悪性腫瘍による胆管閉塞
- 総胆管結石による閉塞

急性肝炎（A型肝炎など）
- 胆汁分泌の減少

---

*1) IBS：irritable bowel syndrome
*2) IBD：inflammatory bowel disease

見てわかる喀痰

▶ 喀痰が「出る」場合には何らかの原因が存在すると考え、性状、色調、量の変化から、診断の手がかりをつかむ

1 異常を示す痰の性状、色調、量

痰はその性状から、膿性、粘膿性、粘性、漿液性に分類される。色調は「白色」～「淡黄色」が多いが、「緑色」「錆色」「茶色」や、血液の色を帯びた「血痰」や喀血などがみられる。喀痰量の増加は炎症性変化や気道への刺激による粘液分泌亢進などに起因する。

■喀痰の性状、色調から類推される主な原因

	色調		代表的な原因	判断・注意点
膿性	白黄色～淡黄色		急性咽頭炎、急性気管支炎、急性肺炎、感染性気管支拡張症	色調が濃くなる、粘度の増加に注意する
	緑色		緑膿菌が関連する場合、慢性気管支炎、びまん性汎細気管支炎、気管支拡張症の増悪	ふだんの喀痰量や性状との比較が有用な情報となる
	錆色		肺炎球菌性肺炎、肺化膿症、肺膿瘍	急激な量の増加に注意する
粘膿性	色調はさまざま(膿、粘液が混合)		急性咽頭炎、急性気管支炎、急性肺炎、細気管支炎、慢性気管支炎、感染性気管支拡張症	膿性度、粘度の増加に注意する
粘性	透明～白色		慢性気管支炎、細気管支炎、アレルギー性気管支炎	痰づまりに注意する
漿液性	透明～白色		心不全 ←肺水腫 (ときに、泡沫性、ピンク色) 肺胞上皮がん	ケア時に臥位にしない
血痰	茶、暗赤、血線入色		気管支拡張症、肺がん、肺梗塞、肺結核、肺真菌症、非結核性抗酸菌症	医師へ報告
血液	鮮紅色		肺出血、気管ー大動脈瘻、その他血痰と同様の原因	医師への報告 組織片を含む場合には吸引圧を下げる

2 検体に適する喀痰

検査室では喀痰を肉眼で観察し、実際に呼吸器系の異常を反映した、唾液の混入が少ない喀痰であるか否かを、Miller and Jones分類（下表）によって判定する。可能なかぎり、「P2」～「P3」の喀痰を提出する。

■微生物検査への提出のめやす（Miller and Jones分類）

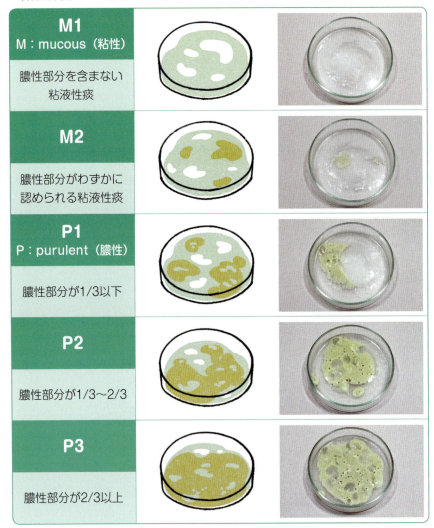

M1 M：mucous（粘性） 膿性部分を含まない粘液性痰	
M2 膿性部分がわずかに認められる粘液性痰	
P1 P：purulent（膿性） 膿性部分が1/3以下	
P2 膿性部分が1/3～2/3	
P3 膿性部分が2/3以上	

はじめに

　検査に関連する知識はすべての医療スタッフが身につけておくべきものです。受け持ちの入院・外来のほとんどの患者さんが一度は検査を受けているはずですし、検査結果に応じて、治療方針が180度変更されることも珍しくありません。検査は、患者さんの状態を客観的に評価するうえで貴重な情報となるのです。

　しかし、それと同時にやみくもな検査のオーダーは患者さんにとって不利益となることも意識しておく必要があります。検査には侵襲が伴うからです。例えば、採血では血管に針が刺さりますし、X線検査では放射線被曝が生じます。検査オーダーをみたら、「目の前の患者さんに、本当にその検査が必要なのだろうか？」「この検査の目的は何か？」といった疑問をもつようにしてください。そして、それらの疑問を1つ1つ解決していくなかで、検査の目的や結果の解釈を理解、吸収していってください。

　検査に関連する知識が深まれば深まるほど、1つの結果から多くのことがみえてきます。また、無駄な検査を省き、最小限の侵襲から最大限の情報を得て、患者さんにフィードバックすることが可能となります。本書は、検査に関連する知識を効率よく吸収してもらうために、臨床現場で遭遇する頻度の高い内容を中心に記載しています。また、検査の目的をわかりやすく理解してもらうために、「何をみる？　どうみる？」、「どんなときに検査する？」という項目を設けています。そして、「他の検査との関連は？」という項目では、検査結果から患者さんの体内で生じている病態を推測し、次のステップで必要となる検査項目をわかりやすく記載しています。さらに、ナースの観察ポイントやケアにおける注意点を「ケアに生かすポイント」という形でまとめて記載しています。

　本書の第1版は2011年4月に発行し、この度改訂版を発行することになりました。第1版はおかげ様で多くの方に読んでいただき、ご好評をいただきました。今回は新規9項目の追加および情報のアップデートを目的に、改訂しております。改訂にあたり、よりわかりやすい記述をこころがけました。本改訂版が読者のみなさんの臨床現場における検査のさらなる理解に貢献できることを祈念いたします。

2018年3月

西﨑　祐史

はじめに

　近年、診断価値の高い臨床検査が多く開発され、早期に的確な診断ができるようになってきました。臨床検査は、疾患の診断だけではなく、治療方針を決定したり、治療の効果を判断したり、病気の進行の程度を判断するために行われます。

　本書は、臨床現場で頻繁に取り扱われる検体検査について取り上げています。検体検査の実施には、医師だけではなく、チーム医療の一員として看護師も重要な役割を担っているということを認識しなくてはなりません。なぜ、その検査が患者に行われるのかという理由を把握することは、患者に十分な説明が行えて、同意を促すことにつながります。検査の手順や検体の取り扱いを理解していることは、患者の安全と安楽を守ることにつながります。検査の結果と患者の症状を解釈し、患者の身体に生じていることをアセスメントし、日常生活の援助へとつなげることが大切です。

　本書の「何をみる？ どうみる？」「どんなときに検査する？」「他の検査との関連は？」などの項目は、その検査が行われる目的と検査結果を解釈するために役立つでしょう。「検体採取・取り扱い時の注意点」の内容は、患者から得た重要な検体を無駄にしないために大切な知識です。

　そして、本書の特徴である「ケアに生かすポイント」では、推測される疾患に伴う観察項目を"検査結果に関連する観察ポイント"として、取り上げています。私たちは、観察という看護行為が、患者の訴えや患者の変化を捉えるために重要な看護の機能であると考えています。そして「看護援助のポイント」では、その検査によって診断される代表的な疾患に関する看護援助についてポイントを絞って取り上げました。看護援助を考えるための手がかりにしていただき、ここを入り口として、より専門性の高い成書でより深い知識を得るようにしていただければと思います。また、コラムでは、医療や検査にまつわる、日常の現場で遭遇する出来事について医師や看護師が感じたこと、考えたことがエッセンスとして書かれています。

　本書の第1版はご好評をいただき、ポケット版の『とんでもなく役立つ検査値の読み方』も発行されております。また、この度改訂版を発行するにあたり、現況に応じた新たな項目を追加し、情報を更新いたしております。看護師をめざす学生諸氏、臨床現場で働く看護師、若手の医師など、多くの方が本書を手に取ってくださり、活用していただけることを願っています。

2018年3月

渡邊　千登世

Contents ▶ ケアに生かす検査値ガイド 第2版

見てわかる尿 i
見てわかる便 iv
見てわかる喀痰 vii
執筆者一覧 xvii
本書の使い方 xviii

Part I 一般検査 1

1. 尿検査 2

尿量 .... ヒース雪／渡邊千登世 ● 2
尿比重 .... ヒース雪／渡邊千登世 ● 4
尿pH .... ヒース雪／渡邊千登世 ● 6
尿タンパク .... ヒース雪／渡邊千登世 ● 8
尿糖 .... ヒース雪／渡邊千登世 ● 10
尿潜血 .... ヒース雪／渡邊千登世 ● 12
尿沈渣 .... ヒース雪／渡邊千登世 ● 14
ケトン体 .... ヒース雪／渡邊千登世 ● 16
ビリルビン、ウロビリノーゲン .... ヒース雪／渡邊千登世 ● 18
尿中β$_2$-ミクログロブリン .... ヒース雪／渡邊千登世 ● 20
尿中微量アルブミン .... ヒース雪／渡邊千登世 ● 22
尿中Nアセチル-β-D-グルコサミニダーゼ（NAG） ...... ヒース雪／渡邊千登世 ● 24

2. 便検査 26

便潜血反応 .... 山野泰彦／渡邊千登世 ● 26
寄生虫卵検査 .... 名取洋一郎・森信好／渡邊千登世 ● 28
便性状 .... 名取洋一郎・森信好／渡邊千登世 ● 30

3. 穿刺液・採取液検査 32

脳脊髄液 .... 山野泰彦／舛岡彩子 ● 32
胸水 .... 山野泰彦／舛岡彩子 ● 36
腹水 .... 山野泰彦／舛岡彩子 ● 38
骨髄検査 .... 山野泰彦／舛岡彩子 ● 40
関節液 .... 山野泰彦／舛岡彩子 ● 44

Part II 血液検査 47

1. 血球数算定・血液像 48

白血球数（WBC） .... 山野泰彦／小川裕美子 ● 48
白血球分画 .... 山野泰彦／小川裕美子 ● 50
赤血球数（RBC）、ヘマトクリット値（Ht）、ヘモグロビン量（Hb） ...... 山野泰彦／小川裕美子 ● 54
赤血球粒度分布幅（RDW） .... 山野泰彦／小川裕美子 ● 58
赤血球恒数（MCV、MCH、MCHC） .... 山野泰彦／小川裕美子 ● 60
網状赤血球数 .... 浅野倫代／小川裕美子 ● 64
血小板数（PLT） .... 山野泰彦／小川裕美子 ● 68

2. 凝固・線溶系 70

出血時間 .... 浅野倫代／小川裕美子 ● 70
プロトロンビン時間（PT） .... 浅野倫代／小川裕美子 ● 72
活性化部分トロンボプラスチン時間（APTT） .... 浅野倫代／小川裕美子 ● 74
トロンボテスト（TT） .... 浅野倫代／小川裕美子 ● 76

ヘパプラスチンテスト（HPT）	浅野倫代／小川裕美子	78
フィブリノゲン（Fg）	浅野倫代／小川裕美子	80
フィブリン・フィブリノゲン分解産物（FDP）	浅野倫代／小川裕美子	82
Dダイマー	浅野倫代／小川裕美子	84
アンチトロンビンⅢ（ATⅢ）＆ トロンビン・アンチトロンビンⅢ複合体（TAT）	浅野倫代／小川裕美子	86
赤血球沈降速度（ESR）	浅野倫代／小川裕美子	90
プラスミノゲン（PLG）	浅野倫代／小川裕美子	92

Part Ⅲ 生化学検査　95

1. タンパク関連・含窒素成分　96

総タンパク（TP）	眞部俊／櫻本秀明	96
血清アルブミン（Alb）	眞部俊／櫻本秀明	98
フィッシャー比、総分岐鎖アミノ酸／チロシンモル比	眞部俊／櫻本秀明	100
血清尿素窒素（BUN、UN）	眞部俊／櫻本秀明	102
血清尿酸（UA）	眞部俊／櫻本秀明	104
血清クレアチニン（Cr）	眞部俊／櫻本秀明	106
実測クレアチニンクリアランス（C_{Cr}）と推定糸球体濾過量（eGFR）	眞部俊／櫻本秀明	108
血清ビリルビン	眞部俊／櫻本秀明	112
アンモニア（NH_3）	眞部俊／櫻本秀明	114
シスタチンC	眞部俊／櫻本秀明	116

2. 電解質・金属　118

血清ナトリウム（Na）	津川友介／黒木ひろみ	118
血清カリウム（K）	津川友介／黒木ひろみ	122
血清カルシウム（Ca）	西崎祐史／渡邊千登世	126
血清鉄（Fe）	津川友介／黒木ひろみ	130
血清クロール（Cl）	津川友介／黒木ひろみ	132
血清マグネシウム（Mg）	津川友介／黒木ひろみ	134
リン（P）	津川友介／黒木ひろみ	136
亜鉛（Zn）	津川友介／黒木ひろみ	140

3. 糖質　142

血糖（BS、GLU）	水野篤／黒木ひろみ	142
糖化ヘモグロビン（HbA1c）	水野篤／黒木ひろみ	146
75gOGTT（経口ブドウ糖負荷試験）	水野篤／黒木ひろみ	148
グリコアルブミン（GA）	猪原拓／黒木ひろみ	150
1.5-AG（1.5-アンヒドロ-D-グルシトール）	猪原拓／黒木ひろみ	152

4. 脂質　154

総コレステロール（TC）	水野篤／櫻本秀明	154
HDL-コレステロール（HDL-C）	水野篤／櫻本秀明	158
LDL-コレステロール（LDL-C）	水野篤／櫻本秀明	160
トリグリセリド（TG：中性脂肪）	水野篤／櫻本秀明	164
リポタンパク	水野篤／櫻本秀明	166

5. 酵素　168

AST（GOT）、ALT（GPT）	猪原拓／舛岡彩子	168
乳酸脱水素酵素（LDH）／アイソザイム	猪原拓／舛岡彩子	172
ALP（アルカリホスファターゼ）／アイソザイム	猪原拓／舛岡彩子	174

クレアチンキナーゼ（CK）／アイソザイム	猪原拓／舛岡彩子	176
クレアチンキナーゼ-MB（CK-MB）	猪原拓／舛岡彩子	178
アミラーゼ（AMY）／アイソザイム	猪原拓／舛岡彩子	180
リパーゼ	猪原拓／舛岡彩子	184
γ-GTP（γ-グルタミルトランスペプチダーゼ）	猪原拓／舛岡彩子	186
コリンエステラーゼ（ChE）	猪原拓／舛岡彩子	188
トリプシン	猪原拓／舛岡彩子	190
心筋トロポニンT	猪原拓／舛岡彩子	192

6. その他　194

ビタミン	津川友介／黒木ひろみ	194
血液ガス／酸塩基平衡	津川友介／黒木ひろみ	196
ICG試験（インドシアニングリーン）	上原由紀／黒木ひろみ	200

Part IV 免疫血清検査・輸血　203

1. 自己免疫・アレルギー　204

リウマトイド因子（RF）検査	津川友介／深石タカ子	204
抗CCP抗体	津川友介／深石タカ子	206
抗核抗体（ANA）	津川友介／深石タカ子	208
抗ミトコンドリア抗体（AMA）	眞部俊／深石タカ子	212

2. 血漿タンパク　214

CRP（C反応性タンパク）	名取洋一郎・森信好／深石タカ子	214
各免疫グロブリン（IgG，IgA，IgM，IgD，IgE）	名取洋一郎・森信好／深石タカ子	216
β_2-ミクログロブリン（β_2MG）	眞部俊／深石タカ子	220
寒冷凝集反応	名取洋一郎・森信好／深石タカ子	222
直接・間接クームス試験	名取洋一郎・森信好／深石タカ子	224

3. 補体　226

CH_{50}（血清補体価）	山野泰彦／深石タカ子	226

4. ホルモン　228

成長ホルモン（GH）	山野泰彦／石井素子	228
ACTH（副腎皮質刺激ホルモン）	水野篤／石井素子	230
TSH（甲状腺刺激ホルモン）	水野篤／石井素子	232
FT_3（遊離トリヨードサイロニン）／FT_4（遊離サイロキシン）	水野篤／石井素子	234
HCG（ヒト絨毛性ゴナドトロピン）	猪原拓／石井素子	236
エストロゲン（エストラジオール：E_2，エストリオール：E_3）／プロゲステロン（P_4）	眞部俊／石井素子	238
コルチゾール	水野篤／石井素子	240
血漿レニン活性／アルドステロン	津川友介／石井素子	242
C-ペプチド	水野篤／石井素子	246
インスリン	水野篤／石井素子	248
BNP（脳性ナトリウム利尿ペプチド）	猪原拓／石井素子	250
i-PTH	眞部俊／石井素子	252

5. 感染症　254

梅毒血清反応（STS）	名取洋一郎・森信好／田中富士美	254
A型肝炎ウイルス検査	名取洋一郎・森信好／田中富士美	258
B型肝炎ウイルス検査	名取洋一郎・森信好／田中富士美	260

C型肝炎ウイルス検査	名取洋一郎・森信好／田中富士美	264
HIV検査	名取洋一郎・森信好／田中富士美	268
HTLV検査	名取洋一郎・森信好／田中富士美	270
ASO（抗ストレプトリジンO、ASLO）	名取洋一郎・森信好／田中富士美	272
インフルエンザ迅速検査	森信好・古川恵太郎／櫻本秀明	274

6. 腫瘍マーカー　276

腫瘍マーカー	小野宏／井上貴久美	276
AFP（α-フェトプロテイン）	小野宏	278
CEA	小野宏	279
CA19-9	小野宏	280
CA125	小野宏	281
CYFRA	小野宏	282
SCC	小野宏	283
PIVKA-Ⅱ	小野宏	284
PSA（前立腺特異抗原）	小野宏	285
ProGRP	小野宏	286
NSE	小野宏	287

7. 輸血　288

血液型検査	浅野倫代／井上貴久美	288
交叉適合試験	浅野倫代／井上貴久美	290

Part Ⅴ　細菌・微生物検査　295

血液培養検査	上原由紀／田中富士美	296
塗抹検査	上原由紀／田中富士美	300
細菌培養・同定検査	上原由紀／田中富士美	302
薬剤（抗菌薬）感受性検査	上原由紀／田中富士美	304
尿の細菌検査	上原由紀／田中富士美	306
便の細菌検査	上原由紀／田中富士美	308
喀痰の細菌検査	上原由紀／田中富士美	312
膿・穿刺液の細菌検査	上原由紀／田中富士美	314
結核・抗菌薬	上原由紀／田中富士美	318
MRSA／病原性大腸菌（O157など）	上原由紀／田中富士美	322
ヘリコバクター・ピロリ関連の検査	上原由紀／渡邊千登世	326
ノロウイルス迅速定性検査	森信好・古川恵太郎／渡邊千登世	328

Part Ⅵ　病理検査　331

細胞診検査	小野宏／深石タカ子	332
組織検査	小野宏／深石タカ子	336

参考文献一覧	338
資料：検査値を読むための単位の基本	340
略語索引	342
索引	347
資料：基準値一覧	

装丁：小口翔平＋喜來詩織（tobufune）　カバー写真：©Fiedels - stock.adobe.com
本文レイアウト・DTP：明昌堂

コラム一覧

臨床研究シリーズ① 臨床研究中核病院とは	植田莉英子／西﨑祐史	43
白血球数と白血球分画のあれこれ	小川裕美子	53
体位性偽性貧血（postural pseudoanemia）	西﨑祐史	57
注意深く観察したい「貧血」	小川裕美子	62
貧血の原因（種類）を探る	小川裕美子	63
臨床研究シリーズ② PMDAとは	飛田護邦	67
DIC（ディーアイシー）って何？	浅野倫代	88
病棟でのESR測定法（ウエスターグレン法）	浅野倫代	91
意識障害をみたらAIUEOTIPSで鑑別する	西﨑祐史	94
肝性脳症患者とフィッシャー比	眞部俊	101
検査と病歴聴取・身体所見	水野篤	111
見た目は地味でも、実は危険な低ナトリウム血症	津川友介	121
緊急性の高い高カリウム血症	津川友介	125
やみくもな検査オーダーがもたらす弊害	西﨑祐史	129
臨床研究シリーズ③ 臨床試験 公開データベース登録の重要性	野尻宗子	139
臨床研究シリーズ④ プロトコール論文とは	柳澤尚武	145
コレステロール論争	水野篤	157
LDL＝悪玉＝Badコレステロール？	水野篤	163
ナトリウム（Na）2gは塩分（Nacl）5g！	西﨑祐史	171
アイソザイムの臨床的意義	眞部俊	183
全身性炎症反応症候群（systemic inflammatory response syndrome：SIRS）とは	西﨑祐史	185
傾聴することの大切さ	西﨑祐史	189
塩分制限指導のコツ	西﨑祐史	191
「KUSSMAL-P（クスマルピー）」と覚える	西﨑祐史	199
呼吸苦と血液ガス	黒木ひろみ	202
ステロイドと副作用	深石タカ子	211
フィードバックスキル：6Ts	西﨑祐史	219
解釈モデル（Explanatory model）とは？	西﨑祐史	245
SPHとは？	西﨑祐史	249
検査はいつやるべきか？	名取洋一郎	257
ヒューマンエラーが引き起こすインシデント	西﨑祐史	263
連携の大事さ	山野泰彦	267
見逃してはならない「輸血後GVHD」	浅野倫代	293
血液培養検査の検体採取時の失敗	田中富士美	299
便培養に何枚培地が必要か？	上原由紀	311
怖いのは、わからないまま行うこと	田中富士美	317
結核にN95マスク？	上原由紀	321
医療に大事な "not doing, but being"	小野宏	335
縁の下の力持ち、病理医、臨床検査技師	小野宏	337

執筆者一覧

■編　集

西﨑　祐史	順天堂大学革新的医療技術開発研究センター／順天堂大学医学部附属順天堂医院臨床研究・治験センター／循環器内科准教授
渡邊 千登世	神奈川県立保健福祉大学保健福祉学部看護学科准教授

■執筆者（執筆順）

ヒース　雪	Moseley Hall Hospital
渡邊 千登世	東京大学大学院工学系研究科品質・医療社会システム工学寄付講座
山野　泰彦	公立陶生病院呼吸器・アレルギー疾患内科
名取 洋一郎	トロント大学移植感染症科
森　信好	聖路加国際病院内科・感染症科
古川 恵太郎	聖路加国際病院内科・感染症科
舛岡　彩子	聖路加国際病院アシスタントナースマネジャー
植田 莉英子	順天堂大学革新的医療技術開発研究センター／順天堂大学医学部附属順天堂医院臨床研究・治験センター
西﨑　祐史	順天堂大学革新的医療技術開発研究センター／順天堂大学医学部附属順天堂医院臨床研究・治験センター／循環器内科准教授
小川 裕美子	さいたま市立病院副院長兼看護部長
浅野　倫代	東京医科大学病院血液内科
飛田　護邦	順天堂大学革新的医療技術開発研究センター／順天堂大学医学部附属順天堂医院臨床研究・治験センター准教授
眞部　俊	東京女子医科大学腎臓内科
櫻本　秀明	茨城キリスト教大学看護学部看護学科准教授
津川　友介	カリフォルニア大学ロサンゼルス校（UCLA）
黒木 ひろみ	聖路加国際病院ナースマネジャー／皮膚・排泄ケア認定看護師
野尻　宗子	順天堂大学革新的医療技術開発研究センター／順天堂大学医学部附属順天堂医院臨床研究・治験センター准教授
水野　篤	聖路加国際病院循環器内科／QIセンター
柳澤　尚武	順天堂大学革新的医療技術開発研究センター／順天堂大学医学部附属順天堂医院臨床研究・治験センター准教授
猪原　拓	Duke Clinical Research Institute, Duke University Medical Center, Research Fellow
上原　由紀	順天堂大学大学院医学研究科感染制御科学／総合診療科准教授
深石 タカ子	公益社団法人埼玉県看護協会教育部
石井　素子	さいたま市立病院副看護部長
田中 富士美	元 さいたま市立病院看護師長
小野　宏	国立病院機構熊本医療センター感染症科医長・呼吸器内科医長 元 公益財団法人がん研究会がん研究所病理部
井上 貴久美	聖路加国際病院ナースマネジャー

本書の使い方

- 本書は臨床でナースが取り扱うことの多い検査を取り上げ、基準値と、基準値を逸脱したときに考えられる状態・疾患などについて解説しています。
- 検査値によって、「何をみるか」「どうみるか」「どんなときに検査するか」「他の検査との関連」「検体採取・取り扱い時の注意点」などを解説するとともに、「ケアに生かすポイント」を詳述しました。
- 一般に基準値は、多数の健康人の検体を採取し、その結果を統計学的に処理して得られた測定値を指します。その分布を基準範囲と呼んでおり、中央部分

何を知るために検査値をみるか

何が疑われる場合、何を知る場合に検査するか

他の検査との関連を知る

血清アルブミン（Alb）
(Alb：albumin)

▶ 全身状態や栄養状態の総合的な指標として非常に有用である。また、アルブミン／グロブリン比(A/G比)を算出するために検査する

検体材料 ● 血 清

高 ● 脱水症

基準値 3.8〜5.3g/dL

低
- ネフローゼ症候群
- 重症肝障害
- 炎症性疾患
- 悪液質、栄養障害など

何をみる？ どうみる？

- アルブミン(Alb)は肝臓で合成されるタンパク質で、血清総タンパクの60%程度を占める。血漿膠質浸透圧を維持するほか、脂肪酸、間接ビリルビン、甲状腺ホルモン(サイロキシン)などさまざまな物質の輸送体としてはたらく。
- 血清Albは全身状態、栄養状態の総合的な指標として非常に有用である。

どんなときに検査する？

- スクリーニングを目的に外来初診時や入院時に検査する。
- 栄養状態の評価を目的に検査する。
- 浮腫を認める場合や、尿タンパクを認める場合に検査する。
- 総タンパクに異常を認める場合に、アルブミン／グロブリン比(A/G比)を算出するために検査する。

他の検査との関連は？

- 脱水症以外では高値とならないため、高Alb血症では、体液量、電解質（高ナトリウム血症など）、腎機能などの評価を行う。
- Albの低下は、①産生低下（肝障害、炎症状態、栄養障害）、②体外への漏出（尿、消化管など）、③代謝の亢進（炎症状態、甲状腺機能亢進症）で起こる。
- ①に対して、肝機能の評価と摂取カロリー量・タンパク量を含めた栄養状態の評価を行う。
- ②ではAlbが尿中へ漏出するネフローゼ症候群が代表である。尿タンパクを検査

95％（ほぼ平均値±2標準偏差）を含む範囲です。基準範囲は、健康人集団の最低値と最高値を含む測定値ではないため、健康人であっても5％が基準範囲を外れます。
- 基準値は測定法によっても異なり、各施設でそれぞれ設定されているものも多くあります。本書を活用する際には、あくまでも参考になる値としてご利用ください。

する。
- ③では白血球数やCRP、甲状腺機能を検査する。
- 血中のカルシウム（Ca）の約半分はAlbと結合しているため、低Alb血症では血清Ca値の補正（P.127参照）が必要である。

■ 検体採取・取り扱い時の注意点

- 体液量を反映する検査のため、臥位では立位よりも低く測定される。同じ体勢での採血が好ましい。

ケアに生かすポイント

■ 検査結果に関連する観察ポイント

高値	●尿量 ●尿比重 ●脱水症状の有無（皮膚の張り、皮膚ツルゴール低下、毛細血管充填時間［CRT］など）
低値	●栄養状態（栄養摂取量、BMI、上腕二頭筋皮脂厚など） ●食欲不振 ●浮腫の有無 ●腹水や胸水の有無 ●水分出納（多量輸液などにより血液が薄くなることでも低下する） ●滲出液量の確認（熱傷、褥瘡、胸腹水穿刺などによるAlb漏出により低下） ●全身倦怠感 ●創傷治癒の遅延

CRT：capillary refilling time

■ 看護援助のポイント

1. 症状予防のための食事指導

高値	脱水による場合、水分出納に注意して十分な水分摂取を促す
低値	栄養摂取量不足を防ぐ。特に高タンパク・高ビタミン食の摂取を促す。肝障害を伴う場合、分岐鎖アミノ酸（BCAA）を豊富に含む栄養剤を併用する

BCAA：branched chain amino acid

2. 四肢など末梢浮腫の予防対策：低Alb値は特に四肢末梢の浮腫と関連しているため、弾性ストッキングの着用や、睡眠時に枕による末梢高位などにより浮腫の予防を行う。
3. 安静：急性肝障害を伴う場合は、安静臥床を指導する。
- 低アルブミン血症時、経口摂取での栄養摂取量が不十分である場合、経腸栄養・高カロリー輸液が行われることがあり、Alb値の変動を2週間程度の周期で評価していく。

Ⅲ 生化学検査　1 タンパク関連・含窒素成分

検体採取時に注意すること

ナースの観察ポイント、ケアにおける注意点

Memo

Part I

一般検査

- 1. 尿検査
- 2. 便検査
- 3. 穿刺液・採取液検査

尿量 (urine volume)

▶ 脱水状態・心不全・敗血症等が疑われるときや、腎機能（濃縮力など）を把握したいときに検査する

検体材料 ● 尿

高 ↑

多尿（3,000mL/日以上）
- 水分代謝異常による多量水分摂取：糖尿病、高カルシウム血症、バセドウ病、尿崩症、腎性尿崩症、慢性腎不全など
- 心因性多尿
- 急性腎不全の回復期など

基準値　500～2,000mL/日

乏尿（400mL/日以下）
- 急性腎不全
- 脱水：水分摂取不足、下痢、嘔吐、高熱

無尿（100mL/日以下）
- 腎前性無尿：出血やショックで腎血流量と糸球体濾過量が低下したもの
- 腎性無尿：糸球体障害など腎実質障害によるもの
- 腎後性無尿：腎盂尿管の閉塞をきたす疾患によるもの

低 ↓

■ 何をみる？　どうみる？

- 1日の尿量を測定し、排尿回数、色、浮遊物、沈殿物などもみる検査である。

■ どんなときに検査する？

- 脱水・心不全・敗血症等が疑われるときや、腎機能（濃縮力など）を把握したいときに実施する。
- 腎機能が正常であれば、尿量は身体の水分バランスを鋭敏に反映する。そのため、脱水（血管内脱水）やショックによる血圧低下時には、尿量は重要臓器（腎臓）に血流が届いているかを評価する際の有用なバロメーターとなる。
- 電解質、特にナトリウム（Na）異常の際には、尿量が治療の目安にもなる。
- 腎機能を正確に評価する目的で行う蓄尿検査では、尿量の情報は必須である。

■ 他の検査との関連は？

- 脱水かどうかを評価するときは、バイタルサイン（血圧、脈拍数、呼吸数、体温）や体重、水分の収支バランスの評価の一環としてみることが多い。
- 腎機能をおおまかに把握したいときは、血清尿素窒素（BUN）、クレアチニン（Cr）なども参考にする。

■ 検体採取・取り扱い時の注意点

- 尿量を計測する場合、開始時点で膀胱に貯留している尿は、それ以前に腎臓からつくられた尿であるため、必ず膀胱を空にしてから尿測を開始する。同じように、終了時には膀胱に貯留されている尿はそれ以前につくられた尿であるため、必ずすべてを回収する。

ケアに生かすポイント

■ 検査結果に関連する観察ポイント

- 尿量と関連する症状の観察とアセスメントを行う。

排尿状態と尿の性状や量の観察	排尿回数、1回排尿量、排尿時間と間隔、尿の性状（色、血尿の程度など）、排尿時のトラブル、排尿異常に伴う症状（腹部膨満、浮腫など）の有無
アセスメント	水分摂取量との比較、排尿異常を引き起こす疾患の有無。手術との関連。発汗量、年齢、ストレス、排尿環境など尿量に影響を及ぼす要因との関連。治療薬や薬物の副作用による影響

■ 看護援助のポイント

◎多尿への援助
① 症状に応じた水、電解質の補給：経口摂取可能な場合は水やお茶、経口補水液などを準備する。輸液が必要な場合は水分出納の管理を行う。
② 排尿の援助：頻尿にはトイレに近い場所など安全に排泄が行える環境を整える。
③ 口渇、口腔乾燥：氷片や口腔用保湿剤などを使用し、また口腔の清潔に努める。

◎乏尿・無尿への援助
① 安静保持：腎血流を保つために安静に努める。
② 全身の浮腫の状態の観察と援助：下肢の浮腫には、弾性ストッキングやバンデージを使用し、マッサージを行う。
③ 経口摂取への援助：消化器症状に応じた食事の形態を考慮する。タンパク質やNa、カリウム（K）の制限がある場合は食事指導を行う。

尿比重

(specific gravity of urine)

▶ 脱水状態にあるか否かの評価をしたいとき、または、腎の希釈・濃縮力の評価をしたいときに検査する

検体材料 ● 尿

高比重尿（1.025 超：濃縮尿）
- ネフローゼ症候群
- 糖尿病
- 心不全
- 脱水（下痢、嘔吐、発汗）

基準値　1.015 ～ 1.025

低比重尿（1.015 未満：希釈尿）
- 尿崩症
- 重度の腎不全
- 慢性腎盂腎炎
- 利尿薬投与時

■ 何をみる？　どうみる？

- 尿比重とは、尿中の水と水以外の割合を示したものである。
- 尿には老廃物が含まれているため、その比重は水よりもやや高値となる。そのため、尿中における水分と水分以外の割合である尿比重を調べることで、腎機能などの状態を推測することができる。

■ どんなときに検査する？

- 脱水状態にあるか否かの評価をしたいとき、または、腎の希釈・濃縮力の評価をしたいときに行われる。
- 腎機能が正常であれば、腎臓は身体が脱水状態のときに尿を濃くし（尿比重が高い）、水分を身体から出さないようにする。一方、身体のなかの水分が過剰なときは尿を薄くし（尿比重が低い）、水分を身体から出す。尿の役割は、①体内のゴミを適切に捨てること、②身体の余分な水分を出すこと、の２つで、①の機能が尿比重に反映される。
- ただし、腎機能低下時はこのかぎりではなく、身体の状態に関係なく、薄い尿（尿

比重が低い）が出たり、少量になったりする。
- 電解質異常（特に低ナトリウム血症）の際は、尿比重を測定することで、治療の目安にすることがある。

■ 他の検査との関連は？

- 必ず尿量との関連をみながら判断する。例えば、尿量が異常に少なくても尿比重が十分高ければ、脱水によって腎が尿を最大に濃くし、自由水が必要以上に排出されないよう対処している証拠と判断できる。

■ 検体採取・取り扱い時の注意点

- 腎臓から排泄される造影剤を使用した検査後は、正確な腎の希釈・濃縮力を反映しない。
- 尿比重検査は簡便で大切な情報が得られるが、正確さには欠けるため、高度な異常値の場合は浸透圧検査で確かめるのがよい。
- 尿浸透圧がすぐに測定できない場合には、尿比重の値を利用して尿浸透圧を概算することができる[1]。

尿浸透圧（概算）＝（尿比重下2桁）× 20〜40

例：尿比重1.020 → 尿浸透圧 400〜800mOsm/L
（ただし、患者の病態により、尿比重が過大または過小評価されることがあるので注意する。尿糖や造影剤使用後は過大評価、生理食塩液の輸液後は過小評価される）

ケアに生かすポイント

■ 検査結果に関連する観察ポイント
- 高比重や低比重になる可能性のある疾患の症状についても観察し、原疾患の治療との関連において検査値の経過を観察する。

■ 看護援助のポイント
① 水分出納の管理
- 水分摂取量と排尿量とのバランスを確認する。適切な水分摂取量が摂取できるように促したり、電解質補給を目的に輸液を行う場合もある。水分の喪失が多い場合には、それに見合った水分補給ができているかを確認する。

② 環境調整
- 室温、湿度や衣類の調整などにより、体温調整を行い脱水を予防する。

---

1) 小松康宏，西崎祐史，津川友介：シチュエーションで学ぶ輸液レッスン．メジカルビュー社，東京，2011：77．

尿pH

(pH of urine)

▶ 尿がアルカリ性か酸性かを調べることで、体内の酸塩基平衡をある程度把握することができる

検体材料 ● 尿

高 ↑

アルカリ尿（7.5超）
- 尿路感染症
- 代謝性アルカローシス
- 尿路結石症の一部など

基準値 4.5～7.5

酸性尿（4.5未満）
- 糖尿病によるIV型腎尿細管障害
- 痛風
- 代謝性・呼吸性アシドーシス
- アルコール中毒

低 ↓

■ 何をみる？　どうみる？

- 尿pHは、尿がアルカリ性か酸性かを調べる検査で、体内の酸塩基平衡をある程度把握することができる。
- 健康であれば尿pHは通常は弱酸性となるが、摂取した食物や運動などによって大きく変動する。

■ どんなときに検査する？

- 身体のpHを司る臓器は腎臓と肺であるため、アシドーシスやアルカローシスの際に、その原因を探るために、腎臓の尿酸性化能と呼吸状態を同時に評価する。ただし、細菌尿ではウレアーゼが尿素を分解してアンモニア（NH_3）を産生し、アルカリ性となる（例外として、真菌感染でかつ尿糖陽性の際は発酵により尿pHは酸性に傾く）[1]。

アシドーシス	腎臓は最大限に尿を酸性化するため、通常は尿pH<5.5となる。尿のpHが5.5以上ならば、尿酸性化能障害、尿細管性アシドーシスを考える必要がある

1) 金井正光ほか：臨床検査法提要　改訂第32版. 金原出版, 東京, 2005：161-218.

■ 他の検査との関連は？

- 動脈血ガス分析、尿電解質（Na、K、Cl など）と併せて病態生理を推測する。

■ 検体採取・取り扱い時の注意点

- 健康人では通常は pH6.0 の弱酸性となる。寝ている間は比較的低換気で呼吸性アシドーシスのため、早朝尿は通常は pH ＜ 5.5 となる。

ケアに生かすポイント

■検査結果に関連する観察ポイント
- 尿 pH は、激しい運動の直後や動物性食品を多量に摂取した場合は酸性に傾き、植物性食品の摂取後はアルカリ性に傾く。アセスメントを行う場合にはその他の検査値や症状、日常生活との関連で行う。

■看護援助のポイント
①酸性尿
- 安静を保持し、発熱に関する援助を行い、代謝亢進を抑える。
- 薬物治療（炭酸水素ナトリウム注射など）が行われる場合は、確実に投与する。
- 痛風の場合には、食事指導を行う。

②アルカリ尿
- 尿路感染症が疑われる場合には、水分摂取を促し、尿路の清浄化を図る。
- 悪心・嘔吐がある場合には、電解質補正が行われるので水分出納の管理を行う。

Memo

尿タンパク

(urinary protein)

▶ 尿タンパクは、腎や尿管などに異常があると出現する

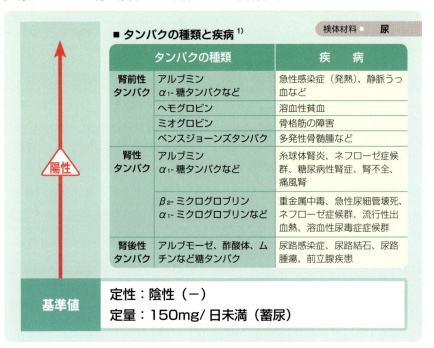

■ タンパクの種類と疾病[1]

検体材料 ● 尿

	タンパクの種類	疾　　病
腎前性タンパク	アルブミン α1-糖タンパクなど	急性感染症（発熱）、静脈うっ血など
	ヘモグロビン	溶血性貧血
	ミオグロビン	骨格筋の障害
	ベンスジョーンズタンパク	多発性骨髄腫など
腎性タンパク	アルブミン α1-糖タンパクなど	糸球体腎炎、ネフローゼ症候群、糖尿病性腎症、腎不全、痛風腎
	β2-ミクログロブリン α1-ミクログロブリンなど	重金属中毒、急性尿細管壊死、ネフローゼ症候群、流行性出血熱、溶血性尿毒症症候群
腎後性タンパク	アルブモーゼ、酢酸体、ムチンなど糖タンパク	尿路感染症、尿路結石、尿路腫瘍、前立腺疾患

基準値
定性：陰性（−）
定量：150mg/日未満（蓄尿）

何をみる？　どうみる？

- 尿タンパクとは、尿中に排泄されるタンパクのこと。通常は糸球体で濾過され、尿細管で再吸収されるため、尿中にタンパクはごく微量しか出現しないが、疾患などによって尿中にタンパクが漏れ出ることがある。
- 尿タンパクには運動性タンパク尿、起立性タンパク尿など、病的ではない一過性の尿タンパクがあることを留意しておく。
- 一般に、150mg/日以上の尿タンパクが排泄されると「タンパク尿」と呼ばれる。

どんなときに検査する？

- 腎疾患や尿管などに異常があると尿タンパクが出現するため、それらの臓器に疾患が疑われたときは重要な指標となる。
- 定性検査で陽性であれば、定量検査を実施する。尿タンパクの定性検査は、アルブミン（Alb）との特異的な反応を利用しているため、Alb以外が原因で生じる多

1）栗原毅 監修：パッと引けてしっかり使える検査値の読み方ポケット事典．成美堂出版，東京，2009：19．

発性骨髄腫や尿細管性のタンパク尿では尿定性検査は陰性となるため注意が必要である。これらの病気が疑われる場合は、尿定性検査だけでなく、尿タンパク定量（必要に応じてタンパク分画・タンパク免疫電気泳動など）を確認するべきである。
- 推定糸球体濾過量（eGFR：estimated GFR）が $60mL/分/1.73m^2$ 以下である慢性腎臓病（CKD：chronic kidney disease）患者の場合、原因となる病態（腎炎、腎炎以外など）を想定して検査する。
- 腎炎、急性腎障害（AKI：acute kidney injury）の場合は、その原因となる病態を想定して検査する。

■ 他の検査との関連は？

- CKD患者で尿タンパク定量＞0.5g／日の場合は、腎糸球体疾患の可能性が高い。腎糸球体疾患が疑われる場合は、次に血尿の評価を行う。血尿も併発している場合は、腎糸球体疾患の可能性が高くなる。
- 尿タンパク定量は原則24時間蓄尿が必要であるが、随時尿でもP.11の「尿タンパク／尿クレアチニン」の計算式を使って概算が可能である。

■ 検体採取・取り扱い時の注意点

- 起立性タンパク尿を評価するときはなるべく早朝第一尿をみる。

ケアに生かすポイント

■ 検査結果に関連する観察ポイント

- CKDは自覚症状がなく、徐々に発症することが多いため、タンパク尿発生の時期と経過について情報収集し、全身状態と随伴症状について観察する。
① 全身状態：体重、水分摂取量、腹囲、血圧、貧血、倦怠感、易感染、食欲不振など。
② 随伴症状の有無と程度：顔面紅潮、関節痛、腹痛、血尿、浮腫など。

■ 看護援助のポイント

① 食事療法への援助：病態によっては、タンパク質の制限や塩分制限、高エネルギー食が指示されるため、食事療法が持続できるように援助する。
② 疲労感、倦怠感への援助：尿タンパク値が高値なときは、安静が保持できるように指導し、運動量の調整ができるよう援助する。
③ 感染予防：皮膚や口腔、陰部の清潔保持。
④ 薬物療法への援助：服薬指導。

尿糖 (urine sugar)

▶ 多くは、糖尿病のスクリーニング検査として実施される

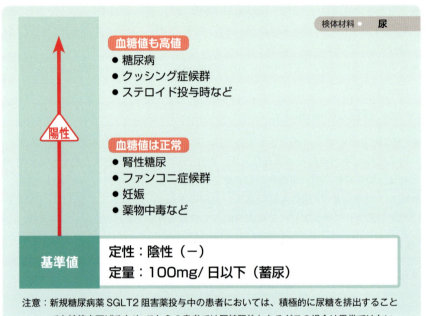

何をみる？ どうみる？

- 尿糖とは、尿中に出現する糖のことを指す。糖には果糖、乳糖、ショ糖などがあるが、糖のほとんどを占めているのがブドウ糖である。
- ブドウ糖は健康人でも尿中にごく微量に存在するものの、糸球体で濾過された糖はほぼ100％近位尿細管で再吸収されることから、健康であれば通常の検査で検出されることはなく、尿定性試験の結果も陰性となる。しかし、疾患など異常が生じると血中のブドウ糖量が増え、血糖値が130〜170mg/dL以上になると、近位尿細管でのブドウ糖吸収域値を上回るため、尿糖が陽性になる。

どんなときに検査する？

- 尿糖が陽性となる疾患で最も知られているのが糖尿病であることから、糖尿病のスクリーニング検査として実施されることが多い。また、血糖値が正常にもかかわらず尿糖値が高い腎性糖尿の診断の補助として用いられる。

- 腎性糖尿でも尿糖が陽性となるが、糖尿病ではないため、尿糖単独の異常は病的意義は少ない。

■ 他の検査との関連は？

- 糖尿病のスクリーニングとして用いられるため、血糖値などと関連してみていく。

ケアに生かすポイント

■ 検査結果に関連する観察ポイント
① 排泄状態、尿検査についての情報収集：尿量、尿回数、尿の性状（尿比重、尿pH）、尿ケトン体。
② 糖尿病の随伴症状：口渇、多飲、多食、浮腫、体重減少、全身倦怠感、皮膚乾燥、易感染状態など。

■ 看護援助のポイント（糖尿病の場合）
① 食事療法への援助：規則正しく摂取し、栄養バランスを考え、過剰摂取を防止できるようにする。
② 運動療法への援助：適度な運動が持続できるようにする。
③ 薬物療法への援助：経口糖尿病薬やインスリンの自己管理が行えるよう援助する。
④ 感染予防：皮膚や粘膜の傷を予防し、清潔を保つ。
⑤ ストレスの除去：治療継続ができるように配慮すると同時に、それに伴うストレスが生じないよう、予防に努める。

[尿タンパク / 尿クレアチニン]
- 尿タンパク量（mg/日）＝尿タンパク濃度（mg/dL）×尿量（dL/日）
- 尿クレアチニン排泄量（mg/日）＝尿クレアチニン濃度（mg/dL）×尿量（dL/日）
- 上の2つの計算式の左辺、右辺どうしで除算
- 尿タンパク量/尿クレアチニン排泄量＝尿タンパク濃度/尿クレアチニン濃度
- 尿タンパク量（mg/日）＝（尿タンパク濃度/尿クレアチニン濃度）×尿クレアチニン排泄量

  ここで尿クレアチニン排泄量 ≒ 1,000mg/日＝1g/日と仮定する

- 尿タンパク量（g/日）≒ 尿タンパク濃度（mg/dL）/尿クレアチニン濃度（mg/dL）
  （ポイント：成人の1日の尿クレアチニン排泄量を1gと仮定）
  つまり、U-Pro/U-Cr≧0.5であれば、推定1日の尿タンパク量は約500mgと推定できる（ただし、1日の尿中クレアチニン排泄量が大幅に1gから逸脱している患者の場合は精度が下がるので注意）

尿潜血 (urine occult blood)

▶ 尿中に存在する赤血球、ヘモグロビン、ミオグロビンを検出するために行う

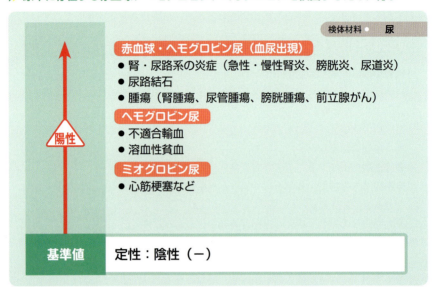

検体材料●尿

陽性

赤血球・ヘモグロビン尿（血尿出現）
- 腎・尿路系の炎症（急性・慢性腎炎、膀胱炎、尿道炎）
- 尿路結石
- 腫瘍（腎腫瘍、尿管腫瘍、膀胱腫瘍、前立腺がん）

ヘモグロビン尿
- 不適合輸血
- 溶血性貧血

ミオグロビン尿
- 心筋梗塞など

基準値 定性：陰性（－）

■ 何をみる？ どうみる？

- 尿潜血検査とは、尿中に存在する赤血球、ヘモグロビン、ミオグロビンを検出するための検査である。
- 肉眼で明らかに血尿が認められるものを「肉眼的血尿」と呼ぶが、尿潜血では肉眼では確認できない「顕微鏡的血尿」を確認するために行われる。

■ どんなときに検査する？

- 腎臓や尿管、膀胱に異常がある場合、尿中に赤血球が混入するため異常値となる。慢性腎炎や、腎や尿路系の腫瘍、結石などのスクリーニング検査として実施される。

■ 他の検査との関連は？

- 慢性腎臓病（CKD）患者では、必ず尿定性、尿沈渣をみる。タンパク尿＋血尿であれば糸球体腎炎の可能性が高くなる。
- 腎疾患以外で尿潜血を呈する場合は、尿路結石、悪性腫瘍を考え、尿細胞診検査など、精査を検討する。

- 近年わが国から、血尿が糸球体由来か泌尿器的なものかを区別するのに、タンパク尿のなかのアルブミン（Alb）の割合が60％以上あれば（正常では30〜40％程度）、かなりの確率で糸球体性血尿といえる、という報告が出ている[1]。
- 試験紙法による尿潜血反応は、ヘモグロビンの有するペルオキシダーゼ様活性を利用しており、赤血球以外にも、ヘモグロビン尿、ミオグロビン尿でも陽性となる。つまり、赤血球尿かヘモグロビン尿、またはミオグロビン尿かを区別するためには尿沈渣が必要である。もし試験紙法で尿潜血陽性にもかかわらず尿沈渣で血尿が認められなければ、溶血によるヘモグロビン尿や横紋筋融解によるミオグロビン尿が原因と考える。ヘモグロビン尿では血中ハプトグロビンの検査を、ミオグロビン尿では血清クレアチンキナーゼ（CK）などの値を参考にする。

■ 検体採取・取り扱い時の注意点

- 女性の場合は月経血が混入していないかなどの確認をする。また、ビタミンC（アスコルビン酸）やテトラサイクリン系の抗菌薬の服用では、出血があっても偽陰性になることがあるため、検査前日からビタミンCを多く含む飲食物を摂取しない。

ケアに生かすポイント

■ 検査結果に関連する観察ポイント
①陽性の場合に疑われる疾患に関する情報収集
②他の検査との関連についての情報収集：尿沈渣やCKなどの値。
③随伴症状の有無：疼痛、排尿困難感、排尿時痛の有無、残尿感の有無、発熱。

■ 看護援助のポイント
①尿路感染予防：炎症症状がある場合は、水分摂取を促し、排尿による尿路の清浄化を図る。陰部の清潔を保つ。
②食事の援助：飲酒を避け、刺激の強い食品を控えるように指導する。
③疲労の予防：疲労が要因となることがあるため、過労やストレスを避けるように指導する。
④保温：保温を促す。

---

1) Ohisa N et al : A comparison of urinary albumin - total protein ratio to phase-contrast microscopic examination of urine sediment for differentiating glomerular and nonglomerular bleeding . Am J Kidney Dis 2008. ; 52 : 235-241.

尿沈渣 (urinary sediment)

▶ 尿タンパク、尿潜血が陽性の場合、もしくは腎・尿路疾患が疑われる場合に検査する

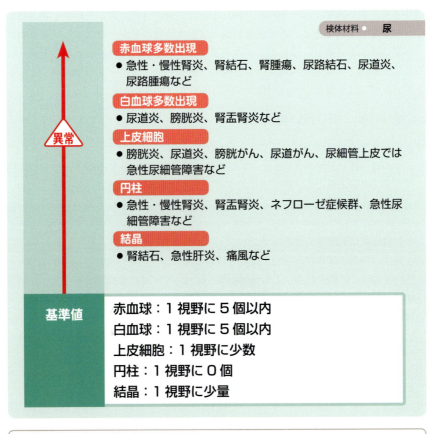

■ 何をみる？ どうみる？

- 尿沈渣とは、尿を顕微鏡で観察し、赤血球、白血球、上皮細胞、円柱、結晶などを調べる検査である。

■ どんなときに検査する？

- 尿タンパク、尿潜血が陽性の場合、もしくは腎・尿路疾患が疑われる場合に行われる。
- 尿定性で異常があった際、もしくは異常がなくても慢性腎臓病（CKD）患者や急

性腎障害（AKI）患者では、尿定性・尿沈渣をほぼ同時に検査する。
- 尿沈渣は大変鋭敏な検査で、CKDやAKIの患者では多くの情報を得ることができ、採血と違い、患者に痛みを与えないというメリットもある。

■ 他の検査との関連は？

◎赤血球
- 赤血球の出現の原因で最も多いのは結石である。
- 見逃してはならないのは悪性腫瘍などの尿路系病変であり、尿路結石を疑う場合は、X線など画像検査を検討する。糸球体性血尿でないと判断した場合は、尿細胞診などにより泌尿器科的な検索を行う。

◎白血球
- 膿尿や白血球円柱の存在は、尿路感染、炎症を示唆する。
- 尿定性での白血球反応はエラスターゼ反応であり、主に好中球、単球をみている。一方、尿沈渣での白血球は目視でのカウントであり、薬物性腎障害やコレステロール塞栓などを疑う場合は、沈渣での白血球（好酸球の有無）を確認する。

◎円柱その他
- 円柱の存在は腎実質障害を強く示唆する。硝子円柱にはあまり病的な意義はないが、顆粒円柱や細胞円柱は活動度の高い腎実質障害を示唆する。

■ 検体採取・取り扱い時の注意点

- 尿採取後、1時間以内の新鮮尿でみる。時間をおいてしまうと所見自体が不正確となるので注意する。
- 清潔に採尿した尿で検査する。特に女性の尿は、外陰部、腟などの分泌物中より多数の白血球、上皮細胞、細菌などが混入することが多いため、外陰部をよく清拭した後に排尿し、出始めの尿と終わりの尿を捨て、中間尿を採取するよう指示する。また、月経時の尿沈渣検査は無意味である。

ケアに生かすポイント

■検査結果に関連する観察ポイント
① 排尿状態と尿の性状や量の観察：排尿回数、1回排尿量、排尿時間と間隔、尿の性状（色、血尿の程度など）、排尿時のトラブル。
② 腎・尿路疾患に伴う症状：叩打痛、排尿困難感、排尿時痛の有無、残尿感の有無、発熱、腹部膨満感、浮腫など。

■看護援助のポイント
- 尿路感染予防：炎症症状がある場合は、水分摂取を促し、排尿による尿路の清浄化を図る。

ケトン体

(urine ketone bodies)

▶ 糖尿病のスクリーニングとして、また、糖尿病治療中は治療効果の判断基準として行う

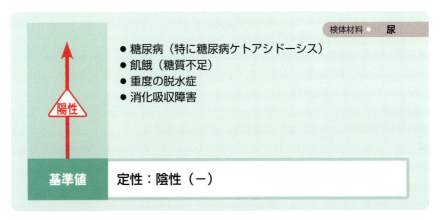

検体材料 ● 尿

- 糖尿病（特に糖尿病ケトアシドーシス）
- 飢餓（糖質不足）
- 重度の脱水症
- 消化吸収障害

陽性 ↑

| 基準値 | 定性：陰性（−） |

■ 何をみる？　どうみる？

- ケトン体は一般に「アセトン体」とも呼ばれるが、正式にはアセト酢酸、β-ヒドロキシ酪酸、アセトンの総称のことを指す。
- 糖分はエネルギー源として欠かせないが、何らかの異常によって糖分を正しく消費できなくなると、エネルギー源が消費されないために生命活動を維持できなくなる。そのとき、糖の代用品として肝臓から産生されるのがケトン体である。血中には、アセト酢酸が25〜30％、β-ヒドロキシ酪酸が65〜75％の割合で存在する。
- 代用品という性質上、健康であればケトン体は体内にほとんど存在せず、ケトン体が存在することは何らかの疾患があることを意味する。その代表的な疾患が糖尿病である。

■ どんなときに検査する？

- 糖尿病などで糖代謝が低下するとケトン体が産生されることから、糖尿病のスクリーニングに実施される。また、糖尿病治療を行っている場合は、治療効果が上がっているか否かの判断基準の1つとしても利用される。
- 陽性となるのは、糖尿病ケトアシドーシス、インスリン不足、飢餓、嘔吐などだが、激しい運動後、高脂肪食摂取後、発熱時などでも陽性となることがあるので注意する。

■ 他の検査との関連は？

- 糖尿病ケトアシドーシスは緊急性が高く、致死的な状態になり得るため注意が必要である。糖尿病ケトアシドーシスが疑われる場合は、動脈血ガス分析にて代謝性アシドーシスの有無を調べる。

■ 検体採取・取り扱い時の注意点

- 臨床で最も用いられる検査法は試験紙法で、この場合、採尿時は必ず排尿後2時間以内の新鮮尿を用いる。

ケアに生かすポイント

■ 検査結果に関連する観察ポイント
- 長期の絶食状態や脂肪食の過剰、脱水症など、食事摂取の状況に影響を受けるため、食事状況や水分摂取状況も確認する。尿中のケトン体が陽性の場合、血糖値や血中のケトン体などの検査が行われることが多い。重症の糖尿病によるケトアシドーシスでは血中のケトン体も高値となる。

① 全身状態の観察：意識状態、バイタルサイン、水分出納、口渇、多飲、脱水など。
② 腹部症状：食事摂取の状況、腹痛、悪心・嘔吐、下痢など。
③ 糖尿病に関する情報収集：血糖値、酸塩基平衡、インスリンの使用状況など。

■ 看護援助のポイント
◎ ケトアシドーシス時のケア
① 安静：ベッドにて安静臥床。
② 薬物療法：インスリン投与と副作用の観察、水と電解質の補給。
③ 観察：バイタルサイン、水分出納、意識状態、血糖値、検査データ（電解質、血液ガス）。
④ 患者家族支援：不安に対する援助。

Memo

ビリルビン、ウロビリノーゲン
(bilirubin, urobilinogen)

▶ 肝・胆道系障害のスクリーニング、経過観察のために行う

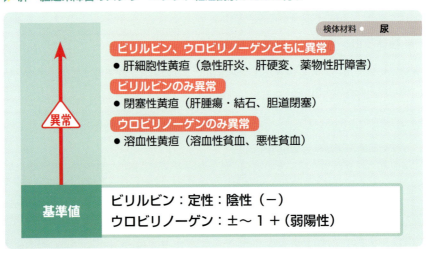

検体材料 ● 尿

ビリルビン、ウロビリノーゲンともに異常
- 肝細胞性黄疸（急性肝炎、肝硬変、薬物性肝障害）

ビリルビンのみ異常
- 閉塞性黄疸（肝腫瘍・結石、胆道閉塞）

ウロビリノーゲンのみ異常
- 溶血性黄疸（溶血性貧血、悪性貧血）

基準値
ビリルビン：定性：陰性（−）
ウロビリノーゲン：±〜1＋（弱陽性）

■ 何をみる？　どうみる？

- ビリルビンは胆汁色素の主成分である。
- ウロビリノーゲンは、腸でビリルビンが腸内細菌によって還元された無色の物質である。
- ビリルビンは便や胆汁を黄褐色にし、血中に異常に増加すると黄疸をもたらす。
- 腸内で還元されたウロビリノーゲンの大部分は便によって排出されるが、一部は血中へと流れ、腎を通過した後に尿にわずかに（0.5〜2.0mg/日）排出される。そのためウロビリノーゲンは、健康人でも検査で弱陽性を示す。
- ウロビリノーゲンは肝機能障害や体内ビリルビンの生成亢進（内出血や血管内溶血など）などで増量する。抗菌薬の長期多量投与時の腸内細菌による還元作用の低下や閉塞性黄疸などで減少する。

■ どんなときに検査する？

- 尿中のビリルビン、ウロビリノーゲンの試験は、肝・胆道系障害のスクリーニング、経過観察のために行われる。
- ビリルビン単独をみるために尿定性を出すことはほとんどないが、黄疸をきたす疾患の鑑別、経過判定の参考にする。また、ウロビリノーゲンだけをみるために尿定性を出すこともほとんどない。

■ 他の検査との関連は？

- 肝機能の評価として、血液検査でAST、ALT、ALP、γ-GTPなど、肝・胆道系酵素の測定を行う。

■ 検体採取・取り扱い時の注意点

- 尿ビリルビンは光により容易に分解するため、新鮮尿で検査する。
- 尿ウロビリノーゲンは日内変動が大きいのが特徴で、夜間と午前中は少ないものの、午後2～4時ごろに最も高値となる。そのため、採取する時間を一定にする必要がある。

ケアに生かすポイント

■ 検査結果に関連する観察ポイント
① 全身状態：黄疸の程度、眼球結膜の黄染、倦怠感、瘙痒感、発熱、食欲不振など。
② 便、尿の性状：便色、尿色。

■ 看護援助のポイント
① 安静：倦怠感が強い場合は安静にする。
② 食事の援助：消化吸収がよく、ビタミンが豊富な食事で、良質のタンパク質、低脂肪食を提供する。
③ 皮膚のケア：皮膚の乾燥を避け、瘙痒感が軽減できるよう清潔を保つ。

Memo

尿中β₂-ミクログロブリン
（β₂-microglobulin）

▶ 腎・尿細管障害が疑われたときに行う検査で、早朝尿ではなく、新鮮尿を用いるのが望ましい

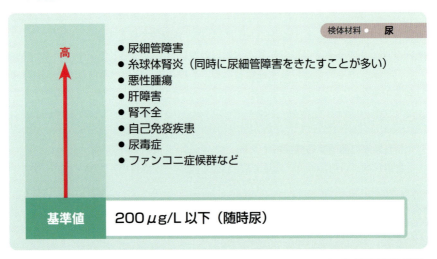

検体材料 ● 尿

高 ↑
- 尿細管障害
- 糸球体腎炎（同時に尿細管障害をきたすことが多い）
- 悪性腫瘍
- 肝障害
- 腎不全
- 自己免疫疾患
- 尿毒症
- ファンコニ症候群など

基準値　200μg/L 以下（随時尿）

■ 何をみる？ どうみる？

- $β_2$-ミクログロブリン（$β_2$MG）は微量ながら、血液、唾液、乳汁、髄液などに存在する低分子タンパクである。
- 低分子であることから、腎糸球体を自由に通過でき、近位尿細管で99.9％以上が再吸収されて異化される。また、尿細管に何らかの障害があると再吸収されず、結果として尿中$β_2$MG値が高くなる。

■ どんなときに検査する？

- 腎・尿細管障害が疑われたときに実施される。

■ 他の検査との関連は？

- 尿中$β_2$MGが上昇したときに、同時に血中$β_2$MGの測定を検討する必要がある。尿中に加え血中$β_2$MGの上昇を認める場合は、骨髄腫や悪性リンパ腫などを疑う（これらの疾患では体内で$β_2$MGの産生が過剰となるため、尿中にあふれ出る）。

検体採取・取り扱い時の注意点

- 酸性尿では正確な値が出ないため、早朝尿ではなく、新鮮尿を用いるのが望ましい。新鮮尿でない場合は、pHに影響を受けにくい尿中 α_1 ミクログロブリンで代用可能である。

ケアに生かすポイント

■**検査結果に関連する観察ポイント**（糸球体腎炎の場合）
①**全身症状**：血圧、浮腫の有無、水分出納。
②**排尿状態**：排尿回数、尿量、尿の性状（色、血尿の有無）。
③**服薬中の薬物の種類**

■**看護援助のポイント**（糸球体腎炎の場合）
①**薬物治療の援助**：ステロイド、免疫抑制薬、抗血小板薬、抗凝固薬、利尿薬、降圧薬などが用いられるため、これらの薬物が適切に服用できるように指導する。
②**食事の援助**：塩分制限と規則正しく適切な量の食事が摂取できるように指導する。
③**安静**：規則正しい生活で、睡眠を十分とり、過度な疲労を避けるようにする。激しい運動は避ける。
④**保温**：寒冷を避けるため衣類を調整する。
⑤**感染予防**：風邪などの感染を予防する。

Memo

尿中微量アルブミン
(urine albumin)

▶ 糖尿病性腎症の早期発見、二次性腎疾患、原発性腎疾患の腎糸球体障害の指標として行う

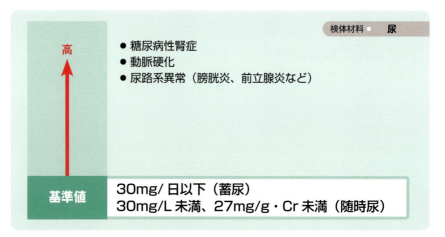

■ 何をみる？　どうみる？

- 微量アルブミン尿は、尿中のごく微量のアルブミン（Alb）を測定する検査である。
- 糖尿病には「神経障害」「網膜症」「腎症」の3大合併症があるが、そのうち糖尿病性腎症は、早期段階から尿中にAlbが排泄されるものの、通常の尿検査では検出することができず陰性と判断されてしまう。そこで有効となる検査が微量アルブミンで、30〜300mg/日あれば「微量アルブミン尿」の状態にあると判断される。
- 微量アルブミン尿の段階は、まだ糖尿病性腎症の早期であるため、適正な治療を行うことによって健康な元の状態に戻れる可能性が高くなり、腎不全や顕性腎症への進行も遅らせることできる。

■ どんなときに検査する？

- 糖尿病性腎症の早期発見、二次性腎疾患、原発性腎疾患の腎糸球体障害の指標である。
- 微量アルブミンは血管内皮細胞の障害も反映しており、心血管系疾患のリスク要因としても知られている。
- 微量アルブミン尿という言葉は軽度な病態に聞こえるため、欧米では、アルブミン尿と表現している場合が多い。

■ **他の検査との関連は？**

- 現在わが国では健康保険上、糖尿病性腎症の診断・治療の経過をみるためにしか尿中微量アルブミンの検査は認められていないため、必ず糖尿病の治療のなかで判断していく。

■ **検体採取・取り扱い時の注意点**

- 微量アルブミンは日内変動が大きく、妊娠中や月経中でも変動する。特に過度な運動後に高値となりやすいため、安静時に尿を採取することを心がける。また1回の測定のみで判断せず、継時的に2回測定するのも方法である。

ケアに生かすポイント

■ **検査結果に関連する観察ポイント**（糖尿病性腎症の場合）
①全身状態：全身倦怠感、悪心・嘔吐、浮腫の有無、体重増加、血圧、水分出納。
②排尿状態：排尿回数、尿量、尿の性状。
③神経症状：手足のしびれ、神経障害、こむらがえりなどの有無。
④糖尿病の程度：血糖値、インスリンの使用、経口糖尿病薬の服薬状況。

■ **看護援助のポイント**（糖尿病性腎症の場合）
①薬物治療への援助
- インスリン、経口糖尿病薬を適切に服用して血糖値をコントロールする。
- 血圧降下薬を適切に服用し、高血圧が予防できるようにする。

②食事療法：低タンパク、高カロリーの食事のほか、腎機能障害の程度に応じて、塩分、水分、カリウム（K）などを制限した食事について具体的に指導する。
③運動療法：激しい運動は避け、日常生活で規則正しく運動を取り入れられるように指導する。
④安静：腎機能障害の程度に応じた安静が守られるようにする。
⑤浮腫：弾性ストッキングの着用。

Memo

尿中Nアセチル-β-D-グルコサミニダーゼ (NAG)
(**NAG**：N-acety-β-D-glucosaminidase)

▶ 主に尿細管障害や腎の異常の早期発見に用いられる検査で、腎障害を疑う場合は腎機能を同時に評価する

検体材料　尿

高
- ネフローゼ症候群
- 急性・慢性腎不全
- 糸球体腎炎
- 間質性腎炎
- 糖尿病性腎症など

基準値　1.8 ～ 6.8 U/日（蓄尿）
　　　　　1.0 ～ 4.2 U/L、1.6 ～ 5.8 U/g・Cr（随時尿）

低
- 臨床的意義は少ない

■ 何をみる？　どうみる？

- 尿中Nアセチル-β-D-グルコサミニダーゼ (NAG) は酵素の1つで、前立腺と腎臓にあり、なかでも近位尿細管に多く存在する。生理作用は明らかになっていない。分子量が大きいため、健康人の場合には尿中にNAGはほとんど出ない。
- NAGが尿中に出現するのは、糸球体・腎尿細管障害時などだが、特に多いのは尿細管障害時で、NAGは近位尿細管由来の逸脱酵素と考えられている。

■ どんなときに検査する？

- 主に尿細管障害や腎の異常の早期発見に用いられる。また、モニタリングとしても有用で、腎移植後、薬物による腎・尿細管障害時の経過観察にも用いられる。
- 高値の際に疑われる疾患は、尿中β_2-ミクログロブリン (β_2MG) と同様のものが多い。β_2MGとの違いは、尿中β_2MGが近位尿細管の機能障害を示すのに対し、NAGは近位尿細管の破壊によって尿中に出てくるため、NAGの増加は尿細管の破壊を示している。

■ 他の検査との関連は？

- 近位尿細管の破壊を示すマーカーであるため、腎障害を疑う場合は、腎機能（BUN、

Cr）を同時に評価する必要がある。また、前立腺に含まれるため、前立腺炎でも上昇することが知られている。前立腺炎の場合には、血液検査で白血球、CRPなどの炎症反応の上昇が認められ、また、尿中白血球も陽性となる。

■ 検体採取・取り扱い時の注意点

- 尿中NAGの活性には日内変動があり、一般に朝が最も高く、昼から夜中に低値となる。また、常温保存では数日で活性が低下する。そのため、冷蔵または冷凍で保存するか、早朝尿を検体材料とすることが多い。
- 酸性尿（pH4.0以下）、アルカリ尿（pH8.0以上）のときは活性が低下することによって、低値となることがあるので注意する。

ケアに生かすポイント

■ **検査結果に関連する観察ポイント**（慢性腎不全の場合）
① バイタルサイン：高血圧、呼吸困難感、不整脈の有無、体温。
② 全身症状：水分出納、体重、浮腫の有無、食欲不振、悪心・嘔吐、倦怠感、脱力感、貧血症状。
③ 排尿状態：排尿回数、尿量、尿の性状（色、血尿の有無）、乏尿をきたした時期。
④ 服薬中の薬物の種類

■ **看護援助のポイント**（慢性腎不全の場合）
① 食事の援助：十分なカロリー摂取と低タンパク食について指導する。食欲低下時は適切な塩分量で食欲増進を促す工夫をする。香辛料を使用することなどを指導する。適切な水分摂取ができない場合は脱水に注意する。
② 安静：規則正しい生活と過度な疲労を避けるように指導する。疲労が強いときは、活動を制限し、精神的にも安静に過ごせるように援助する。
③ 高血圧の予防：降圧薬の服用、ストレス状態を避ける。
④ 保温：寒冷を避けるため衣類を調整する。
⑤ 疼痛コントロール

Memo

便潜血反応

(fecal occult blood test)

▶ 消化管出血が疑われるときに施行するもので、化学法と免疫法がある

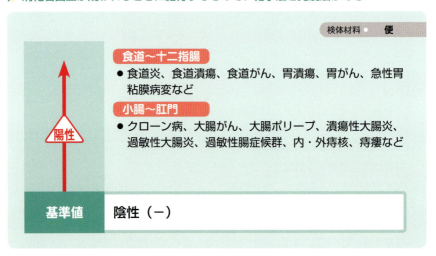

検体材料 ● 便

陽性
- 食道～十二指腸
  - 食道炎、食道潰瘍、食道がん、胃潰瘍、胃がん、急性胃粘膜病変など
- 小腸～肛門
  - クローン病、大腸がん、大腸ポリープ、潰瘍性大腸炎、過敏性大腸炎、過敏性腸症候群、内・外痔核、痔瘻など

基準値 陰性（−）

■ 何をみる？ どうみる？

- 口から肛門までの消化管のいずれかの箇所で出血があると便に血液が混ざる。量が多いと肉眼で確認できるが、量が少ないと確認できない。そこで、微量の血液を検出するために行うのが便潜血反応である。
- 便潜血反応には化学法と免疫法がある。以前は糞便中のペルオキシダーゼ作用をみる化学法が行われていたが、現在は糞便中のヒト由来のヘモグロビン（Hb）に特異的な反応を示す免疫法が主流である。

■ どんなときに検査する？

- 消化管出血が疑われるときに施行する。

■ 他の検査との関連は？

- 化学法は上部・下部消化管からの出血により陽性となるが、肉の摂取や鉄剤で偽陽性となることが多く、あらかじめ肉食などを制限することが必要である。
- 免疫法は下部消化管の出血を調べる検査である。ヒトのHbに特異的なので肉食制限は不要である。また、鉄剤による影響を受けにくい長所をもつ。
- 免疫法は下部消化管出血のスクリーニング検査として広く用いられる。その理由は、上部消化管の出血では、胃液により消化されて、Hbの抗原性が失われること

により免疫法では陰性となるためである。ただし、大量の上部消化管出血の場合は陽性となる。
- 免疫法による便潜血陽性者に対しては、下部消化管出血を考えて、大腸内視鏡検査が計画される。大腸に出血源のない場合には化学法を実施し、上部消化管内視鏡検査を行う。

		化学法	免疫法
上部	大量	＋	＋
	少量	＋	－
下部		－	＋

鉄剤内服、食事（肉食）の場合、出血がなくても化学法では陽性となる

検体採取・取り扱い時の注意点

- 免疫法の場合、検体の保存状態が不良だと抗原性が失われ、偽陰性を呈することも起こり得るため、必ず専用容器に保存し、2日以内に提出する。

ケアに生かすポイント

■検査結果に関連する観察ポイント
- 消化管の出血性病変には、大腸がんや大腸の炎症性疾患、胃がんや胃潰瘍などがある。化学法では食事内容に影響を受けるため、食事内容を確認する。

消化器症状	胃部不快、腹痛、腹部膨満感、腹部緊満など
排便状況	便の太さ、残便感、便秘、下痢、タール便の有無など
全身状態	バイタルサイン、貧血症状、歯肉出血の有無や痔出血の有無
他の検査との関連	Hb、炎症反応など

■看護援助のポイント
- 便潜血陽性の場合は、大腸内視鏡検査や大腸のバリウム検査などの精密検査の必要性について説明する。

寄生虫卵検査

(fecal helminth egg test)

▶ 旅行者下痢症の鑑別の際に行う検査で、下痢便でも普通便でもよい

検体材料 ● 便

■ 検査法と寄生虫卵[1]

検査法	寄生虫卵
直接塗抹法	回虫卵
浮遊法	鉤虫卵、東洋毛様線虫卵（比重の低い虫卵）
沈澱法	吸虫卵、鞭虫卵（比重の高い虫卵）
セロファンテープ法	鞭虫卵、無鉤条虫卵、有鉤条虫卵

■ 何をみる？ どうみる？

- 便中の寄生虫卵の有無を調べる検査である。

■ どんなときに検査する？

- 旅行者下痢症の鑑別の際には用いることが多い。アメーバ症、ジアルジア症（ランブル鞭毛虫症）を考慮した際に行う。
- セロファン法は寄生虫卵検査の1つである。蟯虫症は小学校の感染率が5％程度といわれており、5歳を中心に高い感染のピークがみられる。
- アメーバ症はアジアでの旅行後1か月程度で発症した例が多いとされている。ほとんど自覚症状がない例から急性腹症に至る重症例までさまざまである。
- ランブル鞭毛虫は世界中に広く分布するが、感染者は熱帯・亜熱帯を中心とした衛生環境が不良な地域に多くみられる。わが国でも旅行者下痢症の代表的なものであり、推定感染地域はアジアが7割程度である。5類感染症に指定されている点も注意されたい。潜伏期は2〜3週間程度といわれ下痢が主症状のことが多いが、重症度はさまざまである。
- 蟯虫症は経口感染がメインである。また、感染者が家族内で認められた場合には、そのほかの家族のメンバーも検査をするのが一般的である。

1）江口正信、水口國雄編：検査値早わかりガイド 第3版. サイオ出版, 東京, 2017：47.

■ 検体採取・取り扱い時の注意点

- 下痢便でも普通便でも検査には支障がない。

ケアに生かす ポイント

■ 検査結果に関連する観察ポイント

- 陽性であっても重症でなければ基本的に外来加療が可能なことが多い。使用する薬物が特殊であるため、熟練した医師の指導のもとに行うことが重要である。

日常生活についての情報収集	生活地域や環境、渡航歴の有無、食事摂取状況、衛生状況、同症状者の有無
全身状態の観察	栄養状態
排便状態の情報収集	便の性状、肛門周囲の瘙痒感など
駆虫薬使用の状況	内服状況の確認

■ 看護援助のポイント

症状の観察	下痢の回数、血便の有無などが重要
症状の予防と対策	下痢が重症化する場合に関しては適切な対症療法が必要
薬剤効果のモニタリング	外来の際にも上記症状の経過をみる
安全対策	便検体を取り扱うため、感染予防に留意する

(虫卵陽性の場合の援助)

清潔の保持	排便後の手洗いと肛門周囲の清潔、下着などの清潔
食事方法	食品の洗浄と食品の処理、栄養状態の改善
駆虫薬の服用と便の観察方法	熟練した医師の指導のもと実践する

Memo

便性状 (stool condition)

▶ タール便、血便、灰白色便、形状が細い、兎糞状便などをみる

検体材料 ● **便**

タール便
- 胃がん、胃・十二指腸潰瘍、食道静脈瘤、急性胃粘膜病変

血　便
- 大腸がん、直腸がん、大腸炎、潰瘍性大腸炎

灰白色便
- 胆道閉塞、重症肝炎、胆石症、胆管がん

形状が細い
- 大腸がん、直腸がん

兎糞状便
- 過敏性腸症候群など

■ 何をみる？　どうみる？

- 便の形や硬さ、色調や付着物から、腸管の消化・吸収・分泌の状態、腸蠕動、狭窄の有無、出血や炎症、胆汁色素排泄の状況を判定する。
- 顕微鏡レベルの検査では食物残渣や異常産生物（粘液、膿、血液、結石、組織成分、結晶など）の有無などを検査する。

■ どんなときに検査する？

- タール便、血便、灰白色便、形状が細い、兎糞状便などを検査する。

■ 検体採取・取り扱い時の注意点

◎タール便
- コールタールが語源で黒い便のことを指す。黒色便ともいう。上部消化管（食道、胃、十二指腸）などでの出血が酸化されることにより黒色を呈する。なお、鉄剤の内服者でも黒色便が出るので注意が必要である。便潜血検査とともに血算での貧血の有無の確認などが必要となる。診断確定のためには上部消化管内視鏡が必要となることも多い。

◎ **血便**
- 便に赤い血が混じった状態のことを指す。下部消化管である大腸の病変で起こることが多いが、痔核でも起こる。肉眼的に明らかならば貧血の精査を行い、診断確定には下部消化管内視鏡検査が必要となることも多い。

◎ **灰白色便**
- 便は胆汁によって色がついており、灰白色、つまり染まっていないときには胆汁の分泌障害を疑う。胆石や胆囊がんなどで症状が起こることがある。また、膵臓に炎症がある場合でもアミラーゼの分泌障害により消化しきれないまま便となるため、灰白色を呈することがある。いずれにせよ、腹部CT検査、腹部エコー検査をはじめとした画像検査が必要となることが多い。
- ロタウイルスやコレラの感染症でも灰白色を呈する場合があり、便培養検査も有用となることがある。

◎ **形状が細い**
- 大腸がん、直腸がん、肛門狭窄などで起こることがある。診断確定のためには下部消化管内視鏡や透視検査が必要となる。

◎ **兎糞状便**
- 過敏性腸症候群をはじめとした便秘症で起こることが多い。

ケアに生かすポイント

■ 検査結果に関連する観察ポイント
① 排便状況：便秘や下痢、排便回数、量、便色、痔の有無など。
② 全身状態：黄疸の有無、倦怠感など。
③ 腹部症状：腹痛、腹部膨満感、腸蠕動音など。

■ 看護援助のポイント
▼ **下痢時の援助**

食事の援助	消化、吸収のよいものを選択。極度に熱いもの、冷たいもの、香辛料、高脂肪食、炭酸飲料、カフェイン、アルコールなどは避け、腸蠕動を抑制する
水・電解質の補給	水分摂取を促す。電解質補正のために点滴静脈注射での確実投与
肛門周囲の皮膚ケア	清潔の保持、正常皮膚の保護
感染防止対策	感染性病原体による下痢の場合もあるため、排泄後の手洗いの励行、環境汚染の予防策

脳脊髄液

(cerebrospinal fluid)

▶ 髄膜炎、脳炎などの中枢感染症や、自己免疫性炎症性神経疾患、悪性腫瘍の髄膜浸潤が疑われるときに検査する

検体材料 ● 髄液

異常とその原因

液圧
- 上昇：髄膜炎、脳炎、脳浮腫
- 下降：重症の脱水状態、クモ膜下腔の閉塞

性状
- 混濁：髄膜炎
- 血性：クモ膜下出血、脳出血
- 黄色：クモ膜下出血で数時間以上経過したもの

細胞数/種類
- リンパ球増加：髄膜炎（ウイルス性、結核性など）
- 好中球増加：化膿性（細菌性）髄膜炎

総タンパク量増加
- 髄膜炎、脳出血、脳腫瘍、脊髄腫瘍など

糖
- 増加：高血糖
- 減少：髄膜炎、がん性髄膜炎

クロール減少
- 髄膜炎

基準値
液圧：60～150mmH$_2$O
性状：無色、水様透明
細胞数/種類：0～5/μL、リンパ球70%・単球30%
総タンパク量：15～45mg/dL
糖：45～85mg/dL
クロール：120～130mEq/L

■ 何をみる？

- 脳脊髄液は、脳室と脊髄のクモ膜下腔に存在する無色透明な液で、成人の場合、約500mL/日ほど産生されている。髄液と略されることもある。
- 髄液は脳脊髄を囲み、外圧から守るはたらきがある。
- 脳や髄液に異常がみられると、髄液の性状や液圧などが変化することが知られて

いる。

> ■ どんなときに検査する？

- 髄膜炎や脳炎などの中枢感染症が疑われるときや、ギラン・バレー症候群、多発性骨髄腫に代表される自己免疫性炎症性神経疾患、また悪性腫瘍の髄膜浸潤を疑うときに施行する。つまり発熱など感染を示唆する徴候があり、意識障害を伴うとき、神経疾患を疑うときなどに施行する。
- 軽微なクモ膜下出血が考えられるときにも、髄液への血液の混入をみるために施行する。

> ■ 検査値はどうみる？

- 以下の項目について評価を行う。

◎外観
- 3本続けて血性であればクモ膜下出血を考える。ただし最初だけ血性でその後薄くなるようであれば、穿刺時の血管損傷による出血と考えられるため判断には注意が必要である。次に混濁かどうかをみて、混濁していれば髄膜炎が示唆される。
- 髄膜炎でも、細菌性では混濁膿性、結核性であれば日光微塵、ウイルス性であれば水様透明が判断材料になる。

◎液圧（主に初圧：穿刺直後の圧で評価する、正常は 60～150mmH₂O）
- 臨床では主に髄膜炎の評価時に参考にするが、髄膜炎、脳膿瘍、頭蓋内出血、静脈洞血栓症にて増加する。

◎細胞数（正常髄液では 1μL 中に 0～5 個のリンパ球を含むにすぎない）
- クモ膜下出血では赤血球が著しく増加する。一般に細胞数が 10 個/μL 以上であれば明らかな増加であり中枢神経系の炎症を意味する。増加した細胞数のなかでも好中球が主体であれば細菌性髄膜炎を考え、リンパ球が主体であればウイルス感染や寄生虫感染を考えることができる。

◎糖（45～85mg/dL が正常範囲だが、髄液糖は血糖の 1/2～1/3 程度といわれており血糖により値は変化する）
- 髄液糖は髄液中で、細胞が増殖すると糖を消費し減少する。糖が低下する病態が重要であり、細菌、結核、真菌、がん性髄膜炎を考える。極端に低下しているときには細胞数が非常に多い状況であるため、細菌性髄膜炎を考える。

◎タンパク（15～45mg/dL）
- 血液と髄液は血液-髄液関門により仕切られている。よってタンパクが増加する場合 2 つの状況が考えられる。1 つ目は血漿のタンパク量が増加する場合、つまり免疫グロブリン（タンパクの 1 成分）が増加する多発性硬化症、ギラン・バレー症候群などの中枢神経疾患である。2 つ目は、血液-髄液関門の破壊により血漿タン

パクが流入し増加する場合で、髄膜炎などの感染を考える。

■ 検体採取・取り扱い時の注意点

- 検体は約1mLずつスピッツに分けて採取する。
- 1本目は最も清潔と考え、細菌培養検査に使用する。2本目は生化学、3本目は細胞数、4本目はその他検査（悪性腫瘍の浸潤を疑う細胞診の提出など）に提出する。
- 髄液検査は侵襲的な検査であり、いつでも再検査できるわけではないために保存検体の採取を行うことが多い。清潔に、異物の混入がないように検体を保存する必要がある。
- スムーズな検体採取で最も大事なのは、採取時の患者の体勢であるため、姿勢の保持に注意する。
- 髄液糖の値は重要だが、評価は同時間帯での血糖と比較して評価するため、検査時に血糖の測定も忘れないように行う。細胞はすぐに変性するので、採取した髄液は1時間以内に検査できるようすみやかに検査室に届ける。

ケアに生かすポイント

■ 検査結果に関連する観察ポイント（腰椎穿刺の場合）

▼ 腰椎穿刺後の観察ポイント

- 検査後の安静の時間は医師の指示による。通常は1～2時間は水平仰臥位でベッド上安静とする。バイタルサイン、低髄液圧症状（頭痛、嘔吐、めまい、耳鳴りなど）、穿刺部の疼痛、出血、髄液の漏れの有無を観察する。

バイタルサインの変化	● 意識レベル、神経学的症状（瞳孔径、対光反射、眼球運動異常、言語障害、知覚異常、運動異常） ● 頭蓋内圧亢進時は、収縮期血圧上昇、徐脈がみられる
頭蓋内圧亢進症状の観察	● 頭痛、嘔吐、うっ血乳頭が三大症候 ● うっ血乳頭：網膜中心静脈圧の上昇により、視神経乳頭の浮腫をきたす
髄膜刺激症状の観察	頭痛、悪心・嘔吐、頸部硬直、ケルニッヒ徴候（仰臥位で股関節を屈曲させて膝の受動的伸展を行うと抵抗がみられる）、ブルジンスキー徴候（仰臥位で頸部を前屈させると股関節および膝関節の屈曲がみられる）などの有無

■ **看護援助のポイント（腰椎穿刺の場合）**
- 検査後は安静臥床となるため、患者にはあらかじめ排尿、排便を促す。
- 検査中、患者が体位を保持できるよう介助する：患者は両膝を曲げて腹部に引きつけ両手で抱え込み、顎を胸につける。背はエビのように丸くし、腰椎骨間腔をできるだけ広く開くようにさせる。同時に患者の肩と骨盤がベッドに垂直になるように注意する。介助者は患者の前面に立ち、患者の膝、首を抱えて腰椎骨間腔を広くするのを助ける。

頭蓋内圧亢進症状がある場合のケア	①頭蓋内圧亢進症状、バイタルサインの観察 ②鎮痛薬の投与を行う ③安静時の体位の調整 ● 頭部を20〜30°挙上させる：頭蓋内の静脈還流を促し、内圧亢進を緩和する ● 急激な体位変換を避ける：頭蓋内圧の急激な変化を避けるため ● 頸部の屈曲・圧迫を防止する：頭部静脈の圧迫による頭蓋内圧上昇を防ぐ ④排便の調整：排便時の怒責は頭蓋内圧を亢進させる
意識障害がある場合のケア	①呼吸管理 ● 酸素吸入や気道吸引、嘔吐時の誤嚥を防止する ● 肺炎予防のため口腔ケアを徹底する ②体位の調整：誤嚥性肺炎や褥瘡予防のため体位変換を行う ③環境整備：室内の照明、騒音などの不要な刺激を避ける ④安全対策：転倒・転落の予防、カテーテル類の自己抜去の予防を行う

Memo

胸水 (pleural effusion)

▶「漏出性胸水」は、心不全、腎不全、肝不全などの全身疾患を示唆する。「滲出性胸水」では腫瘍や肺炎などの疾患が示唆される

検体材料 ● 胸水

異常とその原因

漏出性（全身性）
- うっ血性心不全、腎不全、肝不全、低アルブミン血症、上大静脈症候群

滲出性（局所的）
- 腫瘍性、感染症（肺炎、胸膜炎）、呼吸器疾患（アスベスト、サルコイドーシス）、食道疾患（食道破裂、膵臓疾患）、自己免疫疾患（関節リウマチ、全身性エリテマトーデス〈SLE〉など）

その他
- 膿胸、血胸、乳び胸など特殊な状況

基準値 成人の健康人でごく少量存在する

何をみる？

- 胸水とは、胸膜腔に存在する液体のことを指し、健康人でも少量存在する。産生と吸収の均衡が崩れると胸水が貯留する。

どんなときに検査する？

- 原因不明の胸水を認めたときに検査する。胸水はその病因によって治療法が異なるので、原因不明の胸水を認めたときには治療方針を決定するために穿刺を検討する。
- 細胞診、腫瘍マーカーを調べることによって悪性の有無を調べたり、培養、PCR法の施行などで病原微生物の同定を行うことができる。

検査値はどうみる？

- 胸水の成り立ちとして、静水圧と浸透圧のバランスが崩れ、胸水が漏れ出てくるときを「漏出性胸水」といい、心不全、腎不全、肝不全などの全身疾患を示唆する。一方で、局所的に炎症や腫瘍によって産生が増加し胸水が生じるときを「滲出性胸水」といい、これは腫瘍や肺炎などの疾患を示唆する。
- 漏出性、滲出性の区別のために次の式（Lightの基準）を用いる。

SLE（systemic lupus erythematosus：全身性エリテマトーデス）

① 胸水総タンパク／血清総タンパク＞0.5
② 胸水LDH／血清LDH＞0.6
③ 胸水LDH＞血清LDHの基準値上限の2/3

- 以上の1つでも陽性であれば滲出性胸水といえ、すべて満たさなければ漏出性胸水と判断できる。

■ 検体採取・取り扱い時の注意点

- 血小板減少時や凝固能異常があれば、胸腔穿刺適用を慎重に検討する必要がある。
- 検査中～検査後の安静が必要であるため、患者にはあらかじめ排尿・排便を促す。
- 穿刺部位に応じた体位を保持できるよう、枕やオーバーテーブルを用い整える。

ケアに生かすポイント

■ 胸水貯留患者の観察ポイント

- 胸水の量、性状、色調、臭気
- 呼吸状態：呼吸音の減弱・消失の有無、SpO₂や動脈血ガス分圧、呼吸困難、咳嗽の有無
- 気胸の症状：胸痛、呼吸困難、乾性咳嗽、発熱など
- 水分出納バランス、体重の変化

■ 看護援助のポイント
（胸水貯留に伴う呼吸困難がある場合）

①有効な換気を保持する体位の調整	ファーラー位や起座位、患側を下にした側臥位など安楽な体位に調整する
②換気を確保するための処置	必要時、酸素吸入、気道吸引を行う
③酸素消費量を最小限にするための援助	● 清潔ケアの工夫：労作時の呼吸困難に配慮して清潔ケアを行う ● 食事内容や回数を調整する：呼吸困難時は食欲が低下するため、食事を調整 ● 排便の調整：呼吸困難に伴う体動制限、食事量の低下、鎮咳目的の麻薬の使用などで便秘が生じやすい。下剤の投与、摘便や浣腸などを実施する
④精神面への援助	呼吸困難があると窒息など死への不安・恐怖が生じやすく、その不安や恐怖がさらに呼吸困難を増悪させることがある。不安の傾聴、軽減に努める

腹水 (ascites)

▶ 腹水と血清アルブミンとの比較が重要である

検体材料 ● 腹水

異常とその原因

漏出性（全身性）
- うっ血性心不全、ネフローゼ症候群、肝硬変

滲出性（局所的）
- 腫瘍性、胸膜炎、胆嚢炎、膵炎

基準値 成人の健康人でごく少量存在する

■ 何をみる？　どうみる？

- 腹腔内に異常に貯留した液体のことを指す。健康人でも存在するが、なんらかの疾患によって静脈圧や門脈圧などの変化が起こることで腹水が生じるとされる。

■ どんなときに検査する？

- 腹水は胸水に比べ原因がはっきりしていることが多い（原因として肝硬変81％、がん10％、心不全3％、結核2％など）。臨床では、感染性腹水かどうかの診断目的、原因不明時の精査目的、出血の有無を確認する場合などに施行する。

■ 他の検査との関連は？

- 腹水と血清アルブミン（Alb）との比較が重要である。
- 重要な計算式にSAAG（serum-ascites albumin gradient）［血清アルブミン－腹水アルブミン］がある。「SAAG≧1.1g/dL」であれば門脈圧が亢進して腹水が漏れ出ている状況といえ、肝硬変、アルコール性肝炎、うっ血性心不全、広範囲肝転移、収縮性心膜炎などが考えられる。「SAAG＜1.1g/dL」の場合は、がん性腹膜炎、結核性腹膜炎、膵炎、ネフローゼ症候群などが考えられる。

■ 検体採取・取り扱い時の注意点

- 培養提出する場合には清潔操作を行う必要がある。アスピレーションキットを使用し、腹水穿刺を行う場合にはアスピレーションの事故抜去防止のため、キット

の固定には十分注意する。
- 腹水を穿刺する際に急速に行うと、血圧の低下を認めたり、肝硬変患者であれば肝性脳症の増悪につながることがあるため、穿刺の速度・量には注意を要する。
- 血圧低下や肝性脳症の増悪が認められなければ、腹水穿刺は胸水穿刺ほど時間をかけて行う必要はないといわれている。

ケアに生かすポイント

■検査結果に関連する観察ポイント
▼腹水貯留患者の観察ポイント

- 腹部緊満、腹部膨満感の有無、程度
- 悪心・嘔吐、食欲不振の有無
- 呼吸困難の有無：腹水貯留に伴い、横隔膜が圧迫・挙上され呼吸困難が生じやすい
- 浮腫の有無、程度
- 水分出納バランス、腹囲や体重の変化

■看護援助のポイント
（腹水貯留時）

適切な薬物投与	利尿薬の投与時には電解質異常に注意する
食事の調整	医師の指示により塩分・水分を制限、食事内容や回数を調整する
腹部膨満感を軽減するケア	●腹筋の緊張をやわらげるようファーラー位や下肢を屈曲させた体位に調整する ●腹部温罨法を行う ●腹水貯留時は、下肢の浮腫を伴うことが多いため、下肢の挙上やマッサージにより軽減を図る
呼吸困難へのケア	体位の調整とともに、ゆったりとした寝衣や軽い寝具を選択する
排便の調節	腹水貯留に伴い消化管が圧迫されたり、腸蠕動が低下して便秘が起こりやすい。腹部膨満感の増悪につながるため、下剤の投与、摘便や浣腸などを実施する
皮膚のケア	腹部緊満や浮腫により、皮膚粘膜が脆弱化し傷つきやすく、褥瘡発生のハイリスク状態となる。皮膚の保清・保湿を行う
安全対策	腹水貯留や浮腫に伴う歩行時のふらつき、転倒を予防する

骨髄検査

(bone marrow biopsy)

▶ 血液検査異常や悪性腫瘍の浸潤が疑われるときに行う

検体材料 ● 骨髄

高
有核細胞数の増加
- 急性白血病、骨髄異形成症候群、慢性骨髄性白血病

巨核球数の増加
- 特発性血小板減少性紫斑病、慢性骨髄増殖性疾患

基準値 有核細胞数：$100 \sim 250 \times 10^3/\mu L$
巨核球数：$50 \sim 150/\mu L$

有核細胞数の減少
低
- 再生不良性貧血、低形成白血病などの治療

■ 何をみる？

- 骨髄とは、骨の中心部に存在するやわらかい組織で、白血球や赤血球などの血球を産生する、いわゆる造血組織である。
- 骨髄検査は、血液検査異常や悪性腫瘍の浸潤が疑われるときに施行されるものであり、結果により確定診断をすることができる。

■ どんなときに検査する？

- 汎血球減少や血液成分に異常が認められる場合など、血液異常の診断や病態把握目的、また結核など一部の感染症の診断を目的に行われる。

■ 検査値はどうみる？

- 評価で大事な点は、白血球、赤血球、血小板の値が全部減少しているのか、一部減少しているのか、また一部増加しているのかに注目することである。
- 疾患によって骨髄の状態は大きく異なり、例えば、再生不良性貧血は正常な細胞すべてが少なくなっており、骨髄異形成症候群は全体として異型の細胞を多く含んでいる。ただ、評価としてまず確認すべきことは、全体として骨髄中の有核細胞数が増加しているのか、減少しているのかである。

■ 検体採取・取り扱い時の注意点

- 塗抹標本は凝固するのでただちに作製する必要がある。塗抹標本はヘパリンを加えないが、染色体検査、細胞表面抗原検査には採取液にヘパリンを加えるなど、検体によって保存方法が異なるため注意する。
- 苦痛を伴う検査であり、穿刺の際の患者の不安に配慮し、検査の目的や方法を説明、理解を得る。
- 検査後は30〜60分のベッド上安静が必要であるため、患者にはあらかじめ排尿・排便を促す。

ケアに生かすポイント

■検査結果に関連する観察ポイント

◎穿刺後

- 検査後の観察は、穿刺部の疼痛、出血、血圧低下などのショック症状に注意する。特に出血傾向のある患者は穿刺部の圧迫固定に留意して観察する。

▼ 骨髄検査を必要とする患者の観察ポイント

各種データ	血球数（白血球数、赤血球数、血小板数など）、血液像、出血時間など
貧血症状の観察	皮膚・口唇・眼球粘膜の蒼白、心拍数の増加や動悸、息切れ、微熱、めまい、頭痛、倦怠感、四肢冷感など
出血傾向の観察	紫斑（点状出血、斑状出血）、粘膜出血（歯肉出血、鼻出血、血尿など）、下血（便潜血）、喀血、月経過多、脳内出血
感染徴候の観察	●感染徴候：発熱、悪寒・戦慄、頻脈 ●呼吸器感染：咳嗽、喀痰、咽頭痛、呼吸困難など ●尿路感染：排尿時痛、頻尿、尿混濁、残尿感、腰背部痛 ●消化器感染：下痢、腹痛、食欲不振 ●口腔感染：発赤、腫脹 ●創部やライン挿入部の発赤、腫脹、熱感、疼痛など

■看護援助のポイント

◎骨髄穿刺時の援助

①**検査前**：目的や方法を説明して不安の軽減を図り、協力が得られるようにする。麻酔の効果について確認するため、疼痛がある場合は伝えること、骨髄液を吸引する際には疼痛があっても、動かないことを説明する。出血傾向などの既往歴の情報収集し、バイタルサインを確認する。検査前に排泄を済ませる。

②**検査中**：上後腸骨棘穿刺時は腹臥位、胸骨穿刺時は臥位にする。骨髄液の吸引による迷走神経反射によるショック症状（冷汗、悪心・嘔吐、血圧低下）の有

無を観察する。
③検査後：穿刺後のバイタルサイン、穿刺部位の止血と皮下出血の有無を確認する。検査後は30分〜60分安静にする。検査当日は入浴を避ける。

貧血症状へのケア	①貧血症状、バイタルサインの観察 ②適切な薬物投与、輸血療法の援助：輸血時はショック症状、胸内苦悶、呼吸困難などの重篤な副作用に注意し観察する ③活動の援助：動悸、息切れ、めまいなどが出現しない程度の活動・安静を調整する ④安全対策：急な起立や歩行をすると、脳への酸素供給が不十分となり、めまい、立ちくらみを起こす。離床時の転倒を予防する
出血傾向へのケア	①出血傾向の程度、部位の観察 ②採血部位などの針刺入部は皮下血腫に注意し、十分な圧迫止血を行う ③清潔ケア：摩擦・機械的刺激を避け、清拭などは愛護的に行う。寝衣による圧迫を避ける。ひげそり時は電気カミソリを用い、出血を予防する ④口腔ケア：歯磨き時はやわらかめの歯ブラシを選択し、歯肉を傷つけないように行う ⑤排便時の怒責を避けるため、排便コントロールを行う ⑥安全対策：移動・歩行時の身体の打撲、転倒による出血を予防する。体位変換により同一部位の刺激や圧迫を防ぐ
易感染時のケア	①感染徴候の観察、早期発見 ②患者の部屋入室前は、確実に手洗い、手指衛生を行い、感染の伝播を予防する ③清潔ケアへの援助：食事、排泄後は石鹸と流水での手洗いを指導する。皮膚の清潔を保つため、可能なかぎり毎日シャワーや清拭を行う。排便後は肛門周囲の清潔を保つ。女性は排尿後、陰部を前から後ろに向けて拭くよう指導する ④口腔ケア：口腔内の観察を行い、口内炎の早期発見に努める。歯磨きは口腔内を傷つけないよう毎食後・就寝前に行う。頻回のうがい（約2時間ごとが有効）、こまめな水分摂取により口腔内の乾燥を予防、清潔を保持する ⑤食事の調整：生卵、生の肉類・魚介類、皮のない果物は避け、加熱調理した食品の摂取に調整する ⑥環境整備：生花や鉢植えは病室に持ち込まないよう注意する。患者が病室外へ移動するときはマスクを着用する

Column

臨床研究シリーズ①
臨床研究中核病院とは

　「臨床研究中核病院」とは、日本発の革新的医薬品・医療機器の創出を目的として、国際水準の臨床研究や医師主導治験の中心的役割を担う病院を指し、医療法で規定されている。他の医療機関における臨床研究の実施を支援し、共同研究を行う際には自らが中核となって他の医療機関における臨床研究の質向上を図るなど、次世代のより良質な医療の向上においてその役割を期待されている。

　臨床研究中核病院は、医療法に定められている一定の要件を満たした病院に対して、厚生労働大臣により承認される。承認の要件は、臨床研究に係る実施体制および実績の観点、施設の観点、人員の観点に大きく分けられ、臨床研究実施機関に対する実態調査の結果も踏まえ、厳しく審査されている。

　平成27年4月より施行され、平成27年8月には国立がん研究センター中央病院、東北大学病院、大阪大学医学部附属病院の3病院が初めて承認された。現在では全国11か所の医療機関が承認を受けている[1]。今後、臨床研究中核病院の認知はさらに広まり、臨床研究の集約化が進み、効率性の向上が予想される。この先、臨床研究中核病院の存在はますます重要になっていくであろう。

名称	承認年月日
国立がん研究センター中央病院	平成27年8月7日
東北大学病院	平成27年8月7日
大阪大学医学部附属病院	平成27年8月7日
国立がん研究センター東病院	平成27年9月29日
名古屋大学医学部附属病院	平成28年1月27日
九州大学病院	平成28年1月27日
東京大学医学部附属病院	平成28年3月25日
慶應義塾大学病院	平成28年3月25日
千葉大学医学部附属病院	平成29年3月23日
京都大学医学部附属病院	平成29年3月23日
岡山大学病院	平成29年3月23日

（植田莉英子／西崎祐史）

1）厚生労働省ホームページ「臨床研究中核病院一覧」（平成29年11月時点）

関節液 (synovial fluid)

▶ 関節の腫脹や疼痛を認めたときに化膿性（細菌性）、非化膿性、結晶性（痛風、偽痛風）、外傷性関節炎などの鑑別のために検査する

検体材料 ● **関節液**

異常とその原因

色　調
① 透明～黄色：変形性関節症など
② 不透明～半透明：関節リウマチ、痛風など
③ 不透明～黄（緑）色：化膿性関節炎

白血球数
① 200～2,000/μL：変形性関節症、外傷性関節炎など
② 2,000～50,000/μL：関節リウマチ、痛風など
③ 50,000/μL以上：細菌感染性関節炎、結核性関節炎、ウイルス性関節炎など

基準値
色調：淡黄色
透明度：透明
粘稠性：強度の粘稠
白血球数：200/μL以下

■ 何をみる？　どうみる？

- 関節液は「滑液」とも呼ばれ、関節の骨と骨の間にある透明の粘性の液体で、文字通り、関節軟骨を覆って潤滑液の作用をもっている。
- 潤滑液の作用があるのは、関節液成分の1つであるヒアルロン酸が、高い粘性を有していることによる。

■ どんなときに検査する？

- 関節の腫脹や疼痛を認めたときに化膿性（細菌性）、非化膿性、結晶性（痛風、偽痛風）、外傷性関節炎などの鑑別のため施行する。

■ 他の検査値との関連は？

- 関節液のグラム染色、細菌培養、および白血球数、糖の値を測定することによって鑑別を行う。

化膿性関節炎	外観が不透明で、白血球数が増加している。糖の著明な低下を認める。グラム染色や培養に細菌の存在を認めることが多い
変形性関節症	外観は透明〜黄色で白血球は軽度上昇している。粘稠度が高い。糖は血糖とほぼ同じ程度である
関節リウマチ	黄色混濁で粘稠度は低い。白血球数の増加、糖の低値を認めるも、培養で菌の検出はされない
結 晶 性	痛風では尿酸結晶を、偽痛風ではピロリン酸カルシウム結晶をそれぞれ偏光顕微鏡下に確認できれば診断が確定する
外傷性関節炎	外観は血性混濁し、粘稠度は高い

■ 検体採取・取り扱い時の注意点

- 採取時は外来異物が混入しないように注意する。多関節痛をきたす疾患として淋菌による感染があるが、その際は検体を体温に保つ。
- 結晶ならびに細菌検鏡用に塗抹標本を作製しておく。
- 関節液の糖は血糖との関係で評価をするため、血糖測定も行う。

ケアに生かすポイント

■検査結果に関連する観察ポイント

- 穿刺後は、穿刺部の疼痛、出血、感染徴候に注意し観察する。

関節の症状の有無	疼痛、腫脹、熱感、運動制限、関節変形
全身症状の有無	発熱、全身倦怠感、易疲労感

■看護援助のポイント

疼痛の緩和	関節の炎症が強いときは、関節の炎症を抑えるため安静を図り、必要時固定具などを用いて固定する
適切な薬物投与、副作用の観察	鎮痛薬の投与による疼痛コントロールとともに、薬物の副作用の出現に注意し観察する
関節可動域・筋力の維持、改善のケア	安静時は良肢位を保持、変形を防ぐ。炎症が治まってきたら、機能低下を予防するため運動療法を実施する

Memo

Part II

血液検査

1. 血球数算定・血液像
2. 凝固・線溶系

白血球数（WBC）

(WBC：white blood cell)

▶ 感染症や血液疾患などを含め、さまざまな疾患、病態にて異常値を示す。日常診療に必要不可欠な検査である

検体材料　●血液

高
- 肺炎、扁桃炎、急性虫垂炎などの感染症
- 白血病
- 心筋梗塞
- アレルギー性皮膚炎などのアレルギー疾患など
- ステロイド使用

基準値
成　人：4,000～8,000/μL
小　児：5,000～13,000/μL
幼　児：5,000～18,000/μL
新生児：9,000～30,000/μL

低
- 重症敗血症
- 再生不良性貧血
- 急性白血病
- 全身性エリテマトーデス（SLE）
- 抗がん剤投与など

■ 何をみる？　どうみる？

- 白血球（WBC）は侵入する異物や細菌を取り入れて、消化分解する作用がある。
- 炎症性疾患などが起こると細菌などを消化分解するために白血球数も増加する。
- 白血球減少時は化学療法後の骨髄抑制による影響や、血液疾患、膠原病、薬物の影響などを考える必要がある。

■ どんなときに検査する？

- 白血球数は、感染症や血液疾患などを含め、さまざまな疾患、病態にて異常値を示すため、日常診療に必要不可欠な検査である。

■ 他の検査との関連は？

- 白血球には「白血球分画」の項（P.50）にあるように、好中球、リンパ球、好酸球、単球、好塩基球の5種類がある。白血球数の増加、あるいは減少時には、どの分画の白血球が増減したか検討する必要がある。

SLE（systemic lupus erythematosus：全身性エリテマトーデス）

- 白血球増加症では、臨床上感染を示唆する可能性が最も高いが、その際にはC反応性タンパク（CRP）や赤血球沈降速度（ESR）など、急性炎症性刺激によって上昇し得る検査項目も合わせながら判断していく。ただし、白血球はCRPよりも早期に上昇することが知られており、留意する必要がある。
- 白血球減少症では、赤血球、血小板の値にも注目することが重要である。

■ 検体採取・取り扱い時の注意点

- 点滴施行部位の上流で採血すると白血球低値を認めることがあり、採血部位に注意する。
- 白血球数は、感染症による炎症所見があっても、初期では増加しないこともある。この場合には時間をおいて測定する。
- 激しい運動や入浴直後、食直後などには一時的に増加するため、安静時や食前に採血を行うことが望ましい。

ケアに生かすポイント

■ 検査結果に関連する観察ポイント

◎白血球数の増加
①バイタルサイン、②炎症徴候：発赤、腫脹、熱感、疼痛、③精神的、肉体的ストレスの程度、④感染経路の確認、⑤出血の有無と程度、⑥喫煙歴と状態。

◎白血球数の減少
①バイタルサイン、②感染症の徴候（発熱、咳など）、③薬物使用の有無と種類（抗がん剤、抗菌薬の使用、鎮痛解熱薬の使用）、④放射線治療の内容と障害の程度。

■ 看護援助のポイント

食事	栄養状態を保持するために、高カロリー、高タンパクの食事を選択する。好中球数が500/μL以下になった場合には、感染症予防のため、十分に加熱された食事を選択し、生ものや果物類の摂取を制限する
安静	十分な休息と睡眠が得られるように環境を整える
感染防御	● 介助者は、スタンダードプリコーションを遵守する ● 身体の清潔の保持（入浴、シャワー浴、清拭を患者の状態に合わせて選択） ● 口腔内の清潔の保持（口腔粘膜を傷つけないように留意して実施） ● 肛門周囲膿瘍の予防（排便後に温水洗浄便座の使用などを促す）
出血予防	● 採血や出血を伴う検査後は確実に止血を行う ● 皮膚粘膜の保護を行う
生活指導	禁煙の必要性を指導する

白血球分画

(white blood cell differentiation)

▶ 白血球数の増加、減少が認められたときに検査する

検体材料 ● 血液

増

好中球増加
- 細菌感染症、白血病、心筋梗塞、外傷、熱傷、ステロイド使用など

リンパ球増加
- リンパ性白血病、ウイルス感染症など

好酸球増加
- アレルギー疾患、猩紅熱、寄生虫病など

単球増加
- 結核、慢性骨髄単球性白血病、麻疹など発疹性の感染症など

好塩基球増加
- 慢性骨髄性白血病、アレルギー疾患など

基準値
好中球：40〜60%
リンパ球：30〜45%
好酸球：3〜5%
単球：3〜6%
好塩基球：0〜2%

減

好中球減少
- 再生不良性貧血、急性白血病、ウイルス感染症など

リンパ球減少
- 感染症（結核、HIVなど）、全身性エリテマトーデス（SLE）

■ 何をみる？

- 白血球分画とは、白血球の割合を種類別に百分率で表したものを指す。
- そのパーセンテージが基準値と異なる場合に、なんらかの疾患の可能性が考えられる。

■ どんなときに検査する？

- 白血球数の増加、減少が認められたときに検査を行う。

SLE（systemic lupus erythematosus：全身性エリテマトーデス）

検査値はどうみる？

- 白血球数の増減を認めたときは、そのなかでどの分画が増減しているか検討することで鑑別することができる。

好中球	増加（≧ 7,500μL）：まず代表的疾患である感染症、炎症を考える。臨床上そのほかにステロイド投与による影響も認める
	減少（< 1,500μL）：代表的疾患の白血病や、再生不良性貧血などの血液疾患を考えるが、その他重症の感染症や、抗腫瘍薬投与による骨髄抑制の影響を考える 減少（≦ 500μL）：感染の危険性が非常に高い状態となり、発熱を認めた際には抗菌薬の投与を行うべきである
リンパ球	増加（≧ 4,000μL）：代表的疾患は各種ウイルス感染症
	減少：全身性エリテマトーデス（SLE）やHIV感染症である
好酸球	増加（≧ 700μL）：まずアレルギーや寄生虫感染を考える。慢性的に1,500μL以上の好酸球が持続する場合は好酸球増加症候群（HES）を考える
単球	単球増加を示す代表的疾患は結核、慢性骨髄単球性白血病などがある。抗がん剤使用に伴う骨髄抑制からの血球の立ち上がりの際には、他の分画より単球は先に上昇傾向を示し、回復徴候を示す値となる
好塩基球	増加する代表的疾患は慢性骨髄性白血病である

検体採取・取り扱い時の注意点

- 採血後2〜3時間で測定するのが望ましい。
- 白血球数は、感染症による炎症所見があっても、初期では増加しないこともある。この場合には時間をおいて測定する。
- 激しい運動や入浴直後、食直後などには一時的に増加するため、安静時や食前に採血を行うことが望ましい。

ケアに生かすポイント

■ 検査結果に関連する観察ポイント
- 5種類ある白血球（好中球、リンパ球、好酸球、単球、好塩基球）ごとの増加、減少により疑われる疾患を予測し、その症状の観察を行う。

	増　加	減　少
好中球	● 発熱、悪寒戦慄の有無、熱感・腫脹・発赤・疼痛など炎症徴候（細菌感染） ● ステロイドなどの使用の有無	● 貧血症状の有無（再生不良性貧血） ● 抗がん剤などの使用の有無、放射線療法の実施状況、感染徴候（重症感染症による骨髄抑制）

HIV(human immunodeficiency virus：ヒト免疫不全ウイルス)
HES(hypereosinophilic syndrome：好酸球増多症候群)

	増加	減少
リンパ球	●発熱、呼吸器症状（咳、痰、のどの痛み〔上気道炎〕など）	●発熱、倦怠感、下痢（HIV） ●発熱、倦怠感、食欲不振、関節炎、蝶形紅斑（SLE）
好酸球	●アレルギー疾患 ・咳、呼吸困難、喘鳴（気管支喘息） ・膨疹、かゆみ、灼熱感（蕁麻疹）	
単球	●咳嗽、発熱、倦怠感など（結核） ●発熱、口腔粘膜のコプリック斑、発疹（麻疹）	
好塩基球	●体重減少、貧血症状（慢性骨髄性白血病） ●湿疹、かゆみ（アトピー性皮膚炎）	

■ 看護援助のポイント

食事	高カロリー、高タンパクの食事を選択し、栄養状態を保持する
安静	十分な休息がとれるよう環境の調整を行う
感染防御	各種カテーテル類の管理：清潔操作で取り扱う、長期間の留置を避ける 創傷部：適切な処置を実施し感染徴候の観察を行う 肛門部：排便後の肛門部の清潔を保持する 口腔内：虫歯、歯槽膿漏などへの対応と悪化を防止する
出血予防	採血や出血を伴う検査後は確実に止血を行う 皮膚粘膜の保護を行う
脱水防止	高熱が持続する場合は、脱水防止のために水分の補給を行う

Memo

Column

白血球数と白血球分画のあれこれ

　白血球のはたらきを大きくとらえると、体外から入ってきた細菌やウイルス、異物、体内で生じた不要物質などを分解する「貪食作用」、抗体をつくって退治する「免疫反応」の2つに大別できる。白血球数は、血液1μLのなかに1万個（成人）前後までが正常値とされているが、感染などを起こすと、たちまちその数を2万個程度まで上昇させ防御を行う。つまり白血球数を調べることは、細菌感染などによる炎症の有無や程度の判断に有用といえる。

　臨床では、白血球数の増加を認め、さらに好中球、リンパ球の増加を確認した場合、なんらかの感染症を疑い、発熱や咳などの症状の観察や、創部や尿の性状、口腔内などに炎症所見がないかを確認する。また、尿道カテーテルや中心静脈カテーテル類が挿入されている場合には、カテーテル感染を疑って抜去することも考慮する。さらに、白血球数が2万個を超え、好中球の増加を認めた場合には、細菌感染が広がって敗血症を起こしているか、血液のがんである慢性骨髄性白血病を疑い、患者のケアにつなげる。逆に白血球数が減少を認めた場合、リンパ球の増減と照合し、造血器官の異常や薬物の副作用を考慮して対応する。

　また、白血球数は、妊娠8か月ごろには1万5,000個まで上昇し、分娩後に正常値に戻る。また、副腎皮質ステロイドホルモンの投与を受けている患者では、正常値の2～3倍にまで上昇するといわれている。そのため採血時には、患者にそのような背景がないかを十分に確認しておく必要がある。さらに入院患者では、白血球数の傾向（増減の傾向）を把握するために、採血を早朝空腹時に行うことが推奨されている。もちろん、それ以外でも検査は行うが、時間調整が可能であれば、食事摂取直後は避けるようにしたほうがよい。

（小川裕美子）

赤血球数(RBC)、ヘマトクリット値(Ht)、ヘモグロビン量(Hb)

(RBC：red blood cell)
(Ht：hematocrit) (Hb：hemoglobin)

▶ 日常的にスクリーニング目的で、貧血と赤血球増加症の有無およびその程度を調べるために検査する

検体材料　血液

高
- 真性多血症
- 慢性呼吸器疾患などの二次性多血症
- ストレス、脱水など

基準値
赤血球数：男性 430～570×10^4/μL、女性 380～500×10^4/μL
ヘマトクリット値：男性 39～52％、女性 34～44％
ヘモグロビン量：男性 13.5～17.5 g/dL、女性 11.5～15.0 g/dL

低
- 貧血（再生不良性貧血、鉄欠乏性貧血、鉄芽球性貧血、溶血性貧血、腎性貧血など）
- 肝障害、出血など

■ 何をみる？

- 赤血球（RBC）は、円板状の形態をした血液の主成分の1つで全重量の約1/3をヘモグロビン（Hb）が占めている。Hb は酸素を身体の各組織に運び、二酸化炭素を肺に放出するはたらきがある。
- ヘマトクリット（Ht）とは、血液中に占める赤血球の容積比率のことを指す。

■ どんなときに検査する？

- 貧血と赤血球増加症の有無およびその程度を調べるために行う。
- スクリーニングを目的に、日常的に検査される。従来は用手法にて測定されていたが、現在は自動計算機で測定される。
- 正常血液では測定上の大きな誤りがないかぎり、次のように、赤血球数、Ht 値、Hb 量には一定の関係式が成立するので参考にすることができる。

RBC×3＝Hb、Hb×3＝Ht、RBC×9＝Ht

■ 検査値はどうみる？

- 赤血球、Hb、Ht はそれぞれ一定の関係があるものの、臨床上は Hb を重視する。理由は、測定の技術的変動が最も小さく、酸素運搬能を有しているからである。

検体採取・取り扱い時の注意点

- 体位、性別、年齢で変化する。臥位では立位よりも約10％低値になるため、入院中は一定の体勢で測定する（Column「体位性偽性貧血」〈P.57〉参照）。
- 採血時は、凝固（フィブリン系の析出）を阻止するために、短時間で行い、すみやかに専用採血管に分注し転倒混和する。
- 疾患によっては短時間に血球変性を起こすため、検体はすみやかに検査室に届ける。また、激しい運動後に採取された検体では、赤血球量の増加が認められるので、できるかぎり安静の状態で採血することが望ましい。
- 採血時には、溶血による貧血の出現に注意する。貧血傾向にある患者は、採血中に気分が悪くなり、失神や血圧低下を生じることがあるため、患者の顔色などに注意して採血を行う。

ケアに生かすポイント

検査結果に関連する観察ポイント

- 赤血球、Ht、Hbの検査結果から多血症と貧血の症状観察を行う。

高値	①身体症状 　胸痛、呼吸困難、頭痛、のぼせ、めまい、耳鳴り、鼻出血、出血傾向、瘙痒、チアノーゼ ②脱水の有無と程度、ストレスの有無、激しい下痢・嘔吐の有無、熱傷の程度
低値	①一般症状の観察 　動悸、めまい、息切れ、立ちくらみ、皮膚・粘膜蒼白、頭痛 ②身体的所見 　黄疸（溶血性貧血）、貧血様結膜、舌炎、爪の変形、神経症状（悪性貧血）、反射消失

看護援助のポイント

食事	栄養状態の維持または改善に努める。無理なダイエット（食事制限）を行っていないか確認する
安静	貧血を認めた場合は、ADLの援助を行い酸素消費量を最小限度とする 動悸、息切れ、めまいなどが出現しない程度の運動を促す 室温、寝具、衣類の調整を行い保温に努める 必要時、手浴や足浴を行う
輸液管理	輸液実施時には、輸液実施基準に沿って適切に実施管理する
出血予防	採血や出血を伴う検査後は確実に止血を行う
脱水予防	水分出納バランスを観察し、脱水に陥らないように水分の補給を行う

Memo

Column

体位性偽性貧血（postural pseudoanemia）

　体位の変化でどの程度のヘモグロビン（Hb）の変化が生じるのだろうか？

　2005年にJacobらは、立位と仰臥位で、ヘマトクリット（Ht）値の変化を測定し比較した。結果は、立位と仰臥位の値が、4.1％±1.3％だった。仰臥位から立位に体位が変わることで、どのような変化が生じるのだろう？

　仰臥位から立位になると循環血漿量の分布に変化が生じて血液濃縮が生じる。具体的には、立位になることで血管内の血漿成分が下肢や骨盤内へ移動したり、静水圧の上昇に伴い間質への移動が生じると考えられる。

　また、平均±2SD内に95％が分布するという正規分布の性質から、2.5％の患者では、4.1＋2×1.3（％）＝6.7（％）を超すHtの低下が予想されることになる。Hb2g/dL以上の低下（Htでは6％以上と仮定する）を臨床的に意味のある異常とするならば、「変数変換$Z=(x-\mu)/\sigma$」を施すことで、体位によりHb2g/dL以上の低下を生じ得る患者は、7.2％と算出される。これは、約14人に1人（1/14＝0.0714＝7.2％）に当たる。
［上記変数変換の計算式：(6－4.1)/1.3＝1.46、標準正規分布表からZ＝1.46は0.928、すなわち1－0.928＝0.072、つまり7.2％と算出される］

　貧血の要因の1つとして、体位性偽性貧血（postural pseudoanemia）の存在も覚えておきたい。

（西﨑祐史）

(Jacob G, et al. Postural pseudoanemia, posture-dependent change in hematocrit. *Mayo Clin Proc* 2005 ; 80 : 611-614.)
(小松康宏, 谷口誠編：内科研修の素朴な疑問に答えます．メディカル・サイエンス・インターナショナル，東京，2009：32-35.)

赤血球粒度分布幅（RDW）
（RDW：red blood cell distribution width）

▶ 赤血球サイズのばらつきを表す値で、貧血の鑑別の際に検査する

検体材料 ● 血液

高
- 葉酸欠乏症
- ビタミン B_{12} 欠乏症
- 自己免疫性溶血性貧血
- 骨髄線維症
- 貧血性異常血色素症
- サラセミアなど

基準値 11.5～13.8%（CV法）
50fL以下（SD法）

低
- 臨床的意義は少ない

■ 何をみる？　どうみる？

- 赤血球粒度分布幅（RDW）とは、赤血球サイズのばらつき（赤血球大小不同）を表す値で、自動血球分析装置で測定できる。

■ どんなときに検査する？

- 貧血の鑑別を行うときの参照とする。

■ 他の検査との関連は？

- 平均赤血球容積（MCV）とRDWとの組み合わせにより貧血の鑑別が可能である。
- 鉄（Fe）、ビタミン B_{12}、葉酸などは赤血球が成熟する過程で必要であり、それらが不足すると形成された赤血球のサイズにばらつきが生じ、RDWが高値を示す。その他、溶血などでも赤血球のサイズにばらつきが生じ、高値となる。
- RDW低値は臨床上有用でなく、基準値、高値に意味をもつ。

■ 検体採取・取り扱い時の注意点

- RDWは欠乏性貧血の鑑別には役立つが、感度は高くないため、RDWの結果のみで鑑別するのではなく、補助的に利用すべきである。
- 採血時は、凝固（フィブリン系の析出）を阻止するために短時間で行い、すみや

かに専用採血管に分注し転倒混和する。また、疾患によっては短時間に血球変性を起こすため、検体はすみやかに検査室に届ける。
- 激しい運動後に採取された検体では赤血球量の増加が認められるので、できるかぎり安静の状態で採血することが望ましい。貧血傾向にある患者は、採血中に気分が悪くなり失神することもあるため、患者の顔色などに注意して採血を行う。

ケアに生かすポイント

■ 検査結果に関連する観察ポイント
- 主に貧血の症状や輸血のモニタなどに対する観察を行う。

1．MCVと合わせて貧血の種類を想定した観察を行う

	MCV 高値	MCV 正常	MCV 低値
RDW 高値 (不均一分布)	葉酸欠乏症 ビタミンB_{12}欠乏症 自己免疫性溶血性貧血	鉄または葉酸欠乏症の初期 骨髄線維症 貧血性異常血色素症	鉄欠乏症 サラセミア ヘモグロビン異常 赤血球破砕症候群
RDW 正常 (均一分布)	再生不良性貧血 前白血病状態	慢性肝疾患 輸血の実施 出血後の貧血 白血病 化学療法の実施	サラセミア 慢性疾患

2．臓器別の主な観察
①循環器系の観察：息切れ、動悸。
②知覚神経系の観察：耳鳴り、しびれ、集中力の低下、皮膚知覚異常。
③消化器系の観察：食欲不振、舌炎、便秘。
④出血傾向の有無

3．輸血の種類および実施量

■ 看護援助のポイント

食　　事	栄養状態の維持あるいは改善に努める
安　　静	安静の保持と保温に努める
輸液管理	点滴、輸液などの適切な管理を行う
出血予防	出血の状態を観察し出血を助長させない
脱水予防	水分出納バランスを確認し、脱水に傾かないよう水分の補給を行う

赤血球恒数（MCV、MCH、MCHC）

(**MCV**：mean corpuscular volume)（**MCH**：mean corpuscular hemoglobin)
(**MCHC**：mean corpuscular hemoglobin concentration)

▶ ヘモグロビンの値が低値で貧血を認めるとき、貧血の種類を知るために検査する

検体材料 ● 血液

MCV 80fL 以下、MCH 26pg 以下
- 小球性低色素性貧血（鉄欠乏性貧血、鉄芽球性貧血、サラセミア）

MCV 81～100fL、MCH 26～35pg
- 正球性正色素性貧血（溶血性貧血、急性出血、腎性貧血、再生不良性貧血）

MCV 101fL 以上、MCHC 32～36%
- 大球性正色素性貧血（巨赤芽球性貧血、再生不良性貧血など）

基準値
MCV：85～102fL
MCH：28～34pg
MCHC：31.6～36.6g/dL
　　　 30.7～36.6g/dL

■ 何をみる？

- 貧血の種類によって、赤血球数、ヘモグロビン（Hb）濃度、ヘマトクリット（Ht）値の関係は変化する。その関係を調べることで貧血の種類を知ることができるのが、赤血球恒数である。
- 検査値として使われるのは MCV（平均赤血球容積）、MCH（平均赤血球ヘモグロビン量）、MCHC（平均赤血球ヘモグロビン濃度）である。

■ どんなときに検査する？

- Hb の値が低値で貧血を認めるときに参考にする。

■ 検査値はどうみる？

- 赤血球数、Ht、Hb の測定値より計算して得られる下記の指標が役に立つ。
  MCV（Ht/赤血球数×10）
  MCH（Hb/赤血球数×10）
  MCHC（Hb/Ht×100）
- MCHC は臨床的有用性が低く、貧血は MCV と MCH の 2 つを用いて次のように 3

つの分類で考えると理解しやすい。この3つの分類はHbのみに注目しているが、まず行うべきことは白血球、血小板の値にも異常の有無を調べることである。Hb以外にも異常があれば血液を含む悪性疾患も考える必要がある。

◎**小球性低色素性貧血**
- 鉄欠乏性貧血、感染症や、炎症、腫瘍による貧血の頻度が高く、これらを鑑別するには血清鉄（Fe）、総鉄結合能、フェリチンの値の測定が必要である。
  ・血清Fe低下、総鉄結合能上昇、フェリチン低下であれば鉄欠乏性貧血
  ・血清Fe低下、総鉄結合能低下、フェリチン上昇であれば慢性炎症に伴う貧血

◎**正球性正色素性貧血**
- 出血、溶血、血液疾患による赤血球産生低下を考える。
- 網状赤血球が増加していれば出血か溶血を考え、網状赤血球が減少している際には血液疾患も考慮する。

◎**大球性正色素性貧血**
- ビタミンB_{12}欠乏や葉酸欠乏および、アルコールなどによる肝障害に伴う貧血にて認める。

■ 検体採取・取り扱い時の注意点

- 体位、性別、年齢で変化する。臥位では立位よりも約10%低値になるため、入院中は一定の体勢で測定する。
- 採血は、凝固（フィブリン系の析出）を阻止するために短時間で行い、すみやかに転倒混和する。
- 疾患によっては短時間に血球変性を起こすため、検体はすみやかに検査室に届ける。また、激しい運動後は赤血球量の増加が認められるため、できるかぎり安静の状態で採血することが望ましい。
- 貧血傾向にある患者は、採血中に気分が悪くなって失神することもあるため、患者の顔色などに注意して採血を行う。

ケアに生かすポイント

■ **検査結果に関連する観察ポイント**
- 検査結果から貧血の種類を確認し観察を行う。

1．貧血症状の観察
- 息切れ、動悸、耳鳴り、しびれ、集中力の低下、皮膚知覚異常、食欲不振、舌炎、便秘、発熱、発汗。

2．貧血の種類ごとの観察

MCV、MCHC ともに正常 正球性貧血	MCV、MCHC ともに低値 小球性低色素性貧血	MCV、MCHC ともに高値 大球性正色素性貧血
①急性出血の有無 ・バイタルサインの変化 ・前駆症状（悪心、気分不快などの有無） ②薬物や放射線照射などの状況	①慢性出血の有無 ・胃全摘出術後のFe吸収の低下など ・胃潰瘍、胃がん、大腸がんの既往、月経過多など ②妊娠によるFe需要量の増加 ③食物中のFe不足 ・食事習慣、ダイエット	①肝障害の有無 ②食事摂取状態

■看護援助のポイント

● 「赤血球粒度分布幅（RDW）」の項（P.59）と同様。

Column

注意深く観察したい「貧血」

　患者がめまいや立ちくらみなどの症状を訴えたとき、多くの場合「貧血」を予測するが、その発生機序や病態は多岐にわたる。例えば、急性出血では全血液の30％が急速に失われた場合には、循環不全に陥り生命が危機的な状態になることもある。また、慢性的な貧血の場合、全身の赤血球数が半分以下に減少し、臓器障害がかなり進行していても必ずしも自覚症状を伴わない患者もいる。そのため、患者の訴えを注意深く観察し、赤血球恒数（MCV、MCH、MCHC）から得られる貧血のタイプと照合していくことが必要となる。

（小川裕美子）

Column

貧血の原因（種類）を探る

　患者の病態を明らかにする目的や、患者の病状が急変した場合などに行われる血算は、ほぼ全例の患者に対して赤血球数（RBC）、ヘモグロビン量（Hb）、ヘマトクリット値（Ht）が測定される。これらの3つの値はほぼ平行して変化し、減少した状態では何らかの原因で貧血が起こっていると判断できる。

　そして、この3つの値の関係から、貧血の原因（種類）をさらに判断することができる。これらの関係を表したのが赤血球恒数で、特に、MCVが最も診断的意義があるといわれており、MCVとMCHCを組み合わることで貧血の原因が分類できる。

　貧血のなかで最も多いのが鉄欠乏性貧血といわれているが、MCV、MCH、MCHCの関係を確認することは、それ以外の貧血の原因（種類）を見極めるといっても過言ではないと思う。

　MCV、MCH、MCHCの関係性を使って貧血の原因（種類）を確認することは重要であるが、その前に、まずはHb値に注目する。それは、Hb値の減少が貧血の状態や程度を反映し、前回の値と照合して確認することで、患者の病状の急激な変化を予測して適切な治療や看護を行うことができるからである。

　その後、MCV、MCH、MCHCの関係性を使って貧血の原因（種類）を確認したうえで、画像検査や骨髄検査などほかの検査を進め、より正確な貧血の診断につなげていく。

　ちなみに、血算検査は臨床の現場では頻度の高い血液検査で、取り扱う機会が多いが、専用の試験管に注入する血液の量を誤りやすい検査でもある。急いでいる場合でも正確な量（試験管に注入量の印がついている）を注入することが大切となる。経験上、試験管内の血液がサラサラと薄めな赤色を呈している場合に「貧血かな」と想定することがあるが、必ず検査結果から判断する。

（小川裕美子）

Ⅱ　血液検査

1　血球数算定・血液像

網状赤血球数 (reticulocyte)

▶ 貧血の鑑別や化学療法後の造血回復の指標として用いる

検体材料 ● 血液

高
- 出血、溶血性貧血
- 化学療法後、あるいは貧血治療後の造血回復期

基準値 0.8〜2.2%

低
- 再生不良性貧血、赤芽球癆、白血病、骨髄異形成症候群、骨髄線維症、骨髄抑制（薬剤性）など
- 鉄・葉酸の欠乏
- ビタミン B_{12} 欠乏（網状赤血球数正常〜増加もあり）
- エリスロポエチン不足（腎機能障害）
- 甲状腺機能低下症、慢性炎症性疾患など

何をみる？ どうみる？

▼ 赤血球の成熟過程[1]

前赤芽球　塩基好性赤芽球　多染性赤芽球　正染性赤芽球　（網状赤血球）多染性赤血球　成熟赤血球

- 網状赤血球とは、赤芽球が脱核したばかりの赤血球で、24〜48時間後には通常の赤血球になる。網状という名前の由来は、塩基性色素の超生体染色では細胞質のRNAが網状に染色されるためである。
- 赤血球に対する百分率（％：パーセント）あるいは千分率（‰：パーミルあるいはプロミレ）で表すことが多い。網状赤血球は、相対比率（％や‰）ではなく絶対数での評価が重要である。

網状赤血球絶対数 ＝ 全赤血球数 × 網状赤血球割合（％あるいは‰）

[1]「勝田逸郎：赤血球系の基礎的知識，ビジュアル臨床血液形態学（平野正美監），改訂第3版，p.15, 2012, 南江堂」より許諾を得て改変し転載．

■ どんなときに検査する？

- 骨髄赤血球造血能の指標となるため、貧血の鑑別や化学療法後の造血回復の指標として用いる。

■ 他の検査との関連は？

- 貧血の鑑別に必要な検査項目と総合して病態を鑑別する。

◎網状赤血球数が増加しているとき

- 出血、溶血性貧血をまず考える。骨髄が正常に機能していれば、貧血を補うためにエリスロポエチンが上昇し赤血球の産生量が増加するため、網状赤血球絶対数が増加する。
- 化学療法後、あるいは貧血治療後の造血回復期にも増加がみられる。
- 網状赤血球は成熟赤血球に比べ容積が2倍前後大きいため、網状赤血球が著増しているときは、平均赤血球容積(MCV)が高くなるので注意が必要である。

◎網状赤血球数が増加していないとき

骨髄に重大な異常がある	・再生不良性貧血、赤芽球癆、白血病、骨髄異形成症候群、骨髄線維症、骨髄抑制(薬剤性)など
造血に必要な材料が不足している	・鉄・葉酸の欠乏 ・ビタミンB_{12}欠乏(網状赤血球数正常〜増加もあり) ・エリスロポエチン不足(腎機能障害)
その他	・甲状腺機能低下症、慢性炎症性疾患など

- 貧血があるのに見合った網状赤血球数増加がない状態は、造血能が正常に機能していないことを意味する。

■ 検体採取・取り扱い時の注意点

- 凍結保存はできない。

ケアに生かすポイント

■ 検査結果に関連する観察のポイント

- 骨髄における赤血球の生産状態や造血機能の状態を予測し、治療効果と合わせた患者の観察を行う。また、骨髄の造血機能は末梢血の網状赤血球に反映されるが、骨髄での造血回復が末梢血での網状赤血球へ反映されるのにはタイムラグがあることを考慮して患者の観察を行う。
1) 網状赤血球数の増加または減少に対する観察を行う
2) 網状赤血球数の減少においては血小板数や白血球数の減少と合わせた観察を行う

網状赤血球数	主な観察内容
増　加	赤血球の生産状態に関連する疾患の観察を行う ①溶血性貧血に関連する貧血症状の観察を行う ・黄疸の有無 ・めまいや立ちくらみ等の自覚症状等 ②大量出血を伴う疾患の観察を行う ・出血部位の原因と症状 ・止血の状態等
減　少	造血機能の低下に関与する治療の副作用の観察を行う ①抗がん剤の副作用の観察 ②放射線治療の副作用の観察

■看護援助のポイント

食事の選択	・口当たりがよく、消化のよい食事を選択する ・易感染状態にある場合には、状況に応じて果物や生もの等の食事を制限する
安静の保持	・安静の保持と保温に努める ・貧血による転倒防止に努め、患者の状態に合わせて全面的な介助を行う ・活動を開始する際の留意点等を患者に指導する
感染管理	・感染防御に努める ・易感染状態にある場合には、個室を使用するなどの配慮を行う
出血予防	・出血の状態を観察し、出血を助長させない ・採血や骨髄検査等の実施後は止血を確実に行う
輸液・輸血管理	・輸液の管理を確実に行う ・抗がん剤の投与時にはプログラムを把握する ・輸血実施時には副作用の有無を確認する
その他	・治療に専念できるように精神面への援助を行う

Memo

Column

臨床研究シリーズ②
PMDAとは

　独立行政法人医薬品医療機器総合機構（PMDA；Pharmaceuticals and Medical Devices Agency）は、平成16年4月に、国立医薬品食品衛生研究所医薬品医療機器審査センター、医薬品副作用被害救済・研究振興調査機構および財団法人医療機器センターの一部の業務を統合し、独立行政法人医薬品医療機器総合機構法に基づいて設立された。

　PMDAは、サリドマイド、スモンといった医薬品による深刻な薬害の発生を教訓として設立された側面もあり、医薬品の副作用や生物由来製品を介した感染等による健康被害に対して、迅速な救済を図り（健康被害救済業務）、医薬品や医療機器などの品質、有効性および安全性について、治験前から承認までを一貫した体制で指導・審査し（承認審査業務）、市販後における安全性に関する情報の収集・分析・提供を行うこと（安全対策業務）を通じて、国民保健の向上に貢献することを目的としている。

　PMDAの承認審査業務および安全対策業務は、米国のFDA[1]、欧州のEMA[2]が同様の機能をもった機関といえ、近年の取り組みとして、ドラッグ・ラグ、デバイス・ラグ[3]の解消、治験環境の整備および承認審査の迅速化を進めており、さらに、審査機関におけるレギュラトリーサイエンス[4]の研究機能の充実、これらに精通した人材の養成および確保を推進している。

（飛田護邦）

1）FDA：アメリカ食品医薬品局（Food and Drug Administration）。アメリカ合衆国保健福祉省（Department of Health and Human Services, HHS）配下の政府機関。連邦食品・医薬品・化粧品法を根拠とし、医療品規制、食の安全を責務とする。
2）EMA：欧州医薬品庁（European Medicines Agency）。
3）わが国における医薬品・医療機器開発の問題点として、日本発のシーズ（医薬品・医療機器の候補となる物質等）であるにもかかわらず、欧米での臨床試験・開発が先行し、日本の患者さんがその恩恵を受けるのが欧米より遅れるケースもあるという"ドラッグ・ラグ、デバイス・ラグ"の問題があるが、近年この問題は、厚生労働省、PMDAの積極的な取り組みにより、解消されつつある。
4）科学技術の成果を人と社会に役立てることを目的に、根拠に基づく的確な予測、評価、判断を行い、科学技術の成果を人と社会との調和のうえで最も望ましい姿に調整するための科学。

参考文献　PMDA ホームページ

血小板数（PLT）

(**PLT**：platelet)

▶ 出血傾向を認めた場合や、血液疾患・感染症・肝疾患、膠原病を疑うときに検査する

検体材料 ● 血液

高
- 本態性血小板血症
- 慢性骨髄性白血病
- 真性多血症
- 出血、外傷、脾臓摘出後など

基準値 $15 \sim 34 \times 10^4/\mu L$

低
- 再生不良性貧血
- 急性白血病
- 巨赤芽球性貧血
- 播種性血管内凝固症候群（DIC）
- 特発性血小板減少性紫斑病、肝硬変など

■ 何をみる？

- 血小板（PLT）は血液中の有形成分の1つ。主な作用は止血で、血管が損傷を受けると、血管壁に集まって出血を防ぐはたらきがある。

■ どんなときに検査する？

- 出血傾向を認めた場合や、血液疾患・感染症・肝疾患、膠原病を疑うとき。

■ 検査値はどうみる？

◎**血小板増多症**（$45 \times 10^4/\mu L$ 以上の場合に定義される）

- 目安としては、1か月以上 $60 \times 10^4/\mu L$ 以上が続く場合は骨髄増殖性疾患の可能性が高い。悪性腫瘍、感染症、鉄欠乏貧血、脾臓摘出後に伴う反応性増加症でも上昇を認める。

◎**血小板減少症**（$15 \times 10^4/\mu L$ 以下で定義される）

① 産生の減少：血液疾患、悪性腫瘍、重症感染症やビタミン不足。その他の血算（白血球、ヘモグロビン）に注目する。

② 脾臓への貯留：肝硬変に伴う脾腫で起きる。肝機能検査およびエコー、CTにて肝臓と脾臓の評価を行う。

③ 破壊の亢進：特発性血小板減少症などの疾患や、播種性血管内凝固症候群（DIC）に伴う血管内の破砕により減少することがある（Column「DIC（ディーアイ

DIC（disseminated intravascular coagulation：播種性血管内凝固症候群）

シー）って何？」〈88P〉参照）。
- ヘパリン使用患者の血小板減少をみた場合は、ヘパリン起因性血小板減少症（HIT：heparin induced thrombocytopenia）を鑑別に挙げる必要がある。

■ 他の検査との関連は？

- 血小板増多症・減少症のいずれにせよ骨髄検査は重要になる。骨髄検査にて血小板の前段階である巨核球の量を確認することにより、骨髄で機能が正常であるか否かの判断を行うことが可能である。

■ 検体採取・取り扱い時の注意点

- 血算は通常、EDTA採血管を使用して測定するが、採血管内での血小板凝集により、見かけ上の血小板減少を起こすことがある。その際には血液塗抹標本を確認し、凝集の有無を確認する必要がある。
- 採血に当たっては、血液の凝固を完全に阻止するために、決められた量を正確に専用試験管に分注し、すみやかにEDTAと反応させる。また、採血後は止血を確認し、採血部位の皮膚の清潔の保持を行う。

ケアに生かすポイント

■ 検査結果に関連する観察ポイント

増加	血栓症の疾患の有無とその程度の観察 ①脳梗塞の有無：意識状態と麻痺の出現と程度 ②心筋梗塞の有無：胸痛の有無と程度 ③四肢の小動脈血栓：四肢のしびれ、疼痛の有無と程度
減少	出血傾向の観察 ①皮膚、粘膜などの出血の有無とその程度 ②疾患の有無とその程度 ③治療内容の把握 ④薬物の使用について

■ 看護援助のポイント

増加	● 水分の補給を十分に行い、脱水を予防する ● 四肢のしびれの訴えがあったら、ただちに医師に報告する ● 胸痛が出現したら、ただちに医師に報告する
減少	● 看護ケアの際に皮膚や粘膜などに傷をつくらないように十分に注意する ● 採血などの血管損傷を伴う処置を行う際には、十分に止血を行う ● $2 \times 10^4/\mu L$ 以下では、皮下注射や筋肉注射は避けるか、実施する場合にはできるかぎり細い針を使用する ● 正確な薬物の投与を行う ● 輸血実施時の援助 ● 採血や血圧測定時には、長時間の駆血を避ける

出血時間

(bleeding time)

▶ 血小板の数やその止血機能などの異常を調べるために検査する

検体材料 ● 血　清

延長

血小板の減少
- 再生不良性貧血、特発性血小板減少性紫斑病、急性白血病、播種性血管内凝固症候群（DIC）など

血小板機能の低下
- 血小板無力症、尿毒症など

血管の異常
- 遺伝性出血性末梢血管拡張症など

その他
- 抗血小板薬の服用

基準値　1～3分（Duke法）
　　　　　1～8分（Ivy法）

短縮
- 穿刺不足などが考えられ、病的な意味はない

■ 何をみる？　どうみる？

- 出血時間とは、皮膚に微小な傷をつけて出血させ、止血するまでの時間を調べる検査である。耳たぶを穿刺するDuke法、前腕を穿刺するIvy法がある。現在は多くの場合、Duke法が用いられる。
- 止血機能を有する血小板の数や機能などに、異常がないかを調べる。

■ どんなときに検査する？

- 血小板の量的・質的異常のスクリーニングや、手術時の異常出血の予測のために行われる。

■ 他の検査との関連は？

①血小板数：血小板数 $10 \times 10^4/\mu L$ 以下では血小板数に反比例して延長する。血小板数が正常な場合は血小板機能異常を検出するのに役立つ。
②凝固因子・線溶因子：出血時間は凝固因子や線溶因子の影響を受けない。

③ヘマトクリット（Ht）値：出血時間は貧血で延長し、貧血の改善により出血時間も正常化する。

■ 検体採取・取り扱い時の注意点

- Duke 法は、耳たぶをアルコール消毒し、メスで深さ 3mm になるよう穿刺する。止血が完了するまでの時間を 30 秒ごとに濾紙に血液を付着させて判定する。傷口には触れないよう注意する。濾紙に血液がつかなくなったら血液が付着した最後の時間を出血時間とする。Ivy 法は、血圧計で 40mmHg 加圧し、前腕尺骨側を穿刺する。
- Ivy 法は Duke 法に比べ再現性に優れるが、前腕に傷が残ることがあるので患者には事前に十分に説明する。
- Duke 法による検査後は、穿刺部の止血を再確認し、皮膚の清潔を保持する。
- 検査前に運動をしたり、耳たぶをもんだりすると正確なデータが出なくなるので避ける。
- NSAIDs（非ステロイド系抗炎症薬）など血小板機能を阻害し出血時間を延長させる薬物を服用している場合は、中止後 1 週間してから検査を行う。

ケアに生かすポイント

■ 検査結果に関連する観察ポイント

延長	①過去の出血傾向、止血困難な状況の有無 ②家族に出血傾向や止血困難な人がいないか確認 ③皮膚の状態を確認：点状出血の有無、鼻出血の有無、紫斑の有無 ④薬物の使用状況：NSAIDs、抗血小板薬、抗がん剤の投与の有無 ⑤放射線療法の内容
短縮	①耳たぶが冷えていないか確認 ②検体採取の手技的問題はないか確認 ③再検査を考慮する

■ 看護援助のポイント

- 出血傾向を認める場合の看護のポイントは次の通りである。

出血予防	● 看護ケアの際に皮膚や粘膜などに傷をつくらないように注意 ● 採血などの血管損傷を伴う処置を行う際は十分止血を行う
薬物管理	● 正確な薬物の投与 ● 効果のモニタリング
安全対策	摩擦や打撲、外傷による出血を起こさないように環境整備

NSAIDs（nonsteroidal antiinflammatory drugs：非ステロイド性抗炎症薬）

プロトロンビン時間（PT）
(PT：prothrombin time)

▶ プロトロンビンは止血作用において中心的な役割を果たしているため、外因系の異常を検索する際に行う

検体材料 ● 血漿

短縮
- 臨床的意義は少ない

基準値 9～15秒
活性：70～100%

延長
- 先天性凝固因子欠乏症（Ⅰ、Ⅱ、Ⅴ、Ⅶ、Ⅹ）
- ビタミンK欠乏症
- 肝障害（肝硬変、急性肝炎など）
- 播種性血管内凝固症候群（DIC）、薬物投与（ワルファリンなど）

■ 何をみる？　どうみる？

- 血液凝固因子は12あり、プロトロンビンはその第Ⅱ因子で、止血作用において中心的な役割を果たしている。
- 止血には血小板もはたらいて血栓を形成するが、それだけでは弱いため、繊維素のフィブリンがはたらいて血液を凝固させる。フィブリンはフィブリノゲンが分解されてできたもので、この分解にプロトロンビンがかかわっている。
- 血液凝固因子のうち、血管内で作用するもの（内因系）と血管外で作用するもの（外因系）があるが、プロトロンビン時間（PT）は、外因系の異常の検索に用いられる。

■ どんなときに検査する？

- 活性化部分トロンボプラスチン時間（APTT）と組み合わせて実施することにより、凝固因子異常のスクリーニング検査として用いられる。
- PTは外因系（Ⅶ）、APTTは内因系（Ⅻ、Ⅺ、Ⅸ、Ⅷ）、内因系、外因系の下流のⅩ、Ⅴ、Ⅱ、Ⅰは両者の共通系である。
- 経口抗凝固薬（ワルファリン）のコントロール指標として用いられる。

■ 他の検査との関連は？

PT 延長、APTT 延長	共通系（X、V、Ⅱ因子、フィブリノゲン）の先天性／後天性の凝固欠乏症や異常症、肝硬変、ビタミンK欠乏状態、播種性血管内凝固症候群（DIC）
PT 延長、APTT 正常	外因系（Ⅶ因子）の先天性／後天性の凝固欠乏症や異常症、ワルファリン内服

■ 検体採取・取り扱い時の注意点

- 血液の凝固反応は採血時点から始まるため、すみやかに採血を行う。また、正確な血液量が必要となるため、翼状針を用いた真空採血を行う場合は、他の検査から先に採血を行う。
- 採血時の組織液の混入、ヘパリンの混入、溶血がないように注意する。
- 採血後は、温度の影響を受けやすいためすみやかに検査に提出する。

ケアに生かすポイント

■ 検査結果に関連する観察ポイント

延　長	①疾患の有無 ②先天性凝固因子の欠乏や異常の有無 ③近親者に出血傾向のある人がいないか把握する ④ビタミンKの摂取不良や吸収障害、胆汁などの流出の状態 ⑤肝障害の有無 ⑥薬物使用状況：ワルファリン、ヘパリン、抗菌薬の服用の有無 ⑦出血斑の有無
短　縮	①採血手技の確認：不備を認めた場合には、再度採血を実施する ②疾患の理解：血栓症の有無を確認 ③妊娠、高齢による生理的変動を考慮する

■ 看護援助のポイント

出血予防	●採血などの血管損傷を伴う処置を行う際には十分に止血を行う ●皮膚や粘膜に対し外的刺激で出血しないように留意する
薬物管理	●正確な薬物の投与 ●効果のモニタリング
安全対策	摩擦や打撲、外傷による出血を起こさないように環境整備

活性化部分トロンボプラスチン時間（APTT）
（APTT：activated partial thromboplastin time）

▶ プロトロンビン時間と組み合わせて実施することで、凝固因子異常のスクリーニング検査として行う

検体材料 ● **血漿**

短縮
- 臨床的意義は少ない

基準値　25～45秒

延長
- 先天性凝固因子欠乏症（Ⅰ、Ⅱ、Ⅴ、Ⅷ、Ⅸ、Ⅹ、Ⅺ、Ⅻ）
- ビタミンK欠乏症
- 血友病A、血友病B
- 肝障害、播種性血管内凝固症候群（DIC）、薬物投与（ヘパリン）

■ 何をみる？　どうみる？

- プロトロンビン時間（PT）が外因系の凝固因子を調べるのに対し、活性化部分トロンボプラスチン時間（APTT）は内因系の凝固異常の検索に用いられる。

■ どんなときに検査する？

- PTと組み合わせて実施することにより、凝固因子異常のスクリーニング検査として用いられる。
- PTは外因系（Ⅶ）、APTTは内因系（Ⅻ、Ⅺ、Ⅸ、Ⅷ）、内因系、外因系の下流のⅩ、Ⅴ、Ⅱ、Ⅰは両者の共通系である。
- 抗凝固薬（ヘパリン）のコントロール指標として用いられる。

■ 他の検査との関連は？

PT延長、APTT延長	「プロトロンビン時間」（P.73）と同様
PT正常、APTT延長	内因系（Ⅻ、Ⅺ、Ⅸ、Ⅷ因子）の先天性／後天性の凝固欠乏症や異常症、抗リン脂質抗体症候群、ヘパリン投与

- 交差混合試験（被験血漿と標準血漿を混和してAPTTを測定する）を行うと、凝固因子欠損症、凝固因子インヒビター（ループスアンチコアグラントを含む）の

鑑別に有用である。

■ 検体採取・取り扱い時の注意点

- 3.2%のクエン酸ナトリウム添加スピッツに血液を正確に採取し、泡立てないように静かに数回転倒混和する。容器に目安のラインが入っているので過不足ないように注意する。
- 血液の凝固反応は採血時点から始まるため、すみやかに採血を行う。また、正確な血液量が必要となるため、翼状針を用いた真空採血を行う場合は、他の検査から先に採血を行う。
- 採血時の組織液の混入、ヘパリンの混入、溶血がないように注意する。
- 採血後は、温度の影響を受けやすいためすみやかに検査に提出する。

ケアに生かすポイント

■ 検査結果に関連する観察ポイント

- PTの結果と合わせて確認し、疾患を推測した観察を行う。

	PT 正常	PT 延長
APTT 正常	血管・血小板の障害	第VII因子の欠乏 ワルファリン内服
APTT 延長	第VIII、IX、XI、XII因子の欠乏 血友病A－第VIII因子の欠乏 血友病B－第IX因子の欠乏 　出血傾向の観察 　関節内出血、筋肉や皮下出血の有無 　家族歴の確認 　ヘパリン投与	フィブリノゲン、プロトロンビン、第V、X因子の欠乏 DIC、肝障害、抗菌薬投与によるビタミンK欠乏、ヘパリンの影響

■ 看護援助のポイント

出血予防	● 採血などの血管損傷を伴う処置を行う際には十分に止血を行う ● 後出血の出現に対する観察を行う ● 皮膚や粘膜を保護し、清潔の保持に努める
薬物管理	正確な血液製剤の投与
安全対策	摩擦や打撲、外傷による出血を起こさないように環境整備

トロンボテスト (TT)

(TT：thrombo test)

▶ 抗凝固薬のワルファリンの効果をモニターするときに行う

検体材料 ● 血漿

高
- 臨床的意義は少ない

基準値　70〜130%

低
- 肝障害（肝炎、肝硬変など）
- ビタミンK欠乏症
- 先天性凝固因子欠乏症（Ⅱ、Ⅶ、X）
- 経口抗凝固薬投与時（ワルファリンなど）
- 播種性血管内凝固症候群（DIC）

■ 何をみる？　どうみる？

- トロンボテスト（TT）は、第Ⅱ、Ⅶ、Xの凝固因子の活性を測定する検査である。
- TTとヘパプラスチンテスト（HPT）はともに、外因系凝固能を反映するプロトロンビン時間（PT）の試薬を工夫したものである。

■ どんなときに検査する？

- TT、HPTともにビタミンK依存性の凝固因子（Ⅱ、Ⅶ、X）活性とPIVKA（protein induced by vitamin K absence or antagonist）による阻害を含めた凝固機能を総合的に評価する。
- 抗凝固薬のワルファリンの効果をモニターする。

■ 他の検査との関連は？

TT低値	ワルファリン、アルガトロバン投与（※）、ビタミンK欠乏状態（閉塞性黄疸、抗菌薬長期投与、新生児、母乳栄養児）、肝疾患、DIC、凝固因子欠乏症（Ⅱ、Ⅶ、X因子）

※ PIVKAの出現を反映できるTTのほうが抗凝固効果のモニターに適している

■ 検体採取・取り扱い時の注意点

- すぐに検査できない場合は、血漿検体を凍結保存する。

ケアに生かす ポイント

■ 検査結果に関連する観察ポイント（ワルファリン服用時）
- 15％前後が治療域である。

15% 以上	ワルファリンの効果不良 ● 内服量の確認（過少内服） ● 食事の内容の確認 　ビタミンKを多く含む食品の摂取、または、ビタミンK活性化を促進する 　食品（納豆）の摂取の有無
5% 以下	ワルファリンの効果過剰 ● 内服量の確認（過剰内服） ● 出血の有無と程度 ● 止血困難の状態

■ 看護援助のポイント（ワルファリン服用時）

出血予防	● 採血時には十分な止血を行う ● 歯肉出血を避けるために、やわらかい歯ブラシを使用するか水様の歯磨き剤を用いる ● 乾燥に伴う皮膚の亀裂を避け、必要に応じてクリームを用いて皮膚を保護する ● 衣類や寝具などの摩擦を避け、皮膚の保護に努める
薬物管理	● 抗凝固療法に対する注意点について、患者のセルフケアの状態に合わせて説明・指導を行う ● 検査結果を把握し、医師の指示通りの内服量を確実に投与する
安全対策	● 摩擦や打撲、外傷による出血を起こさないように注意する ● 歯抜や手術などを行う場合には、内服の調整が必要となることを念頭に置く
食事管理	● ビタミンK（グレープフルーツ、バナナなど）を多く含む果物の摂取を控える ● ビタミンK活性化を促進する納豆の摂取を禁止する

Memo

ヘパプラスチンテスト（HPT）
(HPT：hepaplastin test)

▶ ビタミンK欠乏状態、肝疾患、播種性血管内凝固症候群（DIC）、凝固因子欠乏症などを評価するために行う

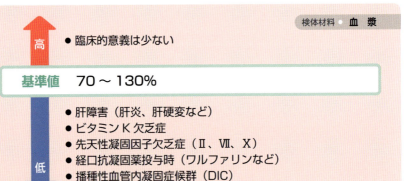

検体材料 ● 血漿

- 高：臨床的意義は少ない

基準値 70～130%

- 低：
  - 肝障害（肝炎、肝硬変など）
  - ビタミンK欠乏症
  - 先天性凝固因子欠乏症（Ⅱ、Ⅶ、Ⅹ）
  - 経口抗凝固薬投与時（ワルファリンなど）
  - 播種性血管内凝固症候群（DIC）

■ 何をみる？ どうみる？

- ヘパプラスチンテスト（HPT）とは、血液凝固因子の第Ⅱ、Ⅶ、Ⅹの活性をみる検査である。
- HPTとトロンボテスト（TT）は、ともに外因系凝固能を反映するプロトロンビン時間の試薬を工夫したものである。いずれも同じ血液凝固因子をみるが、その違いは、HPTがPIVKAの影響を受けない点にある。

■ どんなときに検査する？

- HPT、TTともに、ビタミンK依存性の凝固因子（Ⅱ、Ⅶ、Ⅹ）活性とPIVKAによる阻害を含めた凝固機能を総合的に評価する。
- ビタミンK欠乏状態、肝疾患、DIC、凝固因子欠乏症などを評価する。

■ 他の検査との関連は？

▼ HPT 低値

ビタミンK欠乏状態（閉塞性黄疸、抗菌薬長期投与、新生児、母乳栄養児）	肝胆道系評価、投薬歴、問診
肝疾患（※）	肝機能検査、腹部エコー検査など
播種性血管内凝固症候群（DIC）	血小板数、FDP、フィブリノゲンなど

| 凝固因子欠乏症（Ⅱ、Ⅶ、Ⅹ因子） | 凝固因子の定量、凝固因子インヒビターの検索など |

※ PIVKAによる阻害を受けにくいHPTのほうが純粋に凝固因子（Ⅱ、Ⅶ、Ⅹ）の産生能を反映するとされ、肝臓のタンパク合成能を評価するのに有用である。
- PIVKAによる阻害を受けにくいHPTとの差をみることにより、PIVKAの存在を間接的に知ることができる。

■ 検体採取・取り扱い時の注意点

- すぐに検査できない場合は、血漿検体を凍結保存する。
- 専用試験管で規定量を正しく採血する。

ケアに生かすポイント

■ 検査結果に関連する観察ポイント
- HPTの延長に伴う肝機能障害やビタミンK欠乏状態に対する観察を行う。

| 延長 | ● 黄疸の有無
● 出血の有無、出血斑の有無、止血困難の状態
● 意識状態の変化
● 食事の内容 |

■ 看護援助のポイント
- 肝機能障害を認める患者に対しては、以下のことに留意する。
1. 出血時の応急処置方法を確認しておく
2. 皮膚や口腔粘膜、鼻粘膜を傷つけないよう注意する
3. 瘙痒感の軽減に努める
4. 打撲や外傷による出血を起こさないように注意する

Memo

フィブリノゲン（Fg）

(Fg：fibrinogen)

▶ 血栓傾向、出血傾向を評価するために検査する

高
- 感染症
- 悪性腫瘍
- 血栓症（脳梗塞、心筋梗塞）
- 妊娠、ヘパリン投与中止後など
- ネフローゼ症候群

検体材料　血漿

基準値　155〜415mg/dL

低
- 播種性血管内凝固症候群（DIC）
- 肝障害
- 大量出血
- 無・低フィブリノゲン血症
- 薬剤性（L-アスパラギナーゼ）

■ 何をみる？　どうみる？

- フィブリノゲン（Fg）は血液凝固因子の第Ⅰ因子である。
- 凝固カスケードの最終反応物としてトロンビンにより切断されてフィブリンモノマーとなり、さらに重合してフィブリンポリマーとなる。さらに第ⅩⅢ因子の作用を受けて安定化フィブリンとして血栓を形成する。

■ どんなときに検査する？

- 血栓傾向、出血傾向の評価を行う。また、Fgが消費される病態であるDICの診断に役立つ。
- Fgは肝臓で産生される急性期反応性タンパクの1つであるため、感染症などの炎症性疾患の評価が可能である。また、肝臓で産生されるため、肝障害を評価できる。

他の検査との関連は？

▼ Fg 高値：異常高値で血栓傾向を示す

急性期反応性タンパクの上昇	感染症	白血球数、CRP などの炎症反応、感染巣の検索
	悪性腫瘍	悪性腫瘍の検索、腫瘍マーカー
	脳梗塞	神経学的所見、頭部 MRI などの画像評価
	心筋梗塞	心電図、心臓エコー、心筋逸脱酵素の評価など
	ネフローゼ症候群	腎機能検査、尿検査など
	妊娠など	

検体採取・取り扱い時の注意点

- 3.2％のクエン酸ナトリウム添加スピッツに血液を正確に採取し、十分に混和する。容器に目安のラインが入っているので過不足がないように注意する。

ケアに生かすポイント

検査結果に関連する観察ポイント

高値	①血栓形成に関連した症状の観察 ● バイタルサインの変化 ● 胸痛の有無と程度 ● 意識障害の有無と程度 ● 運動障害の有無と程度 ②薬物の投与の把握 ● ヘパリンの使用状況 ● 血液製剤の使用状況	低値（少）	出血傾向の有無 ● 消化器症状の有無 ● 出血（吐血、下血の有無と程度） ● バイタルサインの変化

看護援助のポイント

1. 出血を伴う検査や処置時などには止血を十分に行う
2. 皮下出血や歯肉出血、鼻出血に注意し、外的刺激で増強しないようにする
3. 全身状態の急激な変化に対する緊急処置方法を確認しておく
4. 指示された薬物や血液製剤を正確に投与する
5. 打撲や外傷による出血を起こさないように注意する

フィブリン・フィブリノゲン分解産物（FDP）
（FDP：fibrin fibrinogen degradation product）

▶ 血中のフィブリノゲン、またはフィブリンがプラスミンによって分解されて生じたもので、線溶の亢進を評価するために検査する

検体材料　血漿

高
- １次線溶亢進、２次線溶亢進
- 播種性血管内凝固症候群（DIC）
- 血栓症、梗塞
- 悪性腫瘍
- 大動脈解離
- 腹水、胸水の貯留
- 肝硬変
- ウロキナーゼ大量投与時など

基準値　5μg/mL 未満

低
- 臨床的意義は少ない

何をみる？　どうみる？

- フィブリン・フィブリノゲン分解産物（FDP[※]）は、血中のフィブリノゲン、またはフィブリンが、プラスミンによって分解されて生じたものを指す。

どんなときに検査する？

- 線溶の亢進を評価するために行う。
- 線溶には１次線溶と２次線溶がある。１次線溶はフィブリノゲンを分解（血栓形成はなし）、２次線溶は一度できたフィブリン（血栓）を分解する。一般に線溶亢進時は１次線溶と２次線溶が共存している。

※ FDP：１次線溶と２次線溶の両方を反映する。一方、Dダイマーは２次線溶のみの指標となるため、FDP値がDダイマー値に比べて高値の場合は、１次線溶の亢進と考えられる

■ 他の検査との関連は？

▼ FDP 高値（血栓を溶解しようとする病態を伴う）

播種性血管内凝固症候群（DIC）	血小板数、フィブリノゲンなど FDP は DIC の診断基準の 1 項目
大動脈解離	造影 CT などの画像評価
深部静脈血栓症	造影 CT、下肢血管エコーなどの画像評価

■ 検体採取・取り扱い時の注意点

- 3.2％のクエン酸ナトリウム添加スピッツに血液を正確に採取し、十分に転倒混和する。容器に目安のラインが入っているので過不足ないように注意する。

ケアに生かすポイント

■ 検査結果に関連する観察ポイント

- 全身に血栓ができる DIC（Column「DIC（ディーアイシー）って何？」〈P.88〉参照）の発生に対する観察を行う。

高 値	①バイタルサインの変動（急激な血圧低下、ショック症状の出現） ②意識レベルの変動（頭蓋内出血に関連した症状の観察） ③出血傾向：口腔内出血、皮下出血（紫斑）、消化管出血、血尿など ④基礎疾患の有無 ⑤他の検査データの確認 　・血小板の減少、出血時間の延長、プロトロンビン時間、トロンビン時間の延長

■ 看護援助のポイント

症状観察	●出血傾向の増強 ●消化器出血の有無 ●排泄物の性状 ●ショック症状の出現の有無
出血予防	●皮膚、口腔、鼻粘膜の保護と清潔を保つ ●便秘を予防し、努責による肛門周囲の出血を予防する ●検査時の採血や処置の際に出血しないように注意し、止血を確実に行う ●打撲や外傷による出血を起こさないように注意する
食事管理	高エネルギー、高タンパク、高ビタミン食を選択する

Dダイマー

(D-dimer)

▶ フィブリン・フィブリノゲン分解産物の分解成分の1つで、線溶の亢進を評価するために検査する

高
- 2次線溶亢進
- 播種性血管内凝固症候群（DIC）
- 血栓症、梗塞
- 悪性腫瘍
- 大動脈解離
- 腹水、胸水の貯留
- 肝硬変

検体材料　●　血漿

基準値　1.0μg/mL（LPIA）
　　　　　0.5μg/mL（ELISA）

低
- 臨床的意義は少ない

■ 何をみる？　どうみる？

- 血中のフィブリノゲン、またはフィブリンが、プラスミンによって分解されて生じたものがフィブリン・フィブリノゲン分解産物（FDP※）で、その分解成分の1つがDダイマーである。

■ どんなときに検査する？

- 線溶の亢進を評価するために行う。
- 線溶には1次線溶と2次線溶がある。1次線溶はフィブリノゲンを分解し（血栓形成はなし）、2次線溶は一度できたフィブリン（血栓）を分解する。一般に線溶亢進時は1次線溶と2次線溶が共存している。
- Dダイマーは2次線溶の指標となり、血管内に血栓が存在することを示唆する。

※ FDPは1次線溶と2次線溶の両方を反映する。Dダイマーは2次線溶のみの指標となるため、FDP値がDダイマー値に比べて高値の場合は、1次線溶の亢進と考えられる

他の検査との関連は？

▼ Dダイマー高値（血栓を溶解しようとする病態を伴う）

播種性血管内凝固症候群（DIC）	血小板数、フィブリノゲンなど Dダイマーは DIC の診断基準の補助的検査項目の１つ
大動脈解離	造影 CT などの画像評価
深部静脈血栓症	造影 CT、下肢血管エコーなどの画像評価

検体採取・取り扱い時の注意点

- 3.2％のクエン酸ナトリウム添加スピッツに血液を正確に採取し、十分に転倒混和する。容器に目安のラインが入っているので過不足ないように注意する。

ケアに生かすポイント

検査結果に関連する観察ポイント

- DIC や血栓性疾患の病態把握、血栓溶解療法の治療判定などの観察を行う。

高値	①血栓形成および出血傾向に関連した症状の観察 　●バイタルサインの変化 　●胸痛の有無と程度 　●意識障害の有無と程度 　●運動障害の有無と程度 　●消化器症状の有無 　●出血（吐血、下血の有無と程度） ②薬物の投与の把握 　●血栓溶解薬（ウロキナーゼ）の投与量

看護援助のポイント

症状観察	●出血傾向の増強 ●消化器出血の有無 ●排泄物の性状 ●ショック症状の出現の有無
出血予防	●外傷、打撲などによる出血を起こさないよう注意する ●皮膚、口腔、鼻粘膜の保護と清潔を保つ ●便秘を予防し、努責による肛門周囲の出血を予防する ●検査時の採血や処置の際に出血しないように注意し、止血を確実に行う ●打撲や外傷による出血を起こさないように注意する
食事管理	高エネルギー、高タンパク、高ビタミン食を選択する

Ⅱ 血液検査　2 凝固・線溶系

アンチトロンビンⅢ（ATⅢ）＆トロンビン・アンチトロンビンⅢ複合体（TAT）
（antithrombin Ⅲ ＆thrombin-antithrombin Ⅲ complex）

▶ 播種性血管内凝固症候群（DIC）や重症感染症の診断の指標として調べる

検体材料 ● 血漿

高
ATⅢ
- 臨床的意義は少ない

TAT
- 播種性血管内凝固症候群（DIC）
- 脳梗塞、肺塞栓症
- ヘパリン投与時など

基準値 ATⅢ：81〜123％
TAT：3.2ng/mL 以下

ATⅢ
- 播種性血管内凝固症候群（DIC）
- 肝疾患
- 悪性腫瘍、重症感染症
- 先天性ATⅢ欠損症

TAT
- 臨床的意義は少ない
低

■ 何をみる？　どうみる？

- アンチトロンビンⅢ（ATⅢ）は、血液凝固因子のトロンビンの活性を阻害する糖タンパク質である。トロンビン・アンチトロンビンⅢ複合体（TAT）は、トロンビンとATⅢの複合体で、凝固亢進状態の指標となる。

■ どんなときに検査する？

◎ ATⅢ
- ATⅢは血液凝固阻止物質で、肝臓で産生されるため、肝機能障害では低下を示す。
- DICや重症感染症では消耗性に低下する。
- DIC治療にヘパリンを用いる際には次の点に注意する。ATⅢが枯渇している場合には効果が見込めないため、ATⅢの補充を必要とする。
- 原因不明の血栓傾向の原因検索としてチェックする。

◎ TAT

- 凝固亢進状態を反映する。組織因子の作用によって凝固活性化を生じると、最終的にトロンビンが形成される。トロンビンがフィブリノゲン（Fg）に作用すると、Fgはフィブリンに転換して血栓が形成される。つまり、トロンビンの産生量を評価できれば、凝固活性の程度がわかる。しかし、トロンビンの血中半減期はきわめて短く、直接測定できない。そのため、トロンビンとその代表的な阻止因子であるATⅢが1：1で結合した複合体（TAT）を測定する。
- TATが高値の場合、トロンビン産生量が多い、すなわち凝固活性状態を意味する。
- DICの初期から増加することが多いので、早期診断に役立つ。

■ 他の検査との関連は？

▼ TAT高値

血栓を溶解しようとする病態を伴う	
DIC	血小板数、フィブリノゲンなど TATはDICの診断基準の補助的検査項目の1つ

▼ ATⅢ低値

肝臓での産生が低下する	
肝硬変、慢性肝炎	肝機能検査、腹部エコー検査など
消耗による低下	
DIC	血小板数、フィブリノゲンなど
重症感染症	感染源の評価
先天性ATⅢ欠損症	原因不明の血栓症の既往（深部静脈血栓症、肺塞栓症） ATⅢ活性とともにATⅢ抗原、遺伝子検査など

■ 検体採取・取り扱い時の注意点

- 採血困難時に凝固活性が惹起されてトロンビンの出現が促進され、採血管内でTATが上昇し、偽高値となることがある。
- ATⅢは、血液透析患者などヘパリン投与時には正確な活性値が得られないので注意する。

ケアに生かすポイント

■ 検査結果に関連する観察ポイント

ATⅢの低下とTATの増加	①凝固亢進に対する観察を行う ②DIC、血栓塞栓症の発生に対する観察 ● 紫斑の有無 ● 口腔内の出血の有無 ● 皮下出血、消化管出血の徴候、血尿の有無 ● バイタルサインの変動（急激な血圧低下、ショック症状の出現） ● 意識レベルの変動 ● 妊娠、手術後などを契機とした血栓塞栓症の発症の有無→先天的ATⅢの欠損症

■ 看護援助のポイント

- 「Dダイマー」の項（P.85）と同様。

Column

DIC（ディーアイシー）って何？

DIC（播種性血管内凝固症候群）とは、種々の原因により"凝固系が活性化"し、全身の細小血管内にフィブリン血栓を形成する病態である。その結果、2次線溶が亢進し、また血栓形成に凝固因子や血小板が消費されて低下する。血栓形成により虚血性臓器障害を起こす。凝固機能異常や血小板数低下をみてなんとなくDICと判断しがちだが、DICにはいくつか診断基準がある。ここでは厚生省のDIC診断基準を示す。

■厚生省DIC診断基準（1988年改訂）

基礎疾患 臨床症状	血小板数 （×10⁴/μL）	FDP （μg/mL）	フィブリノゲン （mg/dL）	PT比
あり：1点 出血症状：1点 臓器症状：1点	8＜ ≦12：1点 5＜ ≦8：2点 ≦5：3点	10≦ ＜20：1点 20≦ ＜40：2点 40≦：3点	100＜ ≦150：1点 ≦100：2点	1.25≦ ＜1.67：1点 1.67≦：2点

- 7点以上でDICと診断、6点でDICの疑い
- 白血病、その他血液疾患では、4点以上でDICと診断、3点でDICの疑い

【診断のための補助的検査成績、所見】
- ①可溶性フィブリンモノマー陽性、②Dダイマーの高値、③TAT高値、④PICの高値、⑤病態の進展に伴う得点の増加傾向の出現、特に数日内での血小板数あるいはフィブリノゲン（Fg）の急激な減少傾向ないしFDPの急激な増加傾向の出現、⑥抗凝固療法による改善
- DICを疑う症例で上記のうち2項目以上満たせば、DICと判定する

　これまで出てきた検査項目が診断基準に織り込まれているが、このなかで最も鋭敏なのはどれだろう。

　文頭で述べたようにDICの始まりは"凝固活性の亢進"である。凝固活性化を生じると、最終的に形成されるのはトロンビンであり、トロンビン産生量を反映するのはTATである。

　つまり、TATが高値であるということが、凝固活性状態を意味する。逆に、TATが正常であればDICを否定できるということになる。血小板数、FDP、Fg、PT比、Dダイマーなどは当日、あるいは施設によっては緊急検査ですぐに結果が出る一方、TATは数日後に検査結果がわかることが多い。肝硬変の症例で大量腹水貯留のうえ、血小板数低下、FDP、Dダイマー上昇、Fg低下、PT延長をみる症例がある。一見、DIC様であるが、TATの結果を待ってみると正常であり、DICではない、ということもある。診断基準を熟知したうえで、TATの意義はしっかり知っておきたいものである。

（浅野倫代）

Memo

赤血球沈降速度（ESR）
(ESR：erythrocyte sedimentation rate)

▶ 炎症、組織の崩壊、血漿タンパク異常を反映するため、初診時のスクリーニング検査や、慢性疾患の経過観察時などに行う

検体材料 ● 血清

亢進

高グロブリン血症、高フィブリノゲン血症をきたす疾患
- 感染症
- 炎症性疾患（関節リウマチ、全身性エリテマトーデス〈SLE〉など）
- 組織損傷
- 悪性腫瘍など

血漿タンパク質異常をきたす疾患
- 多発性骨髄腫、マクログロブリン血症

低アルブミン血症をきたす疾患
- ネフローゼ症候群など

重症貧血

基準値　男性：2～10mm/時
　　　　　女性：3～15mm/時

遅延
- 播種性血管内凝固症候群（DIC）
- 重症肝障害など

■ 何をみる？　どうみる？

● 少量の抗凝固薬を混ぜた血液を試験管に入れて垂直に立てると、赤血球は自然沈降する。一定時間後、その沈降した赤血球層の上澄みの血漿の高さを測定する検査が赤血球沈降速度（ESR）である。「赤沈」ともいわれる。

■ どんなときに検査する？

● 炎症、組織の崩壊、血漿タンパク異常を反映するため、初診時のスクリーニング検査や、慢性疾患の経過観察時などに行う。

■ 他の検査との関連は？

● ESRは貧血（ヘモグロビン低値）や低栄養（アルブミン低値）でも亢進するので、

SLE（systemic lupus erythematosus：全身性エリテマトーデス）

炎症反応（CRP など）に加えて、それらの値に注目する必要がある。

■ 検体採取・取り扱い時の注意点

- 抗凝固薬の比率が高いと ESR は遅延するため、血液との混合比を厳守する。専用容器に目安のラインが入っているので過不足がないように注意する。
- 採血後長時間放置した血液では ESR は亢進するので、採血後はすみやかに提出する。

ケアに生かすポイント

■ 検査結果に関連する観察ポイント

1．測定値から疾患を予測して観察を行う

亢　進	炎症の増悪の徴候や疾患の重症化の徴候を観察する ● バイタルサインの観察 ● 創部の発赤・腫脹・熱感の有無と程度 ● 全身状態の観察

■ 看護援助のポイント

症状緩和	● 冷罨法の実施 ● 体位の工夫（安静の保持） ● 鎮痛・解熱薬などの薬物の投与を考慮する ● 発汗などによる不快感がある場合には清拭を行い、寝衣や寝具を交換する ● 滲出液のある場合には、量や性状を観察し、適切な処置を実施する
脱水防止	水分出納バランスを把握し、脱水に傾かないようにする
食事管理	消化吸収と口当たりのよい食物を選択し、栄養状態の改善に努める

Column

病棟での ESR 測定法（ウエスターグレン法）

① 抗凝固薬（3.85％クエン酸ナトリウム）0.4mL 入り赤沈専用試験管に正確に 2mL 採血し、すばやく撹拌する。
② 血沈台に血沈棒を立て、赤沈棒の上部 0mm まで正確に血液を注入する。この場合、血液の曝露や針刺し事故に留意する。
③ 血沈棒に血液を注入したらすみやかにタイマーを 1 時間にセットする。
④ 1 時間後に血液成分が沈んできた値をミリ単位で測定する。この場合、測定時間を過ぎないように留意する。
⑤ 測定後の血液を破棄する場合に、曝露しないように血液の取り扱いに注意する。

（浅野倫代）

プラスミノゲン（PLG）
(PLG：plasminogen)

▶ 線溶活性を反映する検査で、肝臓で産生されるため、肝障害では低値を示す

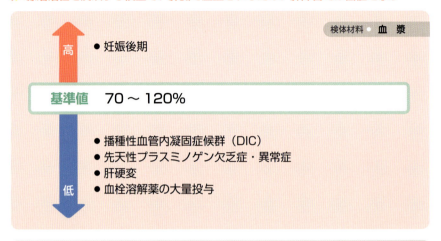

■ 何をみる？ どうみる？

- プラスミノゲン（PLG）は、線溶系の中心酵素であるプラスミンの前駆物質である。
- 血液中のプラスミノゲンアクチベータによって活性化され、プラスミンは血栓を分解し、フィブリノゲン分解産物（Dダイマーや FDP）を産生する。線維素の分解の中心的な役割を果たしている。

■ どんなときに検査する？

- 線溶活性を反映する。
- 肝臓で産生されるため、肝障害では低値を示す。

■ 他の検査との関連は？

▼ プラスミノゲン低値

肝臓での産生が低下する	
肝硬変、慢性肝炎	肝機能検査、腹部エコー検査など

線溶亢進（消費による低下）	
播種性血管内凝固症候群（DIC）	血小板数、フィブリノゲン、FDP、α2-PI複合体など
大動脈解離	造影CTなどの画像評価
線溶療法による消費	投薬歴
先天性欠乏症や異常症	若年性血栓症の既往、遺伝子診断など

■ 検体採取・取り扱い時の注意点

- 3.2％のクエン酸ナトリウム添加スピッツに血液を正確に採取し、泡立てないように静かに数回転倒混和する。容器に目安のラインが入っているので過不足がないように注意する。

ケアに生かすポイント

■ 検査結果に関連する観察ポイント

高 値	①慢性的な炎症を有しているか確認する 　●過去の手術歴 　●慢性的な疼痛の有無、部位など ②妊娠の週数 　●妊娠後期にあるか
低 値	①出血傾向の有無 　血尿の有無、鼻出血の有無、性器出血の有無、歯肉出血の有無など ②身体の苦痛の有無 　関節痛、腹痛、発熱など ③血栓溶解薬などの使用の有無

■ 看護援助のポイント

出血予防	●出血を伴う検査や処置時などには止血を十分に行う ●皮下出血や歯肉出血、鼻出血注意し、外的刺激で増強しないようにする ●便秘を予防し、努責による肛門周囲の出血を予防する ●検査時の採血や処置の際に出血しないように注意する ●打撲や外傷による出血を起こさないように注意する
食事管理	高エネルギー、高タンパク、高ビタミン食を選択する

> **Column**

意識障害をみたらAIUEOTIPSで鑑別する

(赤字は遭遇する頻度の高い病態)

A：Alcohol　アルコール
　→インスリン、SU薬内服の有無を確認

I：Insulin　低血糖、高血糖

U：Uremia　尿毒症

E：Encephalopathy　脳症(肝性脳症、ウェルニッケ脳症)
　→肝硬変の有無を確認

　Electrolytes　電解質異常(高Ca血症、低Na血症)
　→ビタミンD製剤以外に、癌、サプリメント(Ca製剤、ビタミンD製剤)の内服を確認、長期臥床、副甲状腺機能亢進症

　Endocrine　内分泌疾患(甲状腺機能低下症など)

　Epilepsy　てんかん

O：Opiate　オピオイド・薬物中毒
　→自殺企図による睡眠剤過量内服、担癌患者ではモルヒネなどの麻薬の使用の有無を確認

　Oxygen　低酸素血症(高濃度酸素投与に伴うCO_2ナルコーシスを含む)
　→慢性閉塞性肺疾患の病歴、高濃度酸素投与の有無を確認

T：Trauma　外傷

　Temperature　低体温、高体温

I：Infection　感染症(とくに中枢神経系感染症、髄膜症、ヘルペス脳炎など)
　→頭痛・発熱、髄膜刺激症状、幻覚、異常行動の有無の確認

P：Psychiatrics　精神科疾患

S：Syncope　失神
　→聴診所見で大動脈弁狭窄症、心電図で徐脈性不整脈の有無を確認、同時に、状況失神も考えて、失神が生じた状況を問診

　Seizure　けいれん
　→目撃者の証言が重要、不随意運動の有無、その様子を確認

　SAH、Stroke　脳血管障害
　→神経学的所見で巣症状の有無を確認(共同偏視、瞳孔不同、バビンスキー反射などは意識障害があっても評価可能)

　Shock　敗血症状ショック、出血性ショック、心原性ショックなど

(西﨑祐史)

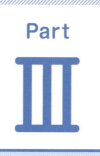

生化学検査

1. タンパク関連・含窒素成分
2. 電解質・金属
3. 糖質
4. 脂質
5. 酵素
6. その他

総タンパク (TP)

(TP: total protein)

▶ 栄養状態の評価（血清アルブミン〈Alb〉）を目的として検査する

検体材料 ● 血 清

高タンパク血症
- 多発性骨髄腫
- 原発性マクログロブリン血症
- 慢性活動性肝炎
- 自己免疫疾患、炎症性疾患
- 悪性腫瘍
- 脱水症など

基準値 6.7～8.3g/dL

低タンパク血症
- ネフローゼ症候群
- 重症肝障害
- 悪液質、栄養障害
- 原発性免疫不全症候群など

何をみる？

- 血液中に存在する100種類以上のタンパク質の総量を測定する。
- 血清TPの60%程度がアルブミン（Alb）、10～20%程度が免疫グロブリンである。
- 血清Albの減少と免疫グロブリンの増加を推測する検査である。

どんなときに検査する？

- スクリーニングを目的に外来初診時や入院時に検査する。
- 栄養状態の評価（血清Alb）を目的に検査する。

検査値はどうみる？

- TPの低下は血清Albの低下を、増加は免疫グロブリンの増加を反映していることが多い。
- TPに異常を認める場合、血清Albを測定してアルブミン/グロブリン比（A/G比）や血清蛋白分画を測定する。

TP↑、A/G比↑	なし
TP↑、A/G比→	脱水症を疑う
TP↑、A/G比↓	免疫グロブリンの増加であり、IgG、IgA、IgMの測定と免疫電気泳動によりMタンパク血症を評価する
TP↓、A/G比↑	免疫グロブリンの減少である
TP↓、A/G比→	血液や検体の希釈を疑う
TP↓、A/G比↓	血清Albの低下である。栄養状態、肝機能などを評価する

検体採取・取り扱い時の注意点

- 体液量を反映する検査のため、臥位では立位よりも低く測定される。同じ体勢での採血が好ましい。
- 溶血によりヘモグロビンもタンパク質として測定されるため、注意が必要である。

ケアに生かすポイント

■ 検査結果に関連する観察ポイント

高値	● 尿量 ● 尿比重 ● 脱水症状の有無（皮膚の張り、皮膚ツルゴール低下、毛細血管再充填時間[CRT]など）
低値	● 栄養状態（栄養摂取量、BMI、上腕二頭筋皮脂厚など） ● 食欲不振 ● 水分出納（多量輸液など、血液が薄くなることでも低下する） ● 滲出液量の確認（熱傷、褥瘡、胸腹水穿刺などによるアルブミン漏出により低下） ● 易感染

CRT：capillary refilling time

■ 看護援助のポイント

1．症状の予防と対策

①症状予防のための食事指導

高値	脱水による場合、水分出納に注意し、十分な水分摂取を促す
低値	栄養摂取量不足を防ぐ。特に高タンパク・高ビタミン食の摂取を促す

②感染予防：免疫力が低下し感染しやすくなるため、手洗いやうがいなどを推奨し、保清に努める。また、浮腫、貧血を伴う場合、外傷をつくらないように気をつけるよう指導する。

血清アルブミン（Alb）

(Alb：albumin)

▶ 全身状態や栄養状態の総合的な指標として非常に有用である。また、アルブミン／グロブリン比（A/G比）を算出するために検査する

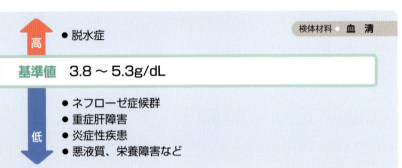

- 脱水症

基準値　3.8～5.3g/dL

- ネフローゼ症候群
- 重症肝障害
- 炎症性疾患
- 悪液質、栄養障害など

検体材料　血清

■ 何をみる？　どうみる？

- アルブミン（Alb）は肝臓で合成されるタンパク質で、血清総タンパクの60％程度を占める。血漿膠質浸透圧を維持するほか、脂肪酸、間接ビリルビン、甲状腺ホルモン（サイロキシン）などさまざまな物質の輸送体としてはたらく。
- 血清Albは全身状態、栄養状態の総合的な指標として非常に有用である。

■ どんなときに検査する？

- スクリーニングを目的に外来初診時や入院時に検査する。
- 栄養状態の評価を目的に検査する。
- 浮腫を認める場合や、尿タンパクを認める場合に検査する。
- 総タンパクに異常を認める場合に、アルブミン/グロブリン比（A/G比）を算出するために検査する。

■ 他の検査との関連は？

- 脱水症以外では高値とならないため、高Alb血症では、体液量、電解質（高ナトリウム血症など）、腎機能などの評価を行う。
- Albの低下は、①産生低下（肝障害、炎症状態、栄養障害）、②体外への漏出（尿、消化管など）、③代謝の亢進（炎症状態、甲状腺機能亢進症）で起こる。
- ①に対して、肝機能の評価と摂取カロリー量・タンパク量を含めた栄養状態の評価を行う。
- ②ではAlbが尿中へ漏出するネフローゼ症候群が代表である。尿タンパクを検査

する。
- ③では白血球数やCRP、甲状腺機能を検査する。
- 血中のカルシウム（Ca）の約半分はAlbと結合しているため、低Alb血症では血清Ca値の補正（P.127参照）が必要である。

検体採取・取り扱い時の注意点

- 体液量を反映する検査のため、臥位では立位よりも低く測定される。同じ体勢での採血が好ましい。

ケアに生かすポイント

■検査結果に関連する観察ポイント

高　値	●尿量 ●尿比重 ●脱水症状の有無（皮膚の張り、皮膚ツルゴール低下、毛細血管充填時間［CRT］など）
低　値	●栄養状態（栄養摂取量、BMI、上腕二頭筋皮脂厚など） ●食欲不振 ●浮腫の有無 ●腹水や胸水の有無 ●水分出納（多量輸液などにより血液が薄くなることでも低下する） ●滲出液量の確認（熱傷、褥瘡、胸腹水穿刺などによるAlb漏出により低下） ●全身倦怠感 ●創傷治癒の遅延

CRT：capillary refilling time

■看護援助のポイント

1. 症状予防のための食事指導

高　値	脱水による場合、水分出納に注意して十分な水分摂取を促す
低　値	栄養摂取量不足を防ぐ。特に高タンパク・高ビタミン食の摂取を促す。肝障害を伴う場合、分岐鎖アミノ酸（BCAA）を豊富に含む栄養剤を併用する

BCAA：branched chain amino acid

2. **四肢など末梢浮腫の予防対策**：低Alb値は特に四肢末梢の浮腫と関連しているため、弾性ストッキングの着用や、睡眠時に枕による末梢高位などにより浮腫の予防を行う。
3. **安静**：急性肝障害を伴う場合は、安静臥床を指導する。

- 低アルブミン血症時、経口摂取での栄養摂取量が不十分である場合、経腸栄養・高カロリー輸液が行われることがあり、Alb値の変動を2週間程度の周期で評価していく。

フィッシャー比、総分岐鎖アミノ酸/チロシンモル比
(Fischer ratio)

▶ 重症肝障害がある場合に検査し、肝機能の評価、原因検索を行う

検体材料 ● 血 清

高 ● 臨床的意義は少ない

基準値 2.5～4.5（HPLC法）

低
● 重症肝障害（肝硬変、劇症肝炎、急性肝炎）
● 軽度低下：重症感染症、心不全、呼吸不全

何をみる？ どうみる？

- フィッシャー比は分枝鎖アミノ酸（BCAA：バリン、ロイシン、イソロイシン）と芳香族アミノ酸（AAA）のうちの、フェニルアラニンとチロシンのモル比である。
- BCAAが主に筋肉で代謝されるのに対して、AAAのフェニルアラニンとチロシンは肝臓で代謝されることから、重症肝障害ではAAAが相対的に増加する。
- フィッシャー比の代替として、BCAAとチロシンのモル比（BTR）がしばしば用いられ、BTRの3がフィッシャー比の1.8に相当する。

どんなときに検査する？

- 肝硬変や劇症肝炎などの重症肝障害がある場合に検査する。
- 特にBCAA製剤を使用する際に検査する。
- 重症感染症や心不全、呼吸不全でも低下するが、肝障害以外において検査することはまれである。

他の検査との関連は？

- 肝機能（血清アルブミン、血清ビリルビン、AST、ALTなどの肝逸脱酵素、ALP、γ-GTPなどの胆道系酵素、凝固機能検査、血清アンモニアなど）の評価と、肝機能障害の原因検索（肝炎ウイルスなど）を行う。

検査値はどうみる？

- フィッシャー比は肝機能障害の程度に応じて低下し、肝性脳症ではしばしば1を下回る。
- 劇症肝炎、肝硬変のいずれでもフィッシャー比は低下するが、急性期にはAAAの増加が主体で、慢性期にはBCAAの利用亢進と低栄養によりBCAAの低下も伴う。

■ 検体採取・取り扱い時の注意点

● 食事内容に影響を受けるため、早朝空腹時の採血とする。

ケアに生かすポイント

■ 検査結果に関連する観察ポイント

| 低 値 | ● 肝硬変および肝機能不全の随伴症状（腹水、肝・脾腫大、クモ状血管腫、こむらがえり、全身倦怠感）
● 高アンモニア血症に伴う随伴症状（「アンモニア」の項〈P.114〉参照） |

■ 看護援助のポイント

1．症状予防のための栄養指導：肝機能不全に伴い低下するため、初期はバランスのとれた食事を、肝機能不全が悪化するようならば高カロリー・低タンパク食を勧める。また頻回食とし、特に就寝前の補食を指導する。初期からBCAA（バリン、ロイシン、イソロイシン）などを豊富に含む製剤を併用していく。

Column

肝性脳症患者とフィッシャー比

　肝性脳症をきたすような末期肝硬変患者においては、フィッシャー比が低下している。したがって、フィッシャー比の高い輸液を投与すると、肝性脳症の改善が認められるため治療法として選択されている。ただし、肝性脳症が改善した患者ではフィッシャー比の高い輸液の投与によるフィッシャー比の上昇はごく短期間で、かつ肝性脳症の再増悪を認めない時点で治療前と同程度までフィッシャー比は低下している。さらに、ラクツロースなどで加療を行い、肝性脳症の改善を認めた患者では、経過中にフィッシャー比の上昇は認めない。肝性脳症の原因物質は、アンモニア、芳香族アミノ酸（AAA）であるトリプトファンから脳内で合成されるセロトニンの関与が推定されている。分岐鎖アミノ酸（BCAA）を補充すると、アンモニアを処理するのに必要なグルタミン酸は増加し、また、BCAAが増加することで脳へのトリプトファンの取り込みが減少する。上述してきたように、末期肝硬変患者の肝性脳症の治療では、フィッシャー比の測定は意味をなさないことが多いが、その概念を理解しておくことは大切である。

（眞部俊）

血清尿素窒素（BUN、UN）
（BUN：blood urea nitrogen, UN：urea nitrogen）

▶ （血液、腹膜）透析患者では、透析効率の評価のために透析前後で検査したり、尿素-クレアチニン比（BUN/Cr 比）を算出するときなどに検査する

検体材料　●　血　清

高
- 腎機能障害
- 脱水症
- 心不全
- 消化管出血、高タンパク食摂取
- 副腎皮質ステロイド使用、甲状腺機能亢進症など

基準値　8〜20mg/dL

低
- 重症肝障害、低タンパク食摂取、妊娠、多尿など

■ 何をみる？　どうみる？

- 尿素は体内や食事中のタンパク質の最終代謝産物の1つで、アンモニアが肝臓の尿素サイクルで代謝されて産生される。
- 血中の尿素（BUN）は腎臓より尿中へ排泄されるため、腎機能障害でBUNは増加する。
- 一方で、血清クレアチニン（Cr）と比較して、さまざまな腎外性因子でも高値となるため、BUN/Cr 比が病態の把握に用いられる。

■ どんなときに検査する？

- スクリーニングを目的に外来初診時や入院時に検査する。
- 腎機能障害を疑い検査する。
- （血液、腹膜）透析患者では、透析効率の評価のため、透析前後で検査する。
- BUN/Cr 比を算出するために検査する。

■ 他の検査との関連は？

- BUNは腎機能障害で増加するが、①尿量の低下（脱水症や心不全）、②タンパク負荷の増加（消化管出血や高タンパク食）、③体内のタンパクの異化（副腎ステロイ

ド使用）などの影響も受ける。

▼ BUN/Cr比

BUN/Cr 10 未満	低タンパク食（食事療法の評価）
BUN/Cr 約 10	正常、合併症のない腎機能障害
BUN/Cr 10 以上	脱水症、心不全、消化管出血、高タンパク食、副腎皮質ステロイド使用など

- BUN/Cr が 10 以上となる場合には、体液量、電解質（高ナトリウム血症など）、心機能（心臓超音波検査や BNP）、血算、便潜血、食事内容、服薬内容などの確認を行う。

■ 検体採取・取り扱い時の注意点

- 日中に高値、夜間に低値となる日内変動を示すので、時間を統一して採取することが望ましい。

ケアに生かすポイント

■ 検査結果に関連する観察ポイント

高値	● 水分出納（尿量、尿比重、水分摂取状況、脱水症、下痢・嘔吐の有無） ● 浮腫の有無・程度 ● 食生活歴（入院中であれば食事・点滴中タンパク質量） ● 消化管出血の有無（便の性状、血清ヘモグロビン値） ● 腎機能不全（尿毒症）に伴う随伴症状
低値	● 尿量（尿崩症やマンニトールなどの薬物利尿による排泄過剰によっても低下するため）

■ 看護援助のポイント

1. 症状の予防と対策

①**症状予防のための食事指導**：タンパク質摂取状況を確認し、過不足にならないよう配慮する。BUN 値の上昇が続く場合は、低タンパク高カロリー食を勧める。水分摂取量の調整を行う。

②**瘙痒感への対応**：BUN 高値により瘙痒感を伴う場合、保清・保湿に努める。

血清尿酸（UA）

(UA：uric acid)

▶ 関節炎、尿路結石の際に検査し、化学療法や利尿薬の開始後には、尿酸値の上昇に注意を要する

検体材料 ● 血清

高

一次性高尿酸血症
- 産生過剰型、排泄低下型、混合型

二次性高尿酸血症（約5％）
- 遺伝性代謝疾患（レッシュ・ナイハン症候群など）
- 血液悪性腫瘍、固形悪性腫瘍、運動負荷、高プリン食、薬剤など

基準値　男性：3.8〜7.0mg/dL
　　　　　女性：2.5〜7.0mg/dL

- 遺伝性代謝疾患（キサンチンオキシダーゼ欠損症など）
- 腎性低尿酸血症
- ファンコニ症候群
- 重症肝障害

低

何をみる？　どうみる？

- 尿酸（UA）は体内で代謝された、または、食事中の核酸やATPなどのプリン体の最終代謝産物である。
- 1日約700mgが産生され、その75％が尿中に、残りが胆汁中や汗に排泄される。
- 生産と排泄のバランスが崩れることで高尿酸血症、痛風関節炎、尿路結石などの原因となる。

どんなときに検査する？

- スクリーニングを目的に生活習慣病予防のための健診や外来初診時、入院時に検査する。
- 関節炎、尿路結石の際に検査する。
- 化学療法や利尿薬の開始後にはUA値の上昇に注意が必要で定期的に検査する。

■ 他の検査との関連は？

- 高尿酸血症は肥満、高血圧症、脂質異常症、糖尿病などのメタボリックシンドロームや慢性腎臓病などと関連が強く、高尿酸血症では腹囲、血圧、脂質（中性脂肪、コレステロールなど）、血糖値、腎機能（血清クレアチニン）などに異常値を認めることがある。
- 高尿酸血症では尿中UAの測定を行い、UAクリアランスを計算して産生過剰型、排泄低下型の分類を行う。
- 低尿酸血症で、UA値がほぼ0mg/dLの場合には、遺伝性代謝疾患を念頭に遺伝子検査を検討する。
- 痛風関節炎では、炎症反応（白血球数、CRP）の上昇や間接液から尿酸塩を認める。一方、発作時には血清UA値はしばしば低下するため注意が必要である。
- 悪性腫瘍への化学療法開始後の高尿酸血症では、血清LDH、カルシウム（Ca）、リン（P）などの上昇を伴うことがある（腫瘍崩壊症候群）。

■ 検体採取・取り扱い時の注意点

- 強度の運動や大量飲酒時には一過性にUA値が1〜2mg/dL程度上昇する。検体採取時前の行動を把握することが大切である。

ケアに生かすポイント

■ 検査結果に関連する観察ポイント

高 値	● 栄養状態（BMIなど） ● 食生活（特にビールなどの飲酒歴） ● 尿量 ● 関節痛、発赤、腫脹など痛風症状の有無と程度 ● 痛風結節（耳介、手指、肘関節など） ● 発熱の有無

■ 看護援助のポイント

1. 症状の予防と対策
   ① 症状予防のための食事指導：総カロリーを制限し過食を避ける。特に高プリン食（ベーコン、エビ、アルコールなど）を控えるよう指導する。また、野菜を多く摂取することを推奨する。
   ② 排泄を促すために十分な水分補強を促す。
   ③ 過度の運動は控えるよう指導する。

血清クレアチニン（Cr）
(creatinine)

▶ 尿検査異常や腎機能障害を疑う際、脱水症や浮腫を認める場合などに検査する

検体材料 ● 血清

高

腎機能障害
- 腎前性：脱水症、心不全、血圧低下
- 腎性：糸球体腎炎、間質性腎炎など
- 腎後性：尿路閉塞

筋肉量の増加
- スポーツ選手、末端肥大症など

基準値　男性：0.61～1.04mg/dL
　　　　　女性：0.47～0.79mg/dL

- 長期臥床
- 筋萎縮（筋ジストロフィー、筋萎縮性側索硬化症など）
- 多尿
- 妊娠

低

何をみる？　どうみる？

- クレアチニン（Cr）は筋肉中のクレアチンの最終代謝産物で、1日で体内クレアチンの1%がクレアチニンに代謝される。
- 血中のCrは腎臓の糸球体で濾過され、尿細管で再吸収、分泌をほぼ受けずに尿中へ排泄される。このため、腎機能障害で血清Crは上昇する。簡便で信頼性の高い腎機能（糸球体濾過量）の指標である。
- 一方で、Crの産生量が筋肉量に相関するため、血清Cr値は性別、年齢、体格、栄養状態などに影響を受ける。

どんなときに検査する？

- 腎機能のスクリーニングを目的に外来初診時や入院時、投薬前、造影剤の使用前などに検査する。
- 尿検査異常や腎機能障害を疑う際に検査する。
- 脱水症や浮腫を認める場合に検査する。
- BUN/Cr比を算出するために検査する。

検査値はどうみる？

- 血清 Cr 値は腎臓機能障害で上昇する。
- 軽度の腎機能障害では血清 Cr 値は正常範囲にある。腎機能障害の早期診断には、推算式を用いた推定糸球体濾過量の算出、24 時間蓄尿の Cr 量を用いた実測クレアチニンクリアランス（P.108-110 参照）、またシスタチン C の測定が有用である。
- 高齢者、長期臥床の患者では筋肉量の低下により 1 日のクレアチニン産生量が低下するため、血清 Cr 値が正常範囲であっても腎機能が低下している可能性がある。
- 腎機能障害では、貧血、電解質異常（カリウム、カルシウム、リン）、酸塩基平衡異常（血液ガス検査）、副甲状腺ホルモン（i-PTH）などを検査する。

検体採取・取り扱い時の注意点

- 肉食後に上昇するため、厳密な評価を行う場合には早朝空腹時の採血が望ましい。

ケアに生かすポイント

■検査結果に関連する観察ポイント

高値	●尿量 ●浮腫の有無と程度 ●脱水症候の有無（水分摂取状況、下痢・嘔吐の有無） ●心不全やショックなどの病態の把握 ●血圧上昇等の随伴症状
低値	●尿量 ●肝障害の有無

■看護援助のポイント

1. 症状の予防と対策
    ① 症状予防のための食事指導：腎機能障害によるものであれば、水分摂取量の調整、過剰なタンパク負荷を避ける。高血圧合併症例では 6g/日未満の塩分摂取量を勧める。脱水が原因であれば、十分な水分摂取を促し水分出納を調節する。逆に腎不全によりうっ血傾向が強い場合は、水分制限を行う。
    ② 安静：腎機能の急激な悪化時には安静を勧める（運動によりエネルギー消費量が増大し、それによりタンパク質の代謝産物を増加させ腎臓への負担が増加するため）。
    ③ 四肢など末梢浮腫の予防対策

実測クレアチニンクリアランス（C_{Cr}）と推定糸球体濾過量（eGFR）
(creatinine clearance, estimated glomerular filtration rate)

▶ 腎機能は一般に血清 Cr 値で評価するが、より正確には、血清 Cr 値と①1日尿中 Cr 排泄量を用いた実測 C_{Cr}、②推算式を用いた eGFR での評価が望ましい

検体材料 ● 血 清

高
- 臨床的な意義は少ない
- C_{Cr}：妊娠中、高タンパク食など
- eGFR：妊娠中、長期臥床、筋萎縮、尿崩症

基準値 C_{Cr}：80〜120（mL/分）

低
- C_{Cr}、eGFR：腎機能障害
- eGFR：スポーツ選手、末端肥大症など

■ 何をみる？　どうみる？

- 実測クレアチニンクリアランス（C_{Cr}）、推定糸球体濾過量（eGFR）ともに腎機能を示す。
- 腎臓では糸球体を流れる血漿が原尿へと濾過される。糸球体で濾過される1分間当たりの血漿量が糸球体濾過量（GFR）で、腎機能とは GFR である。
- 腎機能は一般に血清 Cr 値で評価するが、より正確には、血清 Cr 値と①1日尿中 Cr 排泄量を用いた実測 C_{Cr}、②推算式を用いた eGFR での評価が好ましい。

◎実測 C_{Cr} とは？　実測 C_{Cr}＝GFR!?

- C_{Cr} とは、1分間当たりの、糸球体で濾過された Cr がもともと溶け込んでいた血漿の量である。言い換えると、C_{Cr} は1分間当たりの糸球体で濾過された血漿量（GFR）を、血清 Cr 値と1分間当たりの尿中 Cr 排泄量から推測した数値である[1]。

症例1：生来健康な70歳女性患者、150cm、50kg、血清 Cr 0.80mg/dL、1日尿中 Cr 排泄量 560mg

1) 1分間当たりの尿中 Cr 排泄量は、560（mg）/（60分×24時間）≒0.40mg/分である。
2) 0.40mg の Cr を含んでいる血漿量は 0.4（mg）/0.8（mg/dL）=0.5dL である。
3) 1分間に糸球体で濾過された血漿量は 50mL で、この症例の実測 C_{Cr} は 50mL/分である。

- 実測 C_{Cr} と GFR が一致するには、①Cr が100%糸球体で濾過されること、②原尿中に濾過された Cr が尿細管で再吸収も分泌もされないことが必要である。しかし、Cr は若干量が尿細管から分泌されるため、実測 C_{Cr} は GFR より30%程度高

値となる。なお、補正式[2]を用いたこの症例の GFR は 35mL/分である。
- 推定 C_{Cr} を算出する推算式に、血清 Cr 値、年齢、性別、体重を用いる Cockcroft-Gault（CG）式[3]がある。

◎推定糸球体濾過量（eGFR）とは？　eGFR＝GFR!?
- eGFR は血清 Cr 値、年齢、性別と日本腎臓学会が推奨する推算式[4]を用いて算出する。この症例の eGFR は、54mL/分/1.73m^2 である。
- eGFR（mL/分/1.73m^2）と実測 CCr、GFR（mL/分）では、単位が異なることに注意が必要である。体の恒常性維持に必要な腎機能は体格により異なる。このため、eGFR は体表面積で補正した体格に合わせた相対的な腎機能として算出している。一方で薬剤投与設計などは GFR そのもので行うため、個々の症例の体表面積で補正をする必要がある。この症例の体表面積で補正をしない eGFR[5] は 44mL/分である。

◎実測 Ccr と eGFR の比較

> **症例 2**：脳梗塞後に長期入院中の 85 歳男性、160cm、45kg、血清 Cr 0.4mg/dL、1 日尿中 Cr 排泄量 300 mg

- 症例 1 が日本人の標準的な体格なのに対して、症例 2 は筋肉量の減少が予想される。

	症例 1：70 歳、女性	症例 2：85 歳、男性
血清 Cr	0.8mg/dL	0.4mg/dL
実測 C_{Cr}	50ml/分	50ml/分
実測 C_{Cr} から算出した GFR	35ml/分（*1）	35ml/分（*3）
eGFR	54mL/分/1.73m^2	148mL/分/1.73m^2
体表面積で補正をしない eGFR	44ml/分（*2）	119ml/分（*4）

- 標準的な体格の症例 1 では実測 C_{Cr} と eGFR から算出した GFR（*1、*2）はほぼ同様であり、実測 C_{Cr} の測定、eGFR の算出がともに GFR の評価に有用である。
- 症例 2 では GFR（*3、*4）が大きく乖離している。実測 C_{Cr} では、筋肉量の減少による血清 Cr の低値を尿中 Cr 排泄量の減少が補正して、正しい腎機能を算出可能である。一方で、eGFR では血清 Cr の低値により腎機能を過大に評価してしまう。

---

1) 実測 Ccr(mL/分)＝1 日尿中 Cr 排泄量(mg)/[血清 Cr(mg/dL)×1440(分)]
2) 実測 Ccr(mL/分)×0.719＝GFR(mL/分)
3) CG 式：Ccr(mL/分)＝[(140-年齢)×体重(kg)]/[72×(血清 Cr(mg/dL)+0.2)]×(女性×0.85)
4) eGFR(mL/分/1.73m^2)＝194×血清 Cr(mg/dL)$^{-1.094}$×年齢$^{-0.287}$(女性×0.739)
   DuBois 式：体表面積(m^2)＝体重(kg)$^{0.425}$×身長(cm)$^{0.725}$×0.007184
5) 体表面積で補正しない eGFR(mL/分)＝194×血清 Cr(mg/dL)$^{-1.094}$×年齢$^{-0.287}$(女性×0.739)×体表面積(m^2)/1.73(m^2)

■ 検体採取・取り扱い時の注意点

- eGFR は体表面積で補正した腎機能であり、薬剤投与設計などでは注意が必要である。
- 筋肉量の減少が予測される症例では、eGFR は腎機能を過大評価するため、実測 C_{Cr} の測定が必要である。

ケアに生かすポイント

■ 検査結果に関連する観察ポイント

低値	● 既往とその治療状況：高血圧、糖尿病、肥満、脂質異常症など ● 背景因子の有無：喫煙、腎臓病の家族歴など ● 尿量、血尿、浮腫、貧血、電解質異常、骨異常、タンパク尿（尿アルブミン定量、尿アルブミン/Cr 比、尿タンパク定量、尿タンパク/Cr 比）などの症状

■ 看護援助のポイント

◎ 低 eGFR 値に伴う症状の予防と対策

① 糖尿病、高血圧など背景疾患の治療状況の確認と指導：eGFR の低下を防ぐことは、そのまま腎臓の機能を維持することにつながる。一般的に、高血圧や糖尿病のコントロールが不良な場合、eGFR は低下しやすいとされる。看護師もこうした背景疾患の治療が適切になされているか、特に高血圧や糖尿病などと関連の深い生活習慣が見直されているか注意を払う必要がある。

② 症状および腎不全進行を予防するための食事指導：eGFR 値が低下を認めた場合、ナトリウム、カリウム、タンパク質を控え、かつ十分なエネルギー量を摂取できるように、食事指導を行う。現在はインターネット上でも、腎不全、腎臓病患者のためのレシピの工夫などがたくさん紹介されており、これを参考にするとよい。

③ 運動療法と体重のコントロール：肥満状態にあり、かつ軽度から中程度の低下であれば、肥満を改善するための適度な運動を勧める。また、尿量の低下や浮腫などがみられる、透析の導入などがあれば、飲水量のコントロールが必要となる。いずれにせよ、日常的な体重のコントロールは必須となる。

④ 急性期看護援助：患者が術後や敗血症などの急性期状態にある場合は、血圧の過度な低下や、脱水、腎機能を低化させ得る薬剤（造影剤など）に注意を払う必要がある。

Column

検査と病歴聴取・身体所見

　病歴聴取・身体所見は重要な医療技術である。一方、本書でもおわかりの通り、近年の検査技術の進歩および検査値からの疾病診断・治療への結びつきはすばらしい。しかし、その検査を行う前の身体所見をとる技術の進歩はほとんどないのではないだろうか？

　「検査さえすれば、身体所見は必要ないのではないか？」と心のなかで思っている人もいるかもしれない。検査値だけ読めればよいわけではなく、大切な患者を診るということを忘れないでほしいと思う。

　倒れた人がいて「医療関係者の方はいらっしゃいますか？」と聞かれたときに、聴診器と問診（状況把握）で診断・アセスメントし、少しでも手助けできるような看護師でもありたいものである。

（水野篤）

Memo

血清ビリルビン

(bilirubin)

▶ 肝胆道系疾患や黄疸、貧血（特に溶血性貧血）を疑うときに検査する

検体材料 ● 血 清

高
- **間接ビリルビン（非抱合型ビリルビン）**
  - 溶血性貧血、無効造血
  - 新生児黄疸、体質性黄疸
- **直接ビリルビン（抱合型ビリルビン）**
  - 閉塞性黄疸、重症肝障害（肝硬変、劇症肝炎、急性肝炎）、体質性黄疸

基準値
総ビリルビン（T-Bil）：0.2〜1.0mg/dL
直接ビリルビン（D-Bil）：0.0〜0.3mg/dL
間接ビリルビン（I-Bil）：0.1〜0.8mg/dL

低
- 臨床的な意義は少ない

何をみる？　どうみる？

- ビリルビンは主に赤血球のヘモグロビンに由来するヘムの代謝産物で、老化赤血球の破壊により産生される。
- 産生された間接ビリルビン（I-Bil）は、肝臓でグルクロン酸抱合を受けて直接ビリルビン（D-Bil）になる。D-Bilは肝臓から胆汁中に排泄される。
- I-Bilの増加は赤血球、ヘモグロビンの代謝亢進による産生の増加やグルクロン酸抱合の障害を、D-Bilの増加は肝臓からの排泄の障害を反映する。

どんなときに検査する？

- スクリーニング目的で外来初診時や入院時などに検査する。
- 肝胆道系疾患や黄疸を疑う際に検査する。
- 貧血、特に溶血性貧血を疑うときに検査する。

検査値はどうみる？

D-Bil 優位の増加	閉塞性黄疸、重症肝障害（肝硬変，劇症肝炎，急性肝炎）、体質性黄疸（デュビン・ジョンソン症候群、ローター症候群）
I-Bil 優位の増加	溶血性貧血、無効造血、輸血後、新生児黄疸、体質性黄疸（ギルバート症候群、クリグラー・ナジャー症候群）、絶食、低栄養状態

- 肝機能障害が高度となると、D-Bil の胆汁への排泄に加えて、I-Bil の取り込みも困難となり D-Bil、I-Bil の両者が上昇する。

■ 他の検査との関連は？

- 肝機能（血清アルブミン、AST、ALT などの肝逸脱酵素、凝固機能検査、血清アンモニアなど）の評価と、肝機能障害の原因検索（肝炎ウイルスなど）を行う。
- D-Bil 優位の増加では、胆道系酵素（ALP、γ-GTP）、腹部超音波、CT などで閉塞性黄疸の評価を行う。
- I-Bil 優位の増加では、血算や網赤血球数、LDH、ハプトグロビンを評価して、溶血性貧血、無効造血を評価する。

■ 検体採取・取り扱い時の注意点

- 空腹時に採血を行い、遮光のうえすみやかに検査する。溶血により上昇するため、溶血に注意する。

ケアに生かすポイント

■ 検査結果に関連する観察ポイント

高値	● 全身倦怠感 ● 食欲不振 ● 眼球や皮膚の黄疸 ● 意識状態 ● 皮膚瘙痒感 ● 出血傾向、貧血症状の有無 ● 腹部症状（痛み、腫脹や緊満感など） ● 長期絶食の有無や飲酒歴などの把握 ● 便性状（閉塞性黄疸で灰白色化）

■ 看護援助のポイント

1. 症状の予防と対策
    ① 症状予防のための食事指導：禁酒。肝機能もともに悪ければ、高カロリーの摂取を勧める。また、肝硬変などの重症患者であれば、エネルギーの貯蔵量が減少するため頻回食とし、寝る前の補食を行う。
    ② 瘙痒感に対するケア：保清・保湿に努める。衣類は化学繊維よりも木綿などのゆったりとしたものを選択する。血管拡張により瘙痒感が増加するため、室温はやや低めに調節する。爪を短く切るなど、掻き傷をつくらぬよう工夫する。

アンモニア（NH₃）

(ammonia)

▶ 意識障害を認めるときに肝性脳症を疑って検査したり、肝硬変や劇症肝炎などの重症肝障害で検査する

検体材料 ● 除タンパク上清

高
- 重症肝障害（肝硬変、劇症肝炎、急性肝炎）
- Budd-Chiari 症候群
- 尿素サイクル異常症
- ライ症候群

基準値　40～80μg/dL

低
- 臨床的な意義は少ない

■ 何をみる？　どうみる？

- アンモニア（NH₃）はタンパク質、アミノ酸の代謝過程で除去したアミノ基から産生される。その多くは小腸粘膜や腸管内の細菌で、一部が腎臓などの体内で産生される。
- 産生された NH₃ には強い細胞毒性があり、肝臓の尿素サイクルですみやかに尿素へと代謝される。
- 重篤な肝機能障害や尿素サイクル異常症では NH₃ の代謝が遷延し、血中の NH₃ が脳血液関門を通過することで神経症状（肝性脳症）を引き起こす。

■ どんなときに検査する？

- 意識障害を認めるときに肝性脳症を疑い検査する。
- 肝硬変や劇症肝炎などの重症肝障害で検査する。

■ 検査値はどうみる？

- 肝硬変患者の肝性脳症や NH₃ の上昇には、肝機能障害の進行に加えて①便秘、高タンパク食、消化管出血などによる消化管での NH₃ 産生の増加や、②脱水症が関わる。血算、便潜血、BUN/Cr 比などを評価する。
- 高アンモニア血症の程度と意識障害は必ずしも相関しないため注意が必要である。
- バルプロ酸ナトリウム（デパケン®、バレリン® など）の使用で上昇するため服薬内容の確認を行う。

■ 他の検査との関連は？

- 肝機能（血清アルブミン、ビリルビン、AST、ALT などの肝逸脱酵素、ALP、γ-GTP などの胆道系酵素、凝固機能検査など）の評価と、肝機能障害の原因検索（肝炎ウイルスなど）を行う。
- 分岐鎖アミノ酸製剤の使用を検討する際にフィッシャー比を測定する。

■ 検体採取・取り扱い時の注意点

- 全血を常温におくと1時間で約2倍に上昇するため、検体のすみやかな分離と氷冷が必要である。
- 食後に上昇するため、空腹時の採血が必要である。溶血により上昇するため、溶血に注意する。

ケアに生かすポイント

■ 検査結果に関連する観察ポイント

高 値	● 意識障害の有無、程度 ● 羽ばたき振戦の有無 ● 食欲不振 ● 全身倦怠感

■ 看護援助のポイント

1．症状の予防と対策

①安静臥床

②症状予防のための栄養指導：通常食でも NH_3 が上昇するようであれば、低タンパク食を勧め、肝不全用経腸栄養剤（アミノレバンEN®、ヘパンED®）で不足分を補うようにする。エネルギーの貯蔵量が減少するため頻回食とし、寝る前の補食を行う。

③排便の調整：便秘により NH_3 値は上昇するため毎日の排便調整を行う。

2．薬物投与による効果のモニタリング

高 値	①特殊アミノ酸製剤の輸液または肝不全用経腸栄養剤（アミノレバンEN®、リーバクト®、ヘパンED®）：分岐鎖アミノ酸生成、アミノ酸不均衡を是正する。タンパク異化亢進状態の改善 ②ラクツロース（モニラック®シロップなど）、ラクチトール水和物（ポルトラック®原末など）：血液中の NH_3 生成を減らして、便通をよくし NH_3 の吸収を抑える

3．安全対策

- 意識障害に起因する転倒・転落の予防として、ベッド柵や低床ベッドを使用する。また、点滴ルートなどの事故抜去を予防、危険物を除去する。

シスタチンC

(cystatin C)

▶ 腎機能障害を疑って検査する

高
- 腎機能障害
- (一部の) 悪性腫瘍
- HIV感染症
- 甲状腺機能異常
- 副腎皮質ステロイドの使用

検体材料 ● 血清

基準値 0.50〜0.90mg/L

低
- 甲状腺機能異常
- シクロスポリンの使用

■ 何をみる？ どうみる？

- シスタチンCは、全身の細胞から一定の割合で産生される低分子タンパクである。
- 腎臓の糸球体で濾過され、尿細管で再吸収されて分解される。このため、クレアチニンと同様に腎機能を反映し、簡便で信頼性の高い腎機能（糸球体濾過量）の指標である。
- クレアチニンよりも腎機能障害が軽度な時点から血清濃度が上昇する。

■ どんなときに検査する？

- 腎機能障害を疑い検査する。
- 特に、軽度の腎機能障害や、筋肉量の少ない患者（高齢者、長期臥床、四肢切断）、筋肉量の多い患者（スポーツ選手）で有用である。

■ 検査値はどうみる？

- 血清シスタチンCは腎機能障害で上昇する。軽度の腎機能障害を検出する検査として期待されている。
- 血清シスタチンCに影響する腎外性因子として、一部の悪性腫瘍、HIV感染症、甲状腺機能異常、副腎皮質ステロイドの使用、シクロスポリンの使用があり、注意が必要である。

■ 他の検査との関連は？

- 腎機能障害を反映する血液検査として汎用されているのはクレアチニンである。その他に BUN、β_2-ミクログロブリン、そしてシスタチン C がある。

▼ 腎機能検査の比較

クレアチニン	最も汎用されている。クレアチニンの産生量が筋肉量に相関するため、性別、年齢、体格、栄養状態などに影響を受ける。
血中尿素窒素	脱水症、心不全、消化管出血、タンパク摂取量、副腎皮質ステロイド使用など多くの因子に影響される。
β_2-ミクログロブリン	悪性腫瘍（特に多発性骨髄腫や悪性リンパ腫）や炎症状態に影響される。
シスタチン C	軽度の腎機能障害の検出に優れている。年齢、性別の影響が少ない。

ケアに生かすポイント

■検査結果に関連する観察ポイント

高 値	● 尿量など水分出納 ● 塩分摂取量など食生活 ● 肥満の有無など栄養状態 ● 高血圧の有無

■看護援助のポイント

1. 症状の予防と対策
   - 症状予防のための食事指導：軽度の腎障害であれば、タンパク質、塩分の過剰摂取は避けるよう指導。高度の場合は「血清クレアチニン (Cr)」の項 (P.107) を参照。

Memo

血清ナトリウム（Na）
（serum sodium）

▶ ルーチンで測定されているが、顕著な脱水が疑われる場合や、意識障害、けいれんなどを認めた場合には積極的に検査する

検体材料 ● 血清

高 ↑

高ナトリウム血症
- 水分欠乏症（下痢、嘔吐、発汗、多尿、水分摂取不足）
- ナトリウム過剰症（クッシング症候群、原発性アルドステロン症、ナトリウム過剰摂取など）

基準値　137〜145mEq/L

低ナトリウム血症
- ナトリウム欠乏症（アジソン病、ネフローゼ症候群、ナトリウム喪失性腎症、下痢、嘔吐など）
- 水分過剰（心因性多飲症、低張性輸液製剤の過剰投与、ADH不適合分泌症候群など）
- その他（うっ血性心不全、肝硬変など）

低 ↓

■ 何をみる？　どうみる？

- ナトリウム（Na）は、体液浸透圧、酸塩基平衡の維持に深くかかわっている。
- 飲食物を通じて経口摂取され、尿、汗などによって排出される。

■ どんなときに検査する？

- 一般的に血液検査を行うときにはルーチンで血清Na値は測定されている。顕著な脱水が疑われる場合や、意識障害、けいれんなどを認めた場合には積極的に検査する。

■ 他の検査との関連は？

- Naや水が体外に失われる経路には、腎臓からと、その他の臓器（消化管など）からの2つの経路がある。そのため、血清Na値に異常を認めた場合には、腎臓から失われているか、それともその他の臓器からなのかを判別するため、尿検査の所見が重要となる。

◎高ナトリウム血症
- 病歴と診察、輸液や利尿薬の確認で診断が得られることが多い。

- 外来で診る場合は脱水が多く、入院患者では、利尿薬や不適切な輸液が原因である場合が多い。腎臓が正常であれば濃い尿を少量認める。薄い尿（尿浸透圧＜100mOsm/kg）が多量に出ている場合には尿崩症を疑う。
- 尿浸透圧、尿中Na濃度、（1日）尿量測定も必要な検査である。

◎ 低ナトリウム血症

- 血漿浸透圧、尿浸透圧、尿量、細胞外液量などで鑑別を行う。
- 真性の低ナトリウム血症ならば、Naが浸透圧を形成するため血漿浸透圧は低下している。低ナトリウム血症にもかかわらず血漿浸透圧が高い場合には、高血糖やD-マンニトール摂取、血漿浸透圧が正常の場合には高タンパク血症、脂質異常症、膀胱洗浄後を疑う（いずれの場合も血清Na値が低く出てしまう）。
- 血漿浸透圧が低く、薄い尿が大量に出ている場合には、精神疾患患者などで極端に多量の水分を摂取する心因性多飲症を疑う。
- 血漿浸透圧が低く、濃い尿が出ている場合には、細胞外液量で鑑別する。
  増加：心不全、肝硬変、ネフローゼ症候群、腎不全。
  正常：ADH不適合分泌症候群（SIADH）、甲状腺機能低下、副腎機能不全。
  減少：利尿薬服用、嘔吐、ナトリウム喪失性腎症、低アルドステロン症。
- ただし、実際には細胞外液量の評価は難しく、はっきりとしないことが多い。

▼ 低ナトリウム血症の鑑別に必要な検査

検査項目	チェックする疾患など
血漿浸透圧、尿浸透圧	SIADH
血糖値	高血糖
総タンパク（TP）	高タンパク血症
総コレステロール（TC）	脂質異常症
N末端プロ脳性ナトリウム利尿ペプチド（NT-proBNP）	心不全
血小板（PLT）、アルブミン（Alb）	肝硬変
尿タンパク	ネフローゼ症候群
BUN、Cr	腎不全
抗利尿ホルモン（ADH）	SIADH
甲状腺刺激ホルモン（TSH）	甲状腺機能低下症
コルチゾール	副腎不全

SIADH（syndrome of inappropriate secretion of ADH：抗利尿ホルモン不適合分泌症候群）

検体採取・取り扱い時の注意点

- 採血時、血液をスピッツに押し込まないようにし、溶血に注意する。
- 点滴の上流から採血しないように注意する必要がある。
- 緊急で血清Na濃度をみたいときは、動脈血ガス装置で検査を行うこともある。

ケアに生かすポイント

■検査結果に関連する観察ポイント
- 低ナトリウム血症では、意識障害、けいれんなどを認めることがあるので、注意深い観察およびモニタリングが必要である。
- 輸液速度や利尿薬の服用の有無をチェックする。

高ナトリウム血症	全身倦怠感、口渇、頭痛、発熱、落ち着きの欠如、けいれん、意識障害
低ナトリウム血症	全身倦怠感、食欲不振、悪心、頭痛、病的反射、仮性球麻痺、けいれん、意識障害

■看護援助のポイント

1. 症状の予防と対策
①症状に合わせた塩分コントロール

高ナトリウム血症	神経症状がなく経口摂取が可能で全身状態がよければ、飲水励行で様子をみることがあるが、その際、水分出納管理を行う
低ナトリウム血症	全身状態がよければ塩分の経口摂取を増やすことで対応することがあるが、その際摂取しやすいように、食事に混ぜる、オブラートに包むなど本人が摂取しやすい方法を選択する

②神経症状への対策：意識レベルのチェックを行う。意識障害やけいれんなどでベッドからの転落や転倒などのリスクがあるため、患者の安全に配慮したケアを行う。

③悪心・嘔吐への対策：体位変換はゆっくり行う、頭部挙上し安静にする。嘔吐後の口腔内の清潔などを行う。

Memo

Column

見た目は地味でも、実は危険な低ナトリウム血症

　血清ナトリウム異常のなかでも、診断および治療が難しいのが低ナトリウム血症である。原則として血清Naの補正速度を0.5mEq/L/時以内の上昇に抑えるが、それは血清Na濃度の急激な補正によって起こる橋中心髄鞘崩壊症（CPM：central pontine myelinolysis）と呼ばれる不可逆的な中枢神経障害を防ぐためである。低ナトリウム血症は放っておけない一方で、補正の仕方が悪いと後遺症を残してしまう怖い病態なのである。

　輸液で補正していると同時に、実は患者の尿中に水が排泄されることによっても血清Naは自然に補正されているため、計算通りにはならないことがほとんどである。よって2時間ごとに血清Na値をチェックし、どのくらいの速度で調整されているか判断し、補正速度や輸液メニューの調整を行う必要がある。

　現実的には夜間に一般床で2時間ごとに血液検査と輸液の調整を行うのは難しいため、われわれは一晩だけでもできるだけICUにて治療を行うようにしている。外科術後の低ナトリウム血症はまれな病態ではなく、外科の先生がわれわれ腎臓内科に相談に来ることも多いのだが、あるときICUが満床でどうしても一般床で治療をせざるを得ないことがあった。その外科の先生は低ナトリウム血症の補正に慣れていなかったため、結局翌朝まで2時間ごとに自宅に連絡をしてもらい、治療を行うことになった。

　低ナトリウム血症は派手な症状を呈さないのだが、実はとても怖い（そして治療が大変な）病態なのである。

（津川友介）

血清カリウム（K）

(serum potassium)

▶ ルーチンで測定されているが、心電図異常や脱力を認めた場合には積極的に検査する

検体材料 ● 血清

高カリウム血症
- カリウム排泄障害（アジソン病、急性・慢性腎不全、代謝性アシドーシスなど）
- 細胞内カリウムの流出（溶血性疾患、代謝性アシドーシス、熱傷など）

 基準値　3.5〜5.0mEq/L

低カリウム血症
- カリウム摂取不足（栄養不足）
- カリウム喪失（嘔吐、下痢、原発性アルドステロン症、急性腎不全利尿期など）
- 細胞内へのカリウムの移行（アルカローシスなど）

■ 何をみる？　どうみる？

- 生体内におけるカリウム（K）は細胞内の電解質の主成分で、主に細胞内液に存在し、血清中にも一定量存在している。浸透圧、酸塩基平衡だけでなく、筋肉や神経にも関与し、なかでも心筋には大きな影響を与えている。

■ どんなときに検査する？

- 症状が出にくいこともあり、一般的に血液検査を行うときにはルーチンで血清K値は測定されている。心電図異常（高カリウム血症、低カリウム血症）や、脱力（低カリウム血症）を認めた場合には積極的に検査する。特に高カリウム血症では致死的不整脈を認めることがあるので、緊急性が高いことに注意する（心室細動などの致死的不整脈をみたら、血清K濃度は必ずチェックする）。
- 心肺停止患者では高カリウム血症の有無を調べるため、Kが測定される。

■ 他の検査との関連は？

- 高カリウム血症は、偽性高カリウム血症（採血時の溶血など）、腎不全、組織障害（腫瘍崩壊症候群や横紋筋融解症）などでみられることが多い。

- 偽性高カリウム血症のチェックのため、まずは血清 K 値の再検査を行う（もう一度採血を行う）。その際に同時に、腎不全の確認のため、腎機能をみる血清尿素窒素（BUN）、クレアチニン（Cr）、さらに他の電解質のナトリウム（Na）、クロール（Cl）、重炭酸イオン（HCO_3^-）をチェックする。組織障害の有無は、尿酸、リン（P）、カルシウム（Ca、腫瘍崩壊症候群の有無）、クレアチンキナーゼ（CK、横紋筋融解症の有無）、乳酸（その他の組織障害の有無）などで確認する。
- 尿中 K 排泄量のチェック（尿中 K 濃度、尿浸透圧、尿中 Cr）も重要で、スポット尿におけるカリウム－クレアチニン比（KCR）を用いることで K の尿中排泄量が推定できる。蓄尿検査で尿中 K 排泄量を測定するのが一番正確であるが、手間と時間がかかる。
- 低カリウム血症は、嘔吐、下痢、利尿薬の使用、糖尿病ケトアシドーシス、尿細管性アシドーシスなどでみられることが多い。アシドーシス、アルカローシスのいずれかを伴うことが多いので、血清重炭酸イオンの測定が重要である。糖尿病性ケトアシドーシスのチェックのため、血糖値も測定する。

◎ KCR（カリウム－クレアチニン比）

- スポット尿におけるカリウム－クレアチニン比を用いることで KCR が 2.5 以上であれば尿からのカリウム喪失が疑われ、2.5 未満であれば他の原因が疑われる。

KCR ＝尿中 K 濃度（mmol/L）÷ 尿中 Cre 濃度（mg/dl）

▼ 尿中カリウム排泄量の評価の仕方

	メリット	デメリット	低カリウム血症における予測値	高カリウム血症における予測値
24 時間蓄尿	正確である	● 手間がかかる ● 時間がかかる	<15mmol/日	>40mmol/日
KCR	簡単に計算できる	● スポット尿での評価となるため不正確なこともある	< 2.5	

検体採取・取り扱い時の注意点

- 採血時、血液をスピッツに押し込まないようにし、溶血に注意する。
- 点滴の上流から採血しないように注意する必要がある。
- 緊急で血清K濃度をみたい場合には、動脈血ガス装置で検査を行うこともある。
- 高カリウム血症は緊急事態で生命にかかわるため、できるだけ早く結果を報告する必要がある。偽性高カリウム血症のことがあるので、採血ミスがなかったか、溶血がなかったか確認するとともに、再検査を検討する。再検査の結果が出るまでは、心電図モニタを行う。

ケアに生かすポイント

■検査結果に関連する観察ポイント

◎高カリウム血症

- 心電図変化が最も重要である。初期の心電図変化はテント状T波などがみられ、さらにKが高値となるとPR間隔の延長、QRS幅の増大、P波の減高・消失がみられる。最終的QRS波は変形して正弦波パターンとなり、心室細動または収縮不全が起こる。
- 自覚症状として、不整脈（心室性期外収縮、心房粗細動、徐脈、房室ブロックなど）を生じやすく、胸部苦悶感や動悸などを認める。ほかに筋力低下や脱力がないかをみる。

◎低カリウム血症

- 症状の大半は非特異的である。食欲低下、悪心・嘔吐、麻痺性イレウス、脱力感など筋肉の症状が主であり、その他、心電図変化（T波の消失、U波の出現、QT間隔の延長）、ジギタリス中毒などである。
- 低カリウム血症が長期化すると、尿濃縮力低下、間質性腎障害などもみられる。

■看護援助のポイント

1．症状の予防と対策（薬物投与による効果のモニタリング）

◎高カリウム血症

- 緊急を要する心電図上PR間隔延長、QRS幅増大がみられるときには、医師の指示のもと緊急の薬物投与を行うが、その際必ず心電図モニタを確認しながら行う。また、薬物投与後の再検査を行う際には、指定された時間を守り採血を行う。
- Kの摂取制限を行う。具体的にはKを多く含む食品（生のフルーツなど）を制限する。高カリウム血症をきたす薬物の使用を避ける。Kの排出を促す薬物を投与することもある。なお、陽イオン交換樹脂（ケイキサレート®ほか）

など、薬物によっては量が多く服用しにくいものもあるため、必要性を十分に説明し継続した服用を勧める。

◎低カリウム血症
- 軽症から中等症の低カリウム血症では、経口的に投与を行う。
- カリウム濃度にかかわらずカリウム製剤を追加投与する際は、必ずポンプを使用して投与を行う。
- 緊急性を要する場合の低カリウム血症では、経静脈的にK補充を行う[1]。

> ・生理食塩水500mL＋1M塩化カリウム20mLを1時間以上かけて点滴静注する。病棟での治療を行う場合には輸液製剤のK濃度は40mEq/L以下、Kの投与量は20mEq/時までとする。
> ・高度の低K血症では上記組成では治療困難なことがある。その場合には必ずICUにて心電図モニタ下で治療を行い、集中治療専門医および腎臓内科医の指示にしたがう。

- 緊急治療を要するのは、不整脈（ジギタリス中毒を含む）、脱力、麻痺、イレウス、肝性昏睡がみられるときなどである。

Column

緊急性の高い高カリウム血症

　高カリウム血症は医療関係者が経験し得る病態のなかで最も緊急性の高い病態の1つであるといっても過言ではない。いつ心室細動になるかわからないし、次の瞬間にはスタット・コール（コード・ブルー）を発動している可能性もある。

　ある程度の経験を積んだ医師なら、高カリウム血症の結果をみるだけでアドレナリンがどっと出る感じがするかもしれない。採血方法によって溶血で間違ってKが高く出ている可能性もあるので、必ず再検査が必要な一方で、真性の高カリウム血症である可能性を考えて心電図をとりつつ、（最悪の場合を想定して）除細動器などをすみやかに用意しておく必要がある。

（津川友介）

1）聖路加国際病院内科レジデント編：内科レジデントマニュアル第7版. 医学書院, 東京, 2009：77-79.

血清カルシウム（Ca）
(serum calcium)

▶ 高カルシウム血症、低カルシウム血症の病歴や症状・所見がある場合、原因となる病態・疾患を想定し検査する

検体材料 ● 血清

高カルシウム血症
- 原発性副甲状腺機能亢進症
- 悪性腫瘍（肺がん [扁平上皮がん]、骨転移 [多発性骨髄腫、前立腺がん、乳がんなど]）、成人T細胞白血病
- ビタミンD製剤過剰摂取、サイアザイド系利尿薬の内服

基準値　8.4～10.4mg/dL

低カルシウム血症
- 過換気症候群などによるアルカローシス
- 慢性腎不全による活性型ビタミンD産生低下
- 副甲状腺機能低下症（特発性、遺伝性および頸部の手術や放射線治療による続発性）
- ビタミンD作用の低下（偏食、低栄養、日光曝露時間の不足）

■ 何をみる？　どうみる？

- カルシウム（Ca）は生体内に約1kg存在し、その99％は硬組織（歯や骨）にあり、残り1％のうち0.1％が血清中に存在している。
- 血清中Caの50％前後はイオン型（Ca^{2+}）であり、生体内で酵素の活性化、血液凝固、筋収縮、神経刺激伝導などに必須の元素である。
- 血清中総Caは、血清リン（P）と対応させて、副甲状腺機能異常や骨疾患に関する検査として利用される。

■ どんなときに検査する？

- 高カルシウム血症、低カルシウム血症の病歴や症状・所見があるときに、その原因となる病態・疾患を想定して検査する。

◎高カルシウム血症
- 入院患者を対象とした臨床で遭遇しやすい高カルシウム血症の病態は、悪性腫瘍に伴う高カルシウム血症であり、特に頻度が高いのは、乳がんや前立腺がんの骨

転移や、肺がん（扁平上皮がん）であり、次の検査が併用される。

乳がん	MMG、乳房エコー、MRIなどの画像検査、生検、腫瘍マーカー（CEA、CA15-3）高値
前立腺がん	PSA高値、CT・エコーなどの画像検査、前立腺生検
肺がん（扁平上皮がん）	胸部X線・CTなどの画像検査、喀痰細胞診、腫瘍マーカー（SCC、CYFRA）高値、気管支鏡による経気管支肺生検（TBLB）

◎低カルシウム血症

- 臨床で遭遇しやすい病態は、慢性腎不全に伴う低カルシウム血症である。血清クレアチニン（Cr）の上昇に注目する。慢性腎不全の進行に伴い、活性型ビタミンD低下が生じ、低カルシウム血症を生じ、血清リン濃度の上昇およびi-PTHの上昇を伴う。
- 救急外来などに手足のしびれで受診する過換気症候群の患者では、呼吸性アルカローシスに伴う低カルシウム血症が原因である場合が多い。動脈血ガス分析で確認することがある。

ケアに生かすポイント

■検査結果に関連する観察ポイント

注）低アルブミン血症の際は、見かけ上、血清Ca濃度は低値を示すため、以下の補正式を用いて補正する必要がある。

Ca補正値＝測定Ca値＋（4－血清Alb値）

高カルシウム血症	●悪心・嘔吐 ●食欲不振 ●口渇、多飲 ●便秘・腹部膨満の有無 ●脱力感
低カルシウム血症	●手指、足指、口唇周囲のしびれ感 ●不整脈 ●こむらがえり ●強直性けいれんの有無 ●テタニーの有無

■ 看護援助のポイント
1．症状の予防と対策
　①症状予防のための食事指導

高カルシウム血症	● Ca の多い食物（例：牛乳など）の制限 ● 指示により食物ナトリウムを増やす ● 制限がなければ、水分摂取を促す
低カルシウム血症	● Ca を含んだ食物の提供（乳加工製品） ● P を多く含む食事の制限（魚・赤身の肉、卵など） ● ビタミン D を含む食品（ウナギなど）の摂取を促す

　②患者の体位体動の保持：体重負荷のかかる姿勢、日光浴（ビタミン D の生合成を促す）など。
　③悪心・嘔吐への対策：体位変換はゆっくり行う、頭部挙上し安静にする、嘔吐後の口腔内の清潔など。
　④便秘への対策：緩下剤の使用。
　⑤こむらがえりによる不快への対策：下肢のこむらがえり時は足関節を背屈させるように指導する。下肢の保温。

2．薬物投与による効果のモニタリング

高カルシウム血症	①補液：生理食塩液、カルシトニン、ループ利尿薬、ビスホスホネートなどの投与
低カルシウム血症	①カルシウム製剤投与 ②活性化ビタミン製剤の投与

3．安全対策
● けいれん発作時の対策：転倒・転落の防止、外傷を生じないよう危険物を取り除く。

Memo

Column

やみくもな検査オーダーがもたらす弊害

　検査からは非常に多くの有用な情報を得ることができる。また検査のオーダーはきわめて簡単である。オーダー用紙への記入や、パソコン入力においてはワンクリックで自動的にほしい結果が手に入る。その利便性から医師や看護師は基本的に検査好きな職種といえる。しかし、やみくもな検査のオーダーがもたらす弊害については常に意識しておく必要がある。その1例を紹介する。

　75歳男性、胸背部痛を主訴に来院。注意深く問診、診察を進めると、生活習慣病を含め既往歴もなく、疼痛の性状は右前胸背部に限局、ピリピリした痛みで皮膚を観察してみると帯状疱疹に矛盾しない皮膚所見を伴っている。つまり、問診や診察を怠らなければ、大血管疾患を積極的に疑う必要はないことは一目瞭然である。

　しかし、問診や診察をおろそかにして、胸背部痛という主訴だけで、大血管疾患を疑い、やみくもに検査をオーダーした場合にはどのような結果が待ち受けているだろう？

　ルーチンに測定したDダイマーの結果が、2.4μg/dL（基準値：1.0μg/dL未満）であった場合を想定してみよう。Dダイマー上昇、胸背部痛であれば、急性大動脈解離を除外診断する必要性があると考えが進む。Dダイマーはさまざまな要因で上昇するが、急性大動脈解離を除外診断するためには胸部造影CTなど不必要な検査が加わる。

　目の前の帯状疱疹の患者に、胸部造影CTは明らかに必要のない検査である。無駄な造影剤の使用による造影剤腎症やアナフィラキシーの可能性もゼロではない。そのような合併症が生じなかったとしても、無駄な被曝や医療費の増大につながることには間違いないだろう。

　やみくもな検査は上述したような弊害をもたらす可能性が高い。検査は十分な問診、診察を行い、必要性を十分に吟味したうえでオーダーするべきである。

〈西﨑祐史〉

血清鉄（Fe）

(serum iron)

▶ 眼瞼結膜蒼白、ふらつき、労作時呼吸苦など、貧血を疑ったときに行う

検体材料　●　血　清

高
- ヘモクロマトーシス
- 再生不良性貧血
- 悪性貧血
- 急性肝炎など

基準値　男性：50～200μg/dL
　　　　　女性：40～180μg/dL

低
- 鉄欠乏性貧血
- 悪性腫瘍
- 慢性炎症性疾患
- 妊娠後期など

■ 何をみる？　どうみる？

- 体内には約3～4gの鉄（Fe）が存在するが、うち30％ほどがフェリチンなどと結合して肝、脾などに貯蔵されている。残りはヘモグロビン鉄として存在している。
- 血清鉄はトランスフェリンと結合して存在している。

■ どんなときに検査する？

- 眼瞼結膜蒼白、ふらつき、労作時呼吸苦など、貧血を疑ったときに検査を行う。ヘモクロマトーシス※を疑ったときに検査する場合もある。

■ 他の検査との関連は？

- 貧血の原因検索のためには、血清Feだけでは不十分である。血算（RBC、MCVなど）、網状赤血球数、総鉄結合能（TIBC）、フェリチンなどとセットで診断する。
- 貧血の診断には特に平均赤血球容積（MCV）が重要で、これが減少（80fL以下）、正常（81～100fL）、増加（101fL以上）している場合により、それぞれ小球性貧血、正球性貧血、大球性貧血と呼ばれる。

※鉄の代謝異常による疾患で、全身の臓器にFeが過剰に沈着して臓器障害をきたす。アジアでは原発性ヘモクロマトーシスはまれであるが、頻回に輸血をしている患者などでは続発性ヘモクロマトーシスがみられることがある。

▼ 小球性貧血の鑑別

	Fe	TIBC	フェリチン
鉄欠乏性貧血	↓	↑	↓
慢性疾患に伴う2次性貧血	↓	↓	↑

ケアに生かすポイント

■ 検査結果に関連する観察ポイント
- 基準下限以下：貧血症状（めまい、立ちくらみ、労作時の呼吸苦など）の有無、出血の有無などの確認。
- 基準上限以上の場合は、輸血歴、急性肝炎、急性白血病などの有無を確認する。
- 血清Fe値は性差があり、女性は男性に比し低値を示す。月経による失血が主原因と考えられる。日内変動があり、朝高く、夜低い。年齢差があり、発育期や老人では低値傾向を示す。

■ 看護援助のポイント
1. 基準下限以下の場合には貧血症状の観察
2. 錠剤の服用により便の色が黒色に変化することをあらかじめ伝えておく
3. 症状の予防と対策
   ① 症状予防のための食事指導
- 基準下限以下：鉄分を多く含む食品の摂取（レバー・ホウレン草など）、調理の際の鉄製の鍋の使用。
   ② 鉄欠乏性貧血患者に対する症状予防のための食事指導

血清Fe低値	● 鉄分を豊富に含む食事（レバー、赤身肉、あさり、卵、乳製品、ヒジキ、ホウレン草など）の摂取を勧める ● 鉄剤の経口補充を行う

4. 治療による効果のモニタリング

血清Fe低値	● 鉄剤の経口補充が治療の原則 ● 鉄剤の経口薬はむかつきなどの消化器症状で治療中断してしまう患者がいる。消化器症状が強い場合には、鉄剤の種類を変えたり、服用時間を就寝前にすることで症状が緩和されることがある ● 食事制限のみでの改善が待てない場合（症状が強い、心不全徴候など）には赤血球輸血を検討する。輸血による潜在的な感染症のリスクなど、リスクとベネフィットを勘案して治療方針を定める ● 重度の貧血によって心不全になることがあるので注意が必要

血清クロール (Cl)

(serum chloride)

▶ 酸塩基平衡異常の診断を行うときに検査する

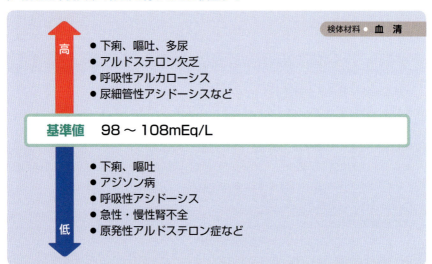

検体材料 ● 血 清

高
- 下痢、嘔吐、多尿
- アルドステロン欠乏
- 呼吸性アルカローシス
- 尿細管性アシドーシスなど

基準値　98～108mEq/L

- 下痢、嘔吐
- アジソン病
- 呼吸性アシドーシス
- 急性・慢性腎不全
- 原発性アルドステロン症など
低

何をみる？　どうみる？

- クロール (Cl) は、その多くが細胞外液中にナトリウム (Na) とともに NaCl として存在し、浸透圧や酸塩基平衡の調節などに重要な役割を果たしている。

どんなときに検査する？

- 酸塩基平衡異常の診断を行うときに必要な検査である。

他の検査との関連は？

- Cl は血中の代表的陰イオンで、同じく代表的な陽イオンである Na とともに測定し、両者のバランスにより診断を行う。酸塩基平衡異常を認めた場合にはアニオンギャップを計算して、病態の理解を進めるが、このアニオンギャップの診断には Na、Cl、重炭酸イオン (HCO_3^-) の 3 つが必要である（アニオンギャップ＝$Na^+ - [Cl^- + HCO_3^-]$）。

検体採取・取り扱い時の注意点

- ほかの電解質と同様に、点滴の上流から採血した場合には誤った値となるので注意が必要。点滴と逆側の肢から採血を行うことが原則である。

- 血清 Cl 値異常がみられたら、他の電解質もチェックする必要がある。

ケアに生かすポイント

■検査結果に関連する観察ポイント
- 血中 Cl 濃度は原則として血中 Na イオン濃度とほぼ並行して動き、Na 濃度異常を起こす病態は同時に Cl 濃度異常も起こすため、観察ポイントは高ナトリウム血症、低ナトリウム血症に準ずる。
- Na と異なる点としては、Cl と同じ血中陰イオンである、酸塩基平衡に重要な意義をもつ HCO_3^- の影響を受けることがあるため、アシドーシスやアルカローシスの有無をみることも必要である。

低クロール血症	全身倦怠感、食欲不振、悪心、頭痛、病的反射、仮性球麻痺、けいれん、意識障害
高クロール血症	全身倦怠感、口渇、頭痛、発熱、落ち着きの欠如、けいれん、意識障害

■看護援助のポイント
1. 症状の予防と対策
   ①症状に合わせた塩分コントロール、水分出納管理を行う

◎高クロール血症
- 神経症状がなく経口摂取が可能で全身状態がよければ、飲水励行で様子をみることがある。

◎低クロール血症
- 全身状態がよければ塩分の経口摂取を増やして対応することがあるが、その際摂取しやすいように、食事に混ぜる、オブラートに包むなどの方法を選択する。

②神経症状への対策
- 意識レベルのチェックを行う。意識障害やけいれんなどでベッドからの転落や転倒などのリスクがあるため、患者の安全に配慮したケアを行う。

③悪心・嘔吐への対策
- 体位変換はゆっくり行い、頭部挙上し安静にする。嘔吐後の口腔内の清潔などを行う。

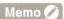

血清マグネシウム（Mg）
(serum magnesium)

▶ 中心静脈栄養を行っている患者や、腎不全患者に水酸化マグネシウムなどのマグネシウムを含む緩下薬が長期処方されている場合に検査する

検体材料　●　血　清

高
- 急性・慢性腎不全
- 甲状腺機能低下症、アジソン病
- 高度脱水症、マグネシウム摂取過剰など

基準値　1.7〜2.6mg/dL

低
- 飢餓、タンパク栄養不良症、吸収不良症候群
- 小腸切除後、長期消化液吸引、下痢
- 急性腎不全利尿期、急性膵炎など

■ 何をみる？　どうみる？

- マグネシウム（Mg）は人体に必須の物質で、体内ではその多くが骨と軟部組織にあるが、血液中にもわずかに存在する。不整脈、高血圧、虚血性心疾患などに深く関係していると考えられている。

■ どんなときに検査する？

- 血清Mg異常は症状として出にくく、一般的にルーチンの血液検査に含まれない。
- 高度の高マグネシウム血症には、房室ブロックや心停止を認めることがある。
- 低マグネシウム血症の症状には、悪心・嘔吐、脱力感、性格変化、筋けいれん、ふるえ、食欲不振がある。
- 中心静脈栄養を行っている患者では、Mg補充忘れや、Mgの不適切な投与量による血清Mg値異常が起こりやすいため、週1回はMg値のチェックを行う。
- 腎不全患者に水酸化マグネシウム（ミルマグ®）などのMgを含む緩下薬が長期処方されている場合には、高マグネシウム血症をきたしやすいため、Mg値のチェックが必要である。

■ 他の検査との関連は？

- 高マグネシウム血症は腎機能障害時にみられ、Ca^{2+}をはじめとする電解質異常を

きたす。また低マグネシウム血症は低カリウム血症、低カルシウム血症の原因ともなるため、カリウム（K）とカルシウム（Ca）はセットで測定することが好ましい。

■ 検体採取・取り扱い時の注意点

- ほかの電解質と同様に、点滴の上流から採血した場合には誤った値となるので注意する。点滴と逆側の肢から採血を行うことが原則である。
- 血清 Mg 値異常の場合は、血清 Ca 値、無機リン（iP）値などの電解質の確認と同時に、亜鉛（Zn）、鉄（Fe）、銅（Cu）、マンガン（Mn）などの微量元素不足も併発しやすいので注意が必要である。

ケアに生かすポイント

■ 検査結果に関連する観察ポイント

高マグネシウム血症	悪心・嘔吐、食欲不振、徐脈、起立性低血圧、傾眠、意識レベルの低下、腱反射の低下、低血圧、低カルシウム血症に関連した症状など
低マグネシウム血症	頻脈、不整脈、振戦、テタニー、筋力低下、（重度の場合）けいれんなど。Mg 欠乏では低カルシウム血症、低リン血症、低カリウム血症などの電解質異常を合併する

■ 看護援助のポイント

1. 症状の予防と対策
    ① 神経症状への対策：意識レベルの観察を行う。意識障害やけいれんなどで転落や転倒などのリスクがあるため、安全に配慮したケアを行う。
    ② 悪心・嘔吐への対策：体位変換はゆっくり行い、頭部挙上し安静にする。嘔吐後の口腔内の清潔など
2. 薬物投与などによる治療効果のモニタリング

◎高マグネシウム血症
- 緊急性および残存腎機能のバランスによって決定される。
- 腎機能が正常の場合は、原因である Mg 製剤を中止する。
- 腎機能低下時は、症例ごとに血液透析または腹膜透析の必要性について検討する。
- 高度の高マグネシウム血症では昏睡、呼吸停止、心停止などの危険性があるため、細心の注意が必要である。

◎低マグネシウム血症
- 無症候性の場合には、経口的に Mg を補充する。
- けいれんなどの症状を伴う緊急時には、硫酸マグネシウムを静注する。

リン（P）
(phosphorus)

▶ 中心静脈栄養患者、腎不全患者、透析患者ではルーチンで測定する

検体材料 ● 血清

高
- 原発性副甲状腺機能低下症
- 慢性腎不全
- ビタミンD中毒 など

基準値 2.5～4.5mg/dL

低
- 原発性副甲状腺機能亢進症
- ビタミンD欠乏 など

何をみる？　どうみる？

- リン（P）は成人では体内に約700gあるとされ、約85％が骨に、約15％は脳や神経などにある。骨や歯の形成、筋肉や内臓などのはたらきに作用している。

どんなときに検査する？

- 中心静脈栄養患者、腎不全患者、透析患者ではルーチンでPを測定する。拒食症（神経性食思不振症）や飢餓などで長期間にわたり低栄養にあった患者にエネルギーを補充すると医原性の低リン血症を引き起こし（refeeding syndrome）、致死的になることがあるので、事前に必ず血清P値をチェックすることが必要である。

他の検査との関連は？

- PはCaとセットで動くので、これら二者はセットで測定する。PTHなどのホルモンやビタミンDがこれらに影響を与えるため、血清P値異常を認めた場合にはこれらの測定を検討する。

Ca、Pに影響を与える因子	血清Ca濃度	血清P濃度	その他
PTH	↑	↓	HCO_3^- ↓、ビタミンD活性化
PTHr※	↑	↓	HCO_3^- 不変、ビタミンD活性化作用少ない

※ PTHr：悪性腫瘍から分泌されるPTHと似たはたらきをするホルモン

	血清Ca濃度	血清P濃度	その他
活性型ビタミンD	↑	↑	PTH↓
カルシトニン	↓	↓	活性型ビタミンD↑、PTH↑

■ 検体採取・取り扱い時の注意点

- 血液透析患者では透析前と透析後で血清P値は大きく異なるので、注意が必要である。一般的には透析前の値を参考にする。
- 食事による影響を受けるので、空腹時に測定する。

ケアに生かすポイント

■ 検査結果に関連する観察ポイント

◎高リン血症の症状

- ほとんどは無症状である。低カルシウム血症を併発していればテタニーを含む低カルシウム血症の症状が出現することがある。

◎低リン血症の症状

- 通常は無症状である。重度の慢性欠乏状態では食欲不振、筋力低下、骨軟化症を生じることがある。重篤な神経筋障害が引き起こされた場合には、進行性脳症や心不全、呼吸不全などを生じることがあり、バイタルサインや呼吸状態の観察が必要となる。著明な低リン血症で、筋力低下を伴う場合には、横紋筋融解症によることがある。これは特に急性アルコール中毒症との関連が指摘されているため、アルコール摂取歴の聴取を行う。

■ 看護援助のポイント

1. 症状予防のための食事指導

高リン血症	リン制限食（タンパク制限）、乳製品や小魚などを控える
低リン血症	スキムミルクや低脂肪ミルクを摂取する

2. 薬物投与による効果のモニタリング

高リン血症	炭酸カルシウム製剤
低リン血症	リン酸二カリウム投与（高度低下時）

- リン酸二カリウム投与時には、高濃度のカリウム（K）の投与を同時に行っていることにも留意し、心電図モニタの装着など、K投与時の注意点も同時に必

要になる。
- 腎臓病で高リン血症の治療で炭酸カルシウム製剤を服用する場合は、食直後に服用する必要がある。これは、炭酸カルシウム製剤が消化管内で食物中に含まれるリンを吸着し、体内への吸収を阻害するためである。そのため、食後時間が経ってから服用すると、効果がなくなるので注意が必要となる。

Memo

> **Column**

臨床研究シリーズ③
臨床試験 公開データベース登録の重要性

　臨床試験における公開データベース登録の重要性について紹介したい。「ヘルシンキ宣言」では、どのような試験結果であっても広く利用可能な方法で公表されねばならないという条文がある。また、本内容について、わが国では平成20年の全部改正で「臨床研究に関する倫理指針」に明記された。

　臨床試験の事前登録が必要な理由として、公表バイアス（出版バイアス）の防止が挙げられる。公表バイアスとは、都合のよいポジティブな結果が得られた場合のみ公表し、そうでない場合には公表しない場合に生じるバイアスである。このようなバイアスがあると、メタ解析を実施する際に薬効など過大評価となってしまう。また、ある治療法が「有効でないと証明された臨床試験」の結果が公表されないと、無意味に同様の試験が繰り返され、研究資源が無駄となる。試験参加者への倫理的配慮からも、ネガティブな結果を含む研究結果の公正な公開が必要である。

　2004年、医学雑誌編集者国際委員会が「生医学雑誌への投稿のための統一規定」において、医学雑誌に臨床試験結果を投稿する際の事前試験情報の登録・公開の必要性を発表した。「The Journal of the American Medical Association（JAMA）」、「The Lancet」などの医学雑誌へ臨床試験結果を投稿するには、事前に臨床試験情報が登録・公開されていることが必須とされている。

　2005年には、世界保健機関（World Health Organization：WHO）において、国際的臨床試験登録プラットフォーム（International Clinical Trials Registry Platform：ICTRP）プロジェクトが立ち上げられた。わが国では、WHO Primary Registryとして認められた登録機関として、国立大学附属病院長会議（UMIN臨床試験登録システム）、一般財団法人日本医薬情報センター（Japic CTI）、社団法人日本医師会（臨床試験登録システム）から構成されるJapan Primary Registries Network（JPRN）がある。また、臨床試験情報は事前の登録・公開だけでなく、試験結果の公開も重要である。

（野尻宗子）

亜鉛（Zn）

(zinc)

▶ 皮膚炎、味覚・嗅覚異常、性腺機能不全、成長発育障害などを認めた場合に行う。中心静脈栄養・経腸栄養施行患者、透析患者では特に注意する

検体材料 ● 血清

高
- 溶血性貧血
- 好酸球増加症など

基準値　80〜160　μg/dL

低
- 腸性肢端皮膚炎
- 肝疾患（肝がん、肝硬変など）
- 急性炎症性疾患
- 腎疾患（ネフローゼ症候群、糸球体腎炎など）

■ 何をみる？　どうみる？

- 亜鉛（Zn）は代表的な必須微量金属で、血清中では約60％がアルブミン（Alb）と、残りがα2-マイクログロブリンと結合している。酵素の構成要素としてさまざまな代謝系の調節に関係している。
- 臨床的には血清Znの過剰はまれであり、亜鉛欠乏症のほうが多い。
- Zn欠乏により、皮膚炎、味覚異常などが生じる。また、嗅覚異常、性腺機能不全、成長発育障害なども引き起こされる。これらを認めた場合、血清Zn値を測定し、亜鉛欠乏症の判定が行われる。

■ どんなときに検査する？

- 皮膚炎、味覚・嗅覚異常、性腺機能不全、成長発育障害などを認めた場合にZnの検査を行う。
- 中心静脈栄養、経腸栄養では亜鉛欠乏症を起こしやすいので注意が必要である。
- 透析患者ではZnが欠乏しやすいので、上記症状を認めた場合には血清Zn値の測定を検討する。

■ 検体採取・取り扱い時の注意点

- 血清Zn濃度は空腹で増加、食後2〜3時間後に約20％低下するので採取条件に注意する。室温で全血放置した場合は赤血球からの放出により2時間後に約20％

ほど上昇する。溶血でも高値となるため、溶血に注意する。

ケアに生かすポイント

■検査結果に関連する観察ポイント

Zn欠乏時の症状	●免疫不全の低下から陰部の皮疹 ●創傷治癒の遅延、味覚障害 ●食欲低下からくる低栄養状態 ●口内炎 ●舌炎 ●脱毛 ●皮膚障害（口・鼻・眼瞼・外陰部のびらん） ●爪変化 ●うつ状態 ●小児の成長発育障害など

- Znは銅（Cu）と拮抗作用があるのでZn投与の際には、Cuの不足がないことを確認する。まれにZn過剰で、銅欠乏性貧血を生じることがある。

■看護援助のポイント

- 長期間の高カロリー輸液や経管栄養投与時の際に、投与されているZnの量の確認を行う。
- Znの量が不足している場合には、Znを含む製剤や微量元素を含む栄養剤の追加投与を検討する。
- 微量元素であるZnは、肉芽組織で線維芽細胞がコラーゲンをつくるときに必要である。そのため、褥瘡や創傷を有する患者の肉芽形成期には欠かせない元素で、褥瘡の治癒遅延が起きている場合などにはZn不足に注意を払う。

Memo

血糖（BS、GLU）
(BS：blood sugar，GLU：glucose)

▶ 高血糖、低血糖の病歴・症状・所見があるとき、糖尿病の確定診断および経過をみる場合に検査する

検体材料　●血漿

高
- 糖尿病
- 甲状腺機能亢進症
- クッシング症候群
- 原発性アルドステロン症
- 肝硬変、脳血管障害、肥満など

基準値　70～109mg/dL

低
- 下垂体機能低下症、低グルカゴン血症、インスリノーマ、アルコール性低血糖、腎性糖尿、薬剤性（糖尿病薬）
- 激しい運動、胃切除後など

■ 何をみる？　どうみる？

- 血中に存在する糖類として、乳糖、果糖、ガラクトース、五炭糖などがあるが、血糖として測定されるのはブドウ糖（グルコース）である。
- ブドウ糖は経口摂取だけでなく、肝臓でも産生され、血糖を下げるインスリンと、血糖を上げるホルモンであるグルカゴンによって、空腹時で約80～100mg/dL、食後でも160mg/dL程度に保たれている。しかしこの調節機能がはたらかなくなると、高血糖や低血糖が生じる。

■ どんなときに検査する？

- 高血糖、低血糖の病歴・症状・所見があるときに、その原因となる病態・疾患を想定して検査する。また、糖尿病の確定診断および経過をみる場合に、随時、またはブドウ糖負荷をはじめとした負荷試験時に検査する。

■ 他の検査との関連は？

- 血糖値は食事や身体中のホルモンの値によって変化するため、同時にホルモン値を採取し比較することで高血糖・低血糖の原因となる病態を解明することが多い。血糖を下げるホルモンはインスリンしかないため、特にインスリンの測定は重要である。インスリン投与中の糖尿病患者ではC-ペプチドを参考にする。

＊**血糖を上げるホルモン** ― グルカゴン、成長ホルモン、副腎皮質ホルモン、甲状腺ホルモン、カテコラミン、ソマトスタチン、プロラクチン
＊**血糖を下げる作用** ― インスリンのみ

- 意識障害などで糖尿病ケトーシス・ケトアシドーシスを疑う際は、高血糖のほか、尿中のケトン体の検出や血液ガスによってアシドーシスを証明する必要がある。

■ 検体採取・取り扱い時の注意点

- 血糖値は食事摂取によって上昇する。随時血糖を測定したい場合はいつでもよいが、空腹時血糖の測定時は、早朝食事なしで採取する。
- 血糖値は全血より血漿（血清）のほうが高く、また、静脈血より動脈血のほうが高値となる。採取時にはブドウ糖は血球で解糖されるため、室温では低下する。フッ化ナトリウムやEDTA添加スピッツであれば、冷却保存で12時間以上安定する。当然このスピッツでは全血採取でよい。糖尿病患者などが用いる自己測定用もしくは医療機関での簡易血糖測定器は全血のままでよい。
- 緊急度が高いのは高血糖より低血糖であり、低血糖が遷延すると重篤な後遺症を残すことがある。そのため、低血糖症状を認めた際は採血の結果を待たずに、採血終了と同時に糖摂取を促す必要がある。

ケアに生かすポイント

■ 検査結果に関連する観察ポイント

高血糖症状	口渇、空腹感、夜間の頻尿、皮膚の乾燥、瘙痒感、全身倦怠感、眠気
低血糖症状	空腹感、脱力感、手指の振戦、冷汗、動悸、倦怠感、動悸、不穏行動、けいれん、昏睡

■ 看護援助のポイント

高血糖時の対処	● 症状の観察、医師の指示に基づいた投薬を行う（血糖降下薬、インスリンの投与など） ● 高度の高血糖の場合、多量のインスリンを使用して血糖の降下を行うと、同時に血中のカリウム濃度も低下するため、注意が必要である
低血糖時の対処	● 低血糖症状が現れている場合は、すみやかに糖分の摂取を行う。経口投与が困難な場合には、医師の指示に基づき50%ブドウ糖液などの経静脈投与を行う ● 低血糖症状出現時には、すぐに摂取できるペットシュガーやブドウ糖などを持参するように指導を行う（P.147の「低血糖時の対応」を参照）

- 糖尿病などにより血糖コントロールが不良の場合、栄養指導、運動療法、投薬管理など、専門家の指導のもとに総合的な指導を行う。

■ **インスリンの自己注射をしている患者の観察ポイント**
- インスリンの皮下注射部位が同一部位になっていることが原因で、皮下に腫瘤（インスリンボール）を形成し、インスリンの効果が減少することがある。そのため、血糖コントロール不良の患者の場合は皮下注射部位を毎回変更しているか確認するとともに、皮膚の状態も定期的に観察を行う。

Memo

Column

臨床研究シリーズ④
プロトコール論文とは

　論文というと臨床試験や基礎研究などの学術研究の結果を記述し、報告した文書を思い浮かべると思うが、「プロトコール論文」と呼ばれる論文があるのをご存知だろうか？　人を対象とした臨床研究では、試験実施に先立ちプロトコール（研究実施計画書）を策定し、倫理委員会の承認を得て、公開データベースに試験概要を登録してから試験を実施する。プロトコール論文とは、まだ研究の結果が出ないうちに、承認された実施中の研究計画自体を公表する論文である。プロトコール論文は、すべてのジャーナルで投稿を受け付けているわけではない。また、出版にあたっては、ジャーナルによっていろいろな条件もあるので、必ず投稿規定を確認する必要がある。

　プロトコール論文の構成であるが、一般に結果を報告する通常の論文とほとんど変わりない。標題、要約に始まり、背景、方法、デスカッションと続く。執筆時には研究結果は出ていないので、主に試験の方法（研究デザインやセッティング、被験者選択、試験スケジュールや測定項目、データ収集方法など）の記述に重点が置かれる。また、データマネジメントの方法や研究の倫理的側面などを記述する点もプロトコール論文の特徴となる。

　さて、プロトコール論文の利点は何であろうか？　プロトコール論文は、通常の論文と変わらず自分自身の業績としてカウントされる。また、研究が計画段階から公表されることで、他の研究者による似たような研究の開始を防ぐことが可能となる（同じような研究が同時に2つ進行しても、倫理および資源の有効利用という観点から世の中のためになるとはいえない）。また、結果の論文が出版されたときに、試験デザインや症例数、評価項目などの変更がないか、プロトコール論文に記載されている試験デザインと比較し、確認することができる。プロトコール論文と結果論文の比較により、研究の質を評価することができる。さらに、プロトコール論文の出版は「Column 臨床研究シリーズ③ 臨床試験 公開データベース登録の重要性（P.139）」の部分に記載した、公開データベース事前登録と同様に、公表バイアス（出版バイアス）の防止にもつながる。

〈柳澤尚武〉

糖化ヘモグロビン（HbA1c）
(hemoglobin A1c)

▶ 糖尿病の病歴・症状・所見があるときに、糖尿病の確定診断の一項目として検査する

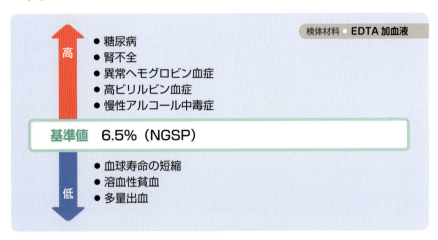

■ 何をみる？ どうみる？

- 糖化ヘモグロビン（HbA1c）は、ヘモグロビンとブドウ糖が非酵素反応によって結合したもので、「グリコヘモグロビン」とも呼ばれる。
- HbA1は、HbA1a、HbA1b、HbA1cの3種類が存在するが、そのうち約2/3をHbA1cが占める。高血糖になるとヘモグロビンが糖化される割合も高くなるため、HbA1cも高値となる。

■ どんなときに検査する？

- 糖尿病の病歴・症状・所見があるときに、糖尿病の確定診断の一項目として検査する。また、糖尿病治療（内服薬、インスリンなど）の治療経過をみる場合に、3か月の平均血糖コントロールの指標として用いる。

■ 他の検査との関連は？

- HbA1cは糖尿病での指標として使われることが最も多い。
- HbA1cもヘモグロビンであるため、ヘモグロビンというタンパクの寿命である約3か月より短い期間で入れ替わってしまう（赤血球寿命の短縮する）溶血性貧血・出血のような病態ではHbA1c値は低下する。そのような場合は網状赤血球数、ビリルビン、ハプトグロビンなどを適宜追加検査する。

- HbA1cは約120日の平均の血糖値を表すが、もう少し短い期間の平均を表す検査としてフルクトサミン（過去約1〜3週間の平均を表す）、糖化アルブミン（約2週間の平均を表す）などがある。
- 2010年7月より糖尿病の診断基準は公式にHbA1c：6.5％（国際標準値）となった。

■ 検体採取・取り扱い時の注意点

- フッ化ナトリウム＋ヘパリンナトリウム入り採血管に採取。全血のまま4℃で保存する。血糖値の測定と異なり、HbA1cの採血に関しては過去の報告によりほとんど食事の影響は受けないとされている。溶血がHbA1c値に強く影響するため、採血での溶血にはもちろん注意が必要である。輸血などを行った場合、検査値は参考にしかならないため、臨床面で検体採取時には注意する必要がある。
- HbA1cは約120日の血糖の平均を表すとされており、血糖値測定のときのような緊急での対応は必要ないと考える。むしろ併せて採血されることの多い血糖値にも注意を向ける必要がある。

ケアに生かすポイント

■ 検査結果に関連する観察ポイント

- **異常高値**：糖尿病であることが多く、高血糖状態が継続していたことが考えられるため、前述の高血糖症状に準ずる。
- **異常低値**：赤血球寿命の短縮（失血、溶血、悪性貧血、悪性新生物など）、肝硬変症によるものが考えられるため、各疾患の鑑別が必要である。

■ 看護援助のポイント

- HbA1cの値は長期の血糖コントロールを表す指標であるため、値の意味、血糖値との違いをよく説明し、長期的な血糖コントロールが重要であることを説明する。
- HbA1cの値が基準値を超える場合には、栄養指導、運動療法、投薬治療など総合的な糖尿病のコントロールを行う必要がある。HbA1cが高値で経過している場合には、処方された薬物が正しく投与・服用されているか確認を行う。

▼ 低血糖時の対応

静脈ライン	意識障害あり	意識障害なし
あり	50％ブドウ糖液、40mL 静脈注射	ジュース、飴などで糖分摂取
なし	グルカゴン G1mg、筋肉注射	ジュース、飴などで糖分摂取

岡田定監修，津川友介・西崎祐史・野村征太郎・森信好著：デキレジ第5回「意識障害をみたら，AIUEOTIPS」．レジデント 2008，1 (5)．

75gOGTT（経口ブドウ糖負荷試験）
(Oral glucose tolerance test)

▶ 糖尿病などの糖代謝異常を評価するために検査する

検体材料　●　血液

糖尿病型
空腹時　　　　　：126（mg/dL）以上
負荷後2時間値：200（mg/dL）以上

基準値（正常型）
　　空腹時　　　　　：110（mg/dL）未満
　　負荷後2時間値：140（mg/dL）未満

■ 何をみる？　どうみる？

- 経口ブドウ糖負荷試験（OGTT）は、糖尿病などの糖代謝異常を評価するための検査の1つであり、ブドウ糖負荷後の血糖値、およびインスリン値の経時的変化から糖尿病の判定や糖代謝異常の評価を行う。
- 具体的にはトレーラン®G液を5分以内に経口摂取し、負荷後30分、60分、120分（必要があれば180分）後に採血して、血糖値とインスリン濃度を測定する。

■ どんなときに検査する？

- より早期に、「糖尿病への進展率の高い群（糖尿病ハイリスク群）」、および「糖尿病」を発見するために施行する。あきらかな糖尿病（空腹時血糖126mg/dL以上、随時血糖200mg/dL以上）には行わない。発症初期の糖尿病で、空腹時血糖値は正常範囲内で、食後血糖値のみが高値を呈する場合が多い。

■ 他の検査との関連は？

- 空腹時血糖値、HbA1cなどの指標と合わせて糖尿病の診断を行うが、まずOGTTは負荷試験であること、空腹時血糖はその時点での血糖、HbA1cは数か月の平均的な血糖値推移をみる点で異なる。

検体採取・取り扱い時の注意点

- 負荷検査であり、数回の検体採取の必要性があるため、患者の負担も大きいことを理解しておく必要がある。実際により適切な検査実施のため、検査前にもある程度患者側に食事内容について検討してもらう必要もある（例えば、炭水化物摂取量が長期間不足しないようにする、検査前日は過激な運動や大量の飲酒を禁止など）。
- 検体自体は、採血後はすみやかに測定するのが望ましいが、できない場合は検体を冷所に保存する。血糖測定にはフッ化ナトリウム入りの専用試験管を用いる。
- 2時間後の血糖値＞200mg/dL という糖尿病型の診断基準に加えて、インスリン分泌指数、HOMA-IR、HOMA-β を計算することで実際の糖尿病への移行予測や、適切な使用薬剤の選択に有効となる。

▼ インスリン分泌能とインスリン抵抗性の指標

- インスリン分泌指数
  Δ血糖インスリン値(30分値−0分値)[μU/mL]÷Δ血糖値(30分値−0分値)[mg/dL]
- HOMA-IR
  空腹時インスリン値(μU/mL)×空腹時血糖(mg/dL)÷405
- HOMA-β
  (空腹時インスリン値[μU/mL] ×360)÷(空腹時血糖[mg/dL])−63)

ケアに生かすポイント

■看護援助のポイント

- 1日に数回の採血を行う必要があるので検査の目的と方法を説明する。
- 指示された負荷後の採血時間と回数（スケジュール）を確実に伝えておく。
- すべての検査が終了するまでは糖分を含む飲食ができないことを説明しておく。
- 繰り返し採血を行う必要があるため、確実な手技で採血を行うように配慮する。

Memo

グリコアルブミン（GA）
(GA：glycoalbumin)

▶ 糖尿病での指標として使われることが最も多く、特に経口糖尿病薬開始時やインスリン療法導入時など、治療開始や変更、治療効果の確認に用いられることが多い

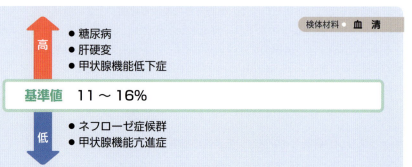

検体材料 ● 血清

高
- 糖尿病
- 肝硬変
- 甲状腺機能低下症

基準値　11〜16％

低
- ネフローゼ症候群
- 甲状腺機能亢進症

■ 何をみる？　どうみる？

- グリコアルブミンは、血清アルブミンとブドウ糖が非酵素反応によって結合した糖タンパクの1つである。
- 糖タンパクとしては、赤血球ヘモグロブンと結合したグリコヘモグロビン（HbA1c）が有名であり、グリコアルブミンと合わせて、血糖コントロールの指標として用いられている。

■ どんなときに検査する？

- グリコアルブミンは、糖尿病での指標として使われることが最も多い。特に経口糖尿病薬開始時やインスリン療法導入時など、治療開始や変更、治療効果の確認に用いられることが多い。
- グリコアルブミンは、糖尿病予備軍やメタボリックシンドロームに特徴的な「食後のみの短時間高血糖」を比較的よくとらえることができ、糖尿病発症予防のための注意喚起にも有用とされているため、近年では献血時のスクリーニング検査にも採用されている。

■ 他の検査との関連は？

- HbA1cは、赤血球の寿命が120日であるため3か月前から採血時までの平均血糖値を反映する一方で、グリコアルブミンは、アルブミンの半減期が17日であるため3週間前から採血時までの平均血糖値を反映する。そのため、HbA1cが長期の

指標として安定した患者の血糖管理や糖尿病の診断に用いられるのに対し、グリコアルブミンは治療開始時や治療効果の確認といったやや短期の指標として用いられる。

■ 検体採取・取り扱い時の注意点

- 強溶血にて低下傾向となるため注意が必要である。

ケアに生かすポイント

■ 検査結果に関連する観察ポイント

- 異常高値：過去2～3週間の血糖コントロールが不良であることを示す。甲状腺機能低下症では、アルブミン代謝半減期の遅延によりグリコアルブミンが高値を示すことがある。
- 異常低値：甲状腺機能亢進症やネフローゼ症候群では、アルブミンの代謝半減期の促進によりグリコアルブミンが低値を示すことがある。特にアルブミン代謝が促進されるステロイド糖尿病では、グリコアルブミンはきわめて低値となる。

■ 看護援助のポイント

- グリコアルブミンの値は、3週間前から採血時までの血糖コントロールを表す指標であるため、値の意味、血糖値との違いをよく説明する。
- グリコアルブミンの値が基準値を超える場合には、栄養指導、運動療法、投薬治療など総合的な糖尿病のコントロールを行う必要がある。
- グリコアルブミンが高値で経過している場合には、処方された薬物が正しく投与・服用されているか確認を行う。
- 以前に運動療法や栄養指導などを行い、グリコアルブミンの値が改善している場合には、現在行っている活動を評価し、引き続き運動療法や食事のコントロールが継続できるように援助する。

Memo

1.5-AG（1.5-アンヒドロ-D-グルシトール）
（1.5-anhydro-D-glucitol）

▶ 糖尿病での指標として使われ、症状が比較的軽度の時点で糖尿病のコントロールを評価したい場合に用いられる

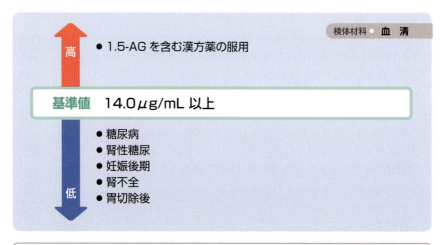

■ 何をみる？ どうみる？

- 1.5-AG（1.5-アンヒドロ-D-グルシトール）は、ブドウ糖と同じように血液中に常に一定量存在する物質である。
- 通常、原尿に含まれる1.5-AGは、ブドウ糖と同様に腎・尿細管でほぼ100％再吸収されるが、高血糖に伴う尿糖排泄により、尿中へ喪失されて血中濃度が低下する。
- 血液中の1.5-AGは、尿糖が排泄されるに従い減少するため、血糖値が高いほど1.5-AGの数値は低くなる。

■ どんなときに検査する？

- 1.5-AGは、糖尿病での指標として使われることが最も多い。特に治療法を変更し、その効果を速やかに観察したい場合、また食後だけ高血糖になっているケースなど、病状が比較的軽度の時点で糖尿病のコントロールを評価したい場合に用いられる。

■ 他の検査との関連は？

- HbA1c、グリコアルブミンと同様に、1.5-AG検査も採血時点の血糖値に左右されず、血糖レベルを過去に遡って調べることができる。ただし、結果に反映されるのは採血時点から過去数日間と、より短いことが特徴となっている。さらに、食後血

糖値の変動が大きいかどうかも把握することができる検査である。注意点として、HbA1cやグリコアルブミンとは反対に、「数値が低いほど良くない」所見を示している。

ケアに生かすポイント

■検査結果に関連する観察ポイント
- **異常高値**：1.5-AGを含む漢方薬（人参養栄湯や加味帰脾湯、葛根湯、小柴胡湯、大柴胡湯など）を服用している場合に異常高値を示すことがあり、内服薬を確認する必要がある。
- **異常低値**：過去数日間の血糖コントロールが不良であることを示す。ただし、1.5-AGは血糖コントロールがもともと不良な症例（HbA1c > 8%）では低値に振り切ってしまい、正確な評価ができないため注意が必要である。また、妊娠中や腎機能が低下している場合などは、実際の血糖状態を反映していない場合がある。

■看護援助のポイント
- 1.5-AGの値は採血時点から過去数日間の血糖コントロールを表す指標であるため、値の意味、血糖値との違いをよく説明する。
- 1.5-AGの値が基準値を下回る場合には、栄養指導、運動療法、投薬治療など総合的な糖尿病のコントロールを行う必要がある。
- 1.5-AGが低値で経過している場合には、処方された薬物が正しく投与・服用されているか確認を行う。

Memo

総コレステロール（TC）
(TC：total cholesterol)

▶ 脂質異常症の病歴、症状、所見があるときに、脂質異常の全体像の把握を目的として検査する

検体材料　●　血　清

高

原発性
- 家族性高コレステロール血症
- 家族性複合型脂質異常症など

続発性
- 糖尿病
- 甲状腺機能低下症
- ネフローゼ症候群
- 肝がん、肝硬変など

基準値　120〜219mg/dL

原発性
- 無・低β-リポタンパク血症、α-リポタンパク欠損症

続発性
- 甲状腺機能亢進症、アジソン病、肝炎、肝硬変など

低

■ 何をみる？　どうみる？

- コレステロールは代謝産物で、脊髄、肝臓、脳などあらゆる組織に分布しており、性ホルモンや胆汁酸生合成の原料となっている。
- コレステロールの大部分は食事由来ではなく、多くは体内で合成される。
- 脂肪酸と結合していない遊離型（約1/3）、結合したエステル型（約2/3）があり、その2つを合わせたものが総コレステロール（TC）と呼ばれる。

■ どんなときに検査する？

- 脂質異常症の病歴、症状、所見があるときに、脂質異常の全体像の把握を目的に検査する。

■ 他の検査との関連は？

- 動脈硬化ガイドラインにおいてもnon-HDLコレステロール測定（計算）が1つの

指標とされ、TC 値の重要性は相対的に高まっている。ネフローゼ症候群の診断基準などでは TC が使用されている。
- 血清コレステロール値は、①食事からの吸収、②体内での生合成、③体外排泄（厳密には体内での経路はコレステロール逆転送過程を含む）のバランスが崩れると変化をきたす。

	①吸収	②生合成	③排泄	コレステロール値
胆道疾患	→	→	↓	↑
甲状腺機能低下	→	↓	↓	↑
甲状腺機能亢進	→	↑	↑	↑
ネフローゼ症候群	→	↑	↓	↑
吸収不良症候群	↓	→	→	↓

- 肝・胆道疾患の場合は腹部エコー検査、肝・胆道系酵素（LDH、ALP、γ-GTP、AST、ALT）との関連をみる。甲状腺機能低下・亢進ではホルモン（TSH、FT_3、FT_4）。ネフローゼ症候群では血清総タンパク、血清アルブミン（Alb）、尿中タンパクなどを採血する。

■ 検体採取・取り扱い時の注意点

- 食生活、性別などは大きく関与しているものの、検体採取時の食事による影響は、TG や遊離脂肪酸と異なりほとんどみられないとされている。
- 通常の生化学検査での採血同様の注意で十分だが、脂質異常症の病態把握には LDL-C、HDL-C、TG 値も同時測定すべきであり、早朝空腹時検査が望ましいとされる。
- 血清分離後、冷所保存であれば数日間は安定している。しかし、レシチン・コレステロール・アシルトランスフェラーゼ（LCAT：lecithin-cholesterol acyltransferase）の作用により遊離コレステロールがコレステロールエステルに変換されるため、遊離コレステロール、コレステロールエステルを測定する場合はすみやかに測定する必要がある。
- 女性の場合、閉経後急速に増加して 60 歳代で最も高値となり、その後は漸減していくため、高齢女性の場合は高値となる可能性を認識しておく。

ケアに生かすポイント

■ 検査結果に関連する観察ポイント

高値	●栄養状態（栄養摂取量、BMI、腹囲など） ●飲酒歴 ●日々の運動量
低値	●栄養状態（栄養摂取量、BMI、体重の変化） ●下痢の有無

BMI：body mass index

■ 看護援助のポイント

1．高コレステロール血症に伴う症状の予防と対策

①症状予防のための食事指導：高カロリー・高脂肪食を控え、標準体重当たり25〜30kcal程度を目安とする。また、食物繊維を多く摂取するよう指導。高血圧を有する場合、塩分制限をともに勧める。

②禁酒もしくは減酒：アルコール摂取を控えるよう指導する。

③禁煙指導

● TC値の異常には、HDL-C、LDL-C、TGなどのさまざまな脂質代謝異常が含まれる。詳細はHDL-C、LDL-C、TG、リポタンパクの項目参照。

Memo

Column

コレステロール論争

　2010年9月、日本脂質栄養学会によりコレステロール論争が引き起こされた。「LDL - コレステロール」のコラムでも述べるが、コレステロール値の高い・低いと死亡率にはいろいろな意見がある。ここでは、その論争の影響を取り上げたい。

　論争はインターネットでもニュースでも非常に盛り上がっていたので読者の方もよくご存知かもしれない。医療従事者と製薬会社の癒着の話も同時に盛り上がっていた。興味深いことに、同時期にアメリカでも1次予防へのコレステロール治療の有効性を説いたJUPITER試験でも同様に医療従事者と製薬会社の利益関係について論議されている。まず、やはり全世界的に金銭などの絡む憶測は大人になっても好きなようだ。

　さて、この論争に関してそれぞれが議論することには問題ないと考えるが、困るのは現場の医療従事者および患者への影響だ。特にテレビの影響は大きい。スタチンというコレステロールを下げる薬を飲んでいる患者においても「コレステロールは下げないほうがいいってテレビでやっていたんですが……」と言われ、何ごとだとインターネットとテレビをみれば、「コレステロールは下げないほうがいい＝コレステロールを下げると死亡率が上がる」の大騒ぎ。これまでの医療従事者-患者間の信頼関係も一度にひっくり返すメディアの力。

　この情報化社会では、医療従事者だけでなく、患者自身もメディアから情報を取捨選択して自分で納得して薬などを飲んでもらうことのほうが重要かもしれない。新しい医療従事者と患者の関係が、必要とされている。

〈水野篤〉

HDL-コレステロール (HDL-C)
(HDL-C：high density lipoprotein-cholesterol)

▶ HDL-C は各組織から過剰なコレステロールを運搬し異化させる作用があるため、動脈硬化を予防する

検体材料 ● 血清、血漿

高
- 家族性高α-リポタンパク血症
- 原発性胆汁性肝硬変
- アルコール多飲など

基準値 40 〜 65mg/dL

- 糖尿病
- 慢性腎不全
- 甲状腺機能亢進症
- 肝障害
- 虚血性心疾患（心筋梗塞、狭心症）

低

■ 何をみる？ どうみる？

- HDL-コレステロール (HDL-C) は高比重リポタンパクで、脂肪50％、タンパク質50％で構成された複合体である。
- 各組織から過剰なコレステロールを運搬し、異化させる作用があることから、動脈硬化を予防するはたらきがある。

■ どんなときに検査する？

- 脂質異常症の病歴、症状、所見があるときに、脂質異常の原因となる病態、疾患を想定して検査する。脂質異常症の確定診断のためにも必須項目となっている。

■ 他の検査との関連は？

- 脂質異常症の診断基準が変更になり、HDL-C 値は必須項目となった。また、動脈硬化性疾患での二次予防の観点からみることも多い。
- 脂質コントロールにおいて LDL コレステロールだけではなく、HDL/LDL 比が重要であるということが一部提唱されていること、計算法による non-HDL コレステロール値を求めるために TC とあわせて測定し、二次予防の指標として検査することは重要である。
- 家族性に HDL-C 値が高い場合は長寿が多いと報告され、コレステリルエステル転

送タンパク（CETP）活性との関連も指摘されているため、CETP活性とともに測定することもあるが、まだ臨床的意義ははっきりしていない。

■ 検体採取・取り扱い時の注意点

- 総コレステロール（TC）と同様に、食生活や性別の関与が大きいものの、トリグリセリド（TG：中性脂肪）や遊離脂肪酸と異なり、検体採取時の食事による影響はほとんどみられないとされる。
- 脂質異常症の診断基準では、空腹時採血であることが基準となったため、どのようなときに採血しているかを確認する。
- 血清、血漿いずれでも測定可能であり、通常の生化学検査での採血同様の注意で十分である。リポタンパクは試験管内で変性していくため、採血後すみやかな測定が望まれる。凍結保存が可能であり、1回であれば凍結・融解で測定値に大きな変化は認められない。

ケアに生かすポイント

■ 検査結果に関連する観察ポイント

低　値	●肥満、喫煙、高血糖

■ 看護援助のポイント

1. **低HDLコレステロール血症・高LDLコレステロール血症に伴う症状の予防と対策**

   ①食事指導：肉に偏った食生活はLDL-C上昇につながる。エイコサペンタエン酸（EPA）を豊富に含む青魚をバランスよく摂取するのが望ましい。EPAにはTGを下げる作用に加え、動脈硬化を予防する効果を併せもつことが知られている。一部のマーガリンおよび加工食品には、LDL-C値を上昇させ、HDL-C値を低下させてしまうトランス脂肪酸が含まれるため注意を促す。

   ②症状予防のための運動指導：定期的な運動により、LDL-C値を下げ、HDL-C値を上げる効果がある。そのため運動する習慣をもてるよう、エレベーターより階段、近場へは歩いていくなど、できることから勧める。

   ③肥満予防：肥満自体もHDL-Cを下げるため、運動・食事により適正体重を維持するよう勧める。

   ④禁煙指導：喫煙するとHDL-Cが低くなることがわかっているため、HDL-Cを上げるには禁煙が効果的である。

LDL-コレステロール (LDL-C)
(LDL-C：low density lipoprotein-cholesterol)

▶ LDL-Cは「悪玉コレステロール」と呼ばれ、将来的に動脈硬化を引き起こすリスクファクターとされる

検体材料　● 血清、血漿

高
- 特発性高コレステロール血症、家族性高コレステロール血症
- 将来の虚血性疾患、脳梗塞、糖尿病のリスクファクター

基準値　65～139mg/dL

低
- 無・低リポタンパク血症
- 肝硬変
- 甲状腺機能亢進症など

何をみる？　どうみる？

- LDL-コレステロール（LDL-C）は、コレステロールを肝臓から末梢組織へ運ぶ作用がある。
- LDL-Cが高値となると末梢組織に過剰にコレステロールを運搬してしまうため、「悪玉コレステロール」とも呼ばれ、将来的に動脈硬化を引き起こすリスクファクターとされる。

どんなときに検査する？

- 脂質異常症の病歴、症状、所見があるときに、脂質異常の原因となる病態、疾患を想定して検査する。
- 脂質異常症の確定診断のためにも必須項目となっている。脂質異常症をすでに保有している患者において、目標値に到達しているかをみる場合にも測定する。

他の検査との関連は？

- 脂質異常症の診断基準が変更になり、LDL-C値も必須項目となっている。また、明確な動脈硬化、特に冠動脈疾患での二次予防での目標値が定められている。
- HDL-Cと同様に、HDL/LDL比が重要であるということが一部提唱されていることも含めて、HDL-C値測定や、その他の動脈硬化因子である糖尿病のHbA1cなどを二次予防の指標として検査することは重要である。LDLの直接測定以外に、Friedewaldの計算式により求められることを知っておくべきである。その際には、

TC、HDL-C、TG が必要である。
- 脂質異常症において治療薬では HMG-CoA 還元酵素阻害薬であるスタチンを使用することが多いが、副作用として横紋筋融解症が出現してクレアチンキナーゼ（CK）が上昇することがあるので、経過をみる際に検査する。

■ 検体採取・取り扱い時の注意点

- 総コレステロール（TC）と同様に、食生活や性別などは大きく関与するが、トリグリセリド（TG：中性脂肪）や遊離脂肪酸と異なり、検体採取時の食事による影響はほとんどみられないとされる。
- 脂質異常症の診断では、空腹時採血であることが基準である。
- 血清・血漿いずれでも測定可能であり、通常の生化学検査での採血同様の注意で十分である。リポタンパクは試験管内で変性していくため、採血後すみやかな測定が望まれる。凍結保存が可能であり、1回であれば凍結・融解で測定値に大きな変化は認められない。

ケアに生かすポイント

■ 検査結果に関連する観察ポイント

高 値	●栄養状態（栄養摂取量、BMI、腹囲など） ●日々の運動量 ●高血圧などの随伴症状 ●黄色腫
低 値	●栄養状態（栄養摂取量、BMI、体重の変化） ●下痢の有無 ●便の性状（吸収障害時、便は脂肪が多くやや白っぽい状態となる） ●神経症状や精神症状（倦怠感） ●成長障害 ●皮膚乾燥や湿疹 ●脱毛 ●出血傾向

BMI：body mass index

■ 看護援助のポイント

1．症状の予防と対策

◎高 LDL コレステロール血症

①**症状予防のための食事指導**：高カロリー・高脂肪食を控え標準体重当たり 25〜30kcal 程度を目安とする。果物、野菜、穀類は脂肪が少なくコレステロールを含まないため勧める。特に、豆類、リンゴなど、腸で脂肪と結びついてコレステロール値を下げるのに役立つ可溶性繊維が豊富な食物も推奨される。一部のマーガリンおよび加工食品には、LDL-C 値を上昇させ、HDL-C

値を低下させてしまうトランス脂肪酸が含まれているため注意を促す。
②**症状予防のための運動指導**：定期的な運動は、LDL-C 値を下げ、HDL-C 値を上げる効果がある。運動する習慣をもてるようエレベーターより階段、近場へは歩いていくなど、できることから勧める。

◎**低 LDL コレステロール血症**

①**必須脂肪酸・脂溶性ビタミンの補充**：脂肪は食事由来の脂溶性ビタミンの運搬も行っている。そのため脂溶性ビタミン吸収障害も生じ、臨床症状のほとんどがこのビタミン不足に基づくものである。そのため無・低 β リポタンパク血症などによる原発性低 LDL コレステロール血症では、成長異常や精神異常をきたすことがあるため、必須脂肪酸および、脂溶性ビタミン（ビタミン A、E）の補充を十分に行い、その効果をモニタリングしていく。

②**消化薬の効果モニタリング**：膵臓由来酵素分泌低下症例に対しては消化薬の投与が行われるため、吸収や、栄養状態（体重や皮脂厚）をモニタリングしていく。

Memo

Column

LDL＝悪玉＝Bad コレステロール？

　LDL-Cは悪玉コレステロールとして知られている。またHDL-Cは善玉コレステロールとして分類されている。この２つのコレステロールの違いはなんだろう。

　LDL-Cが蓄積することで確かに動脈硬化が進行し、心血管死が増加するという、これまでのエビデンスの話がこの善悪の由来であろうが、文献上では正式な由来の記載が見当たらないように思う。確かにスタチンという脂質異常症の治療薬のおかげで、動脈硬化へのある治療の希望と方向性が出てきているのも事実である。一方、特に内分泌関連の先生方からはLDL-Cを下げすぎることの是非も提起されている。LDL-Cは免疫機構に影響があり、LDL-Cが高いほうが生存期間が長いという動物実験さえある。

　また、重症心不全においてコレステロール値が低いほど生命予後が短いというデータをみると、何が善玉・悪玉かよくわからない状態となるだろう。

　「Good vs Bad」善悪二元論は世の常である。こんなところで哲学に戻るが、ニーチェは二元論を否定していた。結局、悪はなくなればよいという、究極には一元論となる理論自体に否定的であったとされている。

　コレステロールも同じ。悪玉コレステロールも実際大きくみれば、身体にとっては必要だからである。近年の動脈硬化におけるコレステロール指標にHDL/LDL比というものが注目されている。世の中は善悪二元論だけでは表現できず、さまざまなバランスで成り立っていることを、この小さなコレステロールの世界でも表現しているように思える。実に趣深い。

　補足であるが、善玉・悪玉の玉という言葉は日本独自で面白い。Wikipediaでは、善玉と悪玉を引いている山東京伝の『心学早染草』の画像もみられる。確かにそんなイメージかもしれない。

〈水野篤〉

トリグリセリド（TG：中性脂肪）
(TG：triglyceride)

▶ 脂質異常症の病歴、症状、所見があるときに、脂質異常の原因となる病態、疾患を想定して検査する

検体材料 ● 血清

高
- 家族性脂質異常症
- 糖尿病、高尿酸血症
- ネフローゼ症候群
- クッシング症候群
- アルコール性脂肪肝
- 甲状腺機能低下症など

基準値 30〜149mg/dL

低
- 無β-リポタンパク血症
- 甲状腺機能亢進症
- 吸収不良症候群
- 肝障害（肝硬変、肝炎など）

■ 何をみる？　どうみる？

- トリグリセリド（TG：中性脂肪）は、グリセロールに3分子の脂肪酸がエステル結合した物質で、食事で摂取される脂肪の大部分を占め、エネルギー源として利用されている。余ったTGは肝臓や脂肪組織に蓄積される。
- 血中の90％以上の中性脂肪がTGであることから、TGは中性脂肪と同義語として用いられている。

■ どんなときに検査する？

- 脂質異常症の病歴、症状、所見があるときに、脂質異常の原因となる病態、疾患を想定して検査する。脂質異常症の確定診断のためにも必須項目となっている。

■ 他の検査との関連は？

- 脂質異常症の診断基準が変更になり、TG値も必須項目となった。また、コレステロールと同様に、甲状腺機能やネフローゼ症候群、糖尿病との関連も強く、異常値を認めた場合は、甲状腺機能や血清総タンパク（TP）、血清アルブミン（Alb）、尿タンパク、糖化ヘモグロビンなどを検査することは意義がある。

- 高トリグリセリド血症と膵炎は関連が強く、高トリグリセリド血症は膵炎発症の引き金と考えられている。膵炎での血液検査としてはアミラーゼ（AMY）、特に膵アミラーゼやリパーゼの検査を追加する。
- 飲酒や脂肪肝でも TG は高値になるため、γ-GTP や腹部エコーでの脂肪肝の検査が必要になることも多い。

■ 検体採取・取り扱い時の注意点

- コレステロールと異なり、検体採取時の食事による影響は非常に強い。食事、飲酒ともに影響を受けるため、絶食後 12 時間後の採血が原則である。また、妊娠中は上昇するため評価が困難となる。その他に関しては、通常の生化学検査での採血同様の注意で十分である。

ケアに生かすポイント

■検査結果に関連する観察ポイント

高 値	●栄養状態 ●BMI ●腹囲など ●飲酒歴 ●日々の運動量

BMI：body mass index

■看護援助のポイント

1．高 TG に関連した症状の予防と対策

◎高コレステロール血症

① 症状予防のための食事指導：高カロリー・高脂肪食を控え、標準体重当たり 25〜30kcal 程度を目安とする。青魚の摂取を勧める。
② 禁酒もしくは減酒：アルコール摂取を控えるよう指導する。
③ 禁煙指導
④ 症状予防のための運動指導：肥満や運動不足は TG 値を上昇させるため、日常生活で運動する習慣をもてるよう指導する。
⑤ 肥満の予防：肥満自体も TG 値を上昇させるため、適正体重の提示、食事および運動指導を通した適正体重の維持を勧める。

リポタンパク

(lipoprotein)

▶ リポタンパク異常症の病歴、症状、所見があるときに、異常の原因となる病態・疾患を想定して検査する

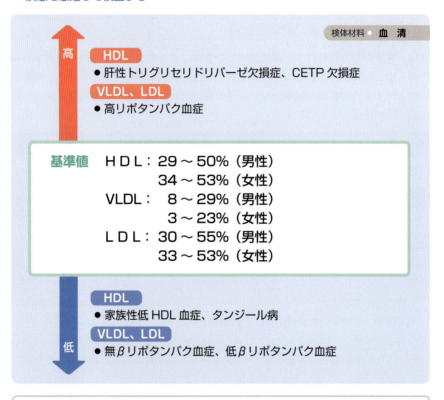

■ 何をみる？　どうみる？

- 脂質はそのままでは水に溶けないため、血中ではアポタンパクと結合してリポタンパクとして存在しており、HDL-コレステロール（HDL-C）、LDL-コレステロール（LDL-C）もリポタンパクの1種である。
- リポタンパクは比重によって、カイロミクロン、超低比重リポタンパク（VLDL）、低比重リポタンパク（LDL）、高比重リポタンパク（HDL）の4つに分類される。

■ どんなときに検査する？

- リポタンパク異常症の病歴、症状、所見があるときに、リポタンパク異常の原因となる病態・疾患を想定して検査する。

■ 他の検査との関連は？

- 日常診療における脂質異常症の診断・治療において、HDL-C、LDL-C の値だけでも十分わかるが、先天性・家族性である場合などのメカニズム解明には、リポタンパクの詳細な検査が有用である。それによって判明した異常からさらに突きつめるには、表面に存在するアポリポタンパクの測定も最終的なアポリポタンパク欠損症の診断には必須となってくる。

■ 検体採取・取り扱い時の注意点

- 検体採取時の食事による影響は、リポタンパク自体にトリグリセリド（TG：中性脂肪）を含むため、TG 自身と同様に食事・飲酒の影響を受けることから、絶食後 12 時間後の採血が原則である。また、妊娠中は上昇するため評価は困難となる。その他に関しては、通常の生化学検査での採血同様の注意で十分である（「HDL-C〈P.159〉、LDL-C〈P.161〉」の項参照）。

ケアに生かすポイント

■ 検査結果に関連する観察ポイント

高値	● 栄養状態（栄養摂取量、BMI、腹囲など） ● 飲酒歴 ● 日々の運動量 ● 肝・膵腫大 ● 黄色腫
低値	● 下痢の有無 ● 便の性状（吸収障害時、便は脂肪が多くやや白っぽい状態となる） ● 神経症状 ● 精神症状（倦怠感） ● 成長障害 ● 皮膚乾燥 ● 湿疹 ● 脱毛 ● 出血傾向

BMI：body mass index

■ 看護援助のポイント

1. 症状の予防と対策

- リポタンパク検査により、無・低βリポタンパク血症などによる原発性低 LDL コレステロール血症では、成長異常や精神異常をきたすことがあるため、必須脂肪酸の補充を十分に行う。また、カイロミクロンは食事由来の脂溶性ビタミン（ビタミンA・Eなど）の運搬も行っているため、無・低βリポタンパク血症によりビタミン不足症状を呈することがあり、脂溶性ビタミンの補充を十分に行えるよう注意する。

AST（GOT）、ALT（GPT）

(**AST**：aspartate aminotransferase, **ALT**：alanine aminotransferase)
(**GOT**：glutamic oxaloacetic transaminase, **GPT**：glutamic pyruvic transaminase)

▶ AST は、腎臓、肺、心臓、筋、血液などが破壊されるような病態を想定する場合に、ALT は肝細胞中に多く存在するため肝機能検査として行われる

検体材料 ● 血 清

肝疾患
- ウイルス性急性・慢性肝炎
- 肝硬変
- 薬物性肝障害
- アルコール性肝障害など

胆道・膵臓疾患
- 胆石・胆道炎
- 胆嚢がん
- 総胆管結石
- 胆管がんなど

心疾患
- 心筋梗塞
- 心筋炎

筋疾患
- 多発性筋炎
- 筋ジストロフィー

基準値 AST：10～40 IU/L
ALT： 5～45 IU/L

低 ● 臨床的意義は少ない

■ 何をみる？ どうみる？

- AST（GOT）と ALT（GPT）は、ほぼすべての臓器に存在する酵素で、両者とも同じようなはたらきをしている。
- 生体内分布は異なり、AST は心筋、腎臓、肝臓、骨格筋に多く存在するが、ALT は肝細胞中に多く存在するため肝機能検査として用いられる。

■ どんなときに検査する？

- 薬物・漢方・アルコール摂取、ウイルス性肝炎、循環不全など肝機能異常を疑わせる病歴、全身倦怠感、黄疸など肝機能異常に伴う症状、白色便など閉塞性黄疸に伴う症状を認めた場合に、その原因となる病態・疾患を推定して検査する。
- AST に関しては、腎臓、肺、心臓、筋、血液にも含まれているため、これらが破壊されるような病態を想定する場合にも検査が行われる。

■ 他の検査との関連は？

- AST は肝臓のみならず、心臓、腎臓、肺、筋肉、赤血球にも含まれているため、

これらの臓器・組織に障害が起こった場合には上昇する。したがって肝特異性は低く、AST単独の上昇を認めた場合には、どこの臓器や組織に障害が起こったかを推定する目的で他の検査を行う。
- ALTは肝臓の細胞質に多く含まれており、他の臓器や組織にはあまり含まれていないため、ALTの上昇はほぼ肝臓の障害を表す。つまりALTの上昇を認める場合には、肝機能障害の原因を特定する検査を行う必要がある。

▼ 検査値と関連する疾患および追加検査

	ASTおよびALTの上昇	追加検査
肝疾患	ウイルス性急性肝炎、ウイルス性慢性肝炎、肝硬変	IgM-HA、HBsAg、HCV Ab
	薬剤性肝障害、アルコール性肝障害	γ-GTP
	自己免疫性肝炎、原発性胆汁性肝硬変、原発性硬化性胆管炎	抗核抗体、抗ミトコンドリア抗体
	代謝性肝障害（ヘモクロマトーシス、ウイルソン病など）	フェリチン、血清銅、セルロプラスミン
	循環不全（うっ血肝、虚血性肝炎、ショック肝）	心臓・腹部エコー
	原発性肝がん、転移性肝がん	AFP、PIVKA-II、腹部エコー、腹部CT
胆道・膵臓疾患	胆石・胆嚢炎、胆嚢がん、総胆管結石、胆管がん、胆管炎	ALP、γ-GTP、腹部エコー、腹部CT
	急性膵炎、慢性膵炎、膵がん	AMY、P-AMY、腹部エコー、腹部CT
その他	敗血症	血液培養

	AST優位の上昇	追加検査
心疾患	心筋梗塞、心筋炎	CK、CK-MB、LDH、トロポニンT、心電図
筋疾患	多発性筋炎、筋ジストロフィー	CK
その他	肺梗塞、腎梗塞、溶血性貧血	LDH、Hb、間接ビリルビン、ハプトグロビン

■ 検体採取・取り扱い時の注意点

- 採血時駆血帯で2分以上うっ血させると、軽度の上昇が認められる。
- 立位での採血は安静臥床時に比べ約10％高値となる。

- ASTは溶血により高値となる。シリンジ採血時はゆっくり吸引、真空管採血時は23Gより細い針を用いない。また、シリンジから採血管に移す際は、針を外し壁に沿ってゆっくり注入する。採血管の転倒混和はゆっくり行う。
- ASTは激しい運動や筋肉注射の後に軽度上昇する。

ケアに生かすポイント

■検査結果に関連する観察ポイント

肝疾患（肝細胞障害）	●全身症状：ショック状態、発熱、全身倦怠感、黄疸、クモ状血管腫、皮下出血など ●腹部症状：肝腫大、食欲不振、腹部膨満感、悪心・嘔吐など ●肝性脳症による症状：意識障害、手指の振戦、羽ばたき振戦、不眠など ●門脈循環障害による症状：腹水、食道（胃）静脈瘤、腹壁静脈の怒張
急性心筋梗塞	●胸痛の部位、性質、程度（多くの場合、激烈な胸部痛が30分以上継続）、誘因、放散痛（肩〜腕の内側、背中、咽喉、顎、歯など） ●随伴症状：冷感、ショック症状、不整脈、呼吸困難、悪心・嘔吐など
筋疾患	●筋力低下、関節痛、嚥下障害、皮膚症状など

■看護援助のポイント

（肝細胞障害時の場合）

①症状の観察と異常の早期発見	
②肝庇護のための安静の確保	肝血流量を増加させ肝細胞の再生を促進する。また、安静臥床によりエネルギー消費を減少させ、肝臓の機能負担を軽減できる
③食事療法の援助	肝庇護食（高タンパク・適正エネルギー・高ビタミン食）、腹水がある場合は水分・塩分の制限を行う。飲水制限により口渇感が強いときは、氷やレモン汁などでやわらげ、制限が守れるようにする
④黄疸へのケア	「ALP」の項（P.175）参照
⑤腹水貯留時のケア（「腹水」の項〈P.38〉参照）	腹部緊満や浮腫により、皮膚粘膜が脆弱化し傷つきやすく、褥瘡発生のハイリスク状態となる。皮膚の保清・保湿を行う
⑥安全対策	腹水貯留や浮腫に伴う歩行時のふらつき、転倒を予防する

（急性心筋梗塞患者の場合）

①合併症の早期発見	心電図モニタにて不整脈を監視、心不全、心原性ショックの早期発見を行う

②水分出納の管理と薬物療法の実施	尿量をモニタリング。医師の指示のもと、ヘパリン経静脈投与、アスピリン内服を行う
③疼痛の緩和	疼痛は交感神経を興奮させ、心負荷を高める。必要時鎮痛薬を投与する
④酸素療法と心負荷の軽減	効果的な酸素吸入を行うとともに、安静保持により心筋の酸素需要量を最小限にし、梗塞範囲の拡大を防止する
⑤精神的ケア	精神的ストレス、不安、恐怖、興奮は交感神経を興奮させ、心負荷を高めるため、精神的援助を行う

Column

ナトリウム（Na）2gは塩分（NaCl）5g！

ナトリウム（Na）と食塩（塩化ナトリウム、NaCl）は異なるものである。Naの原子量は23、塩素（Cl）の原子量は35.45。そのため、NaをNaClに換算するときは以下の式を使う。

$$NaClのg数 = Naのg数 \times \frac{23 + 35.45}{23}$$

上記の式で、58.5/23＝2.54であることから、約2.5倍すればよいことになる。

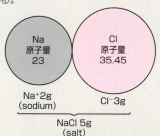

例えば、カップラーメンの表記で「Na2g」と書かれている場合は、塩分に換算すると、2×2.5＝5gということになる。注意が必要である。

（西崎祐史）

参考文献（ACC/AHA2005 Guideline Update for the diagnosis and Management of Chronic Heart Failure in the Adult. Circulation 2005 ; 112 :e154-e235）

引用文献（小松康宏, 西崎祐史, 津川友介：シチュエーションで学ぶ輸液レッスン. メジカルビュー社, 東京, 2011）

乳酸脱水素酵素(LDH)/アイソザイム
(LDH：lactate dehydrogenase/isozymes)

▶ ①肝・胆道系疾患、膵炎、②心筋障害、③腎梗塞、肺梗塞などの梗塞性疾患、④筋疾患、⑤溶血性貧血、⑥悪性腫瘍が疑われる場合に行う

検体材料 ● 血清

高
- **LDH1、LDH2 の上昇**
  - 悪性貧血、急性心筋梗塞、溶血性貧血
- **LDH2、LDH3 の上昇**
  - 白血病、悪性リンパ腫
- **LDH5 の上昇**
  - 急性肝炎、原発性肝がん、肝硬変

基準値 120 ～ 245 IU/L

低
- 臨床的意義は少ない

何をみる？ どうみる？

- 乳酸脱水素酵素（LDH）は、生体組織のほとんどに存在する酵素である。
- LDHには5種類のアイソザイム（LDH1～5）があるが、それぞれ存在部位や分子構造が異なるため、各LDHを分析することで、どの部位に異常が生じているかを推定することができる。

どんなときに検査する？

- 肝・胆道系疾患、膵炎が疑われる場合、心筋梗塞をはじめとする心筋障害が疑われる場合、腎梗塞、肺梗塞などの梗塞性疾患が考えられる場合、多発筋炎、皮膚筋炎など筋疾患が疑われる場合、溶血性貧血が考えられる場合、悪性腫瘍が考えられる場合など、LDHは多くの病態で上昇するため、測定される機会は多い。
- 悪性リンパ腫などの悪性腫瘍では治療に対する反応を判断するうえで大変有用な場合があり、効果判定目的で測定することがある。
- スクリーニングとしても測定されるため、LDHの上昇が認められ、その原因が明らかでない場合には、LDHアイソザイムを測定し、鑑別診断を行う（上記参照）。

■ 他の検査との関連は？

	LDH が上昇する疾患	関連する検査
肝疾患	肝炎、肝硬変、原発性肝がん、転移性肝がんなど	AST、ALT
胆道・膵臓疾患	胆嚢炎、胆管炎、膵炎、膵がんなど	ALP、γ-GTP、AMY、P-AMY、腹部 CT、腹部エコー
心疾患	心筋梗塞、心筋炎、うっ血性心不全など	AST、CK、CK-MB、トロポニン T、心電図
肺疾患	肺梗塞、肺がん、間質性肺炎など	胸部 X 線、胸部 CT
腎疾患	腎梗塞、急性腎不全、腎がんなど	Cr、腹部 CT、腹部エコー
筋疾患	多発性筋炎、皮膚筋炎など	CK、アルドラーゼ
血液疾患	溶血性貧血、白血病、悪性リンパ腫など	AST、間接ビリルビン、K、ハプトグロビン
感染症	伝染性単核球症など	各種ウイルス抗体検査
悪性腫瘍	胃がん、大腸がん、精巣腫瘍など	CT、エコー、内視鏡検査など

■ 検体採取・取り扱い時の注意点

- 溶血により高値となる。シリンジ採血時はゆっくり吸引、真空管採血時は 23G より細い針を用いない。また、シリンジから採血管に移す際は針を外し、壁に沿ってゆっくり注入する。採血管の転倒混和はゆっくり行う。溶血かどうかを判断するためには、AST やカリウム（K）を同時に測定するとよい。
- 激しい運動や筋肉注射の後に軽度上昇する。

ケアに生かすポイント

■検査結果に関連する観察ポイント

- LDH の"急激な"上昇時は、ダメージを受けている臓器の範囲が大きいことを示しており、AST・ALT 両者の上昇を伴う LDH の上昇は劇症肝炎などの肝障害を、CK、AST の上昇を伴う LDH の上昇は心筋梗塞を疑う（以下、「AST（GOT）/ALT（GPT）」の項〈P.170〉と同様）。

Ⅲ 生化学検査　5 酵素

ALP（アルカリホスファターゼ）/アイソザイム
（ALP：alkaline phosphatase/isozyme）

▶ 主に、閉塞性黄疸や肝内胆汁うっ滞、肝内占拠性病変が疑われる場合に検査する

検体材料 ● 血 清

高
- ALP1、ALP2（肝由来）
  - 肝障害、胆道系疾患
- ALP3（骨由来）
  - 骨代謝系疾患
- ALP4（胎盤由来）
  - 臨床的意義は少ない
- ALP5（小腸由来）
  - 肝障害
- ALP6（IgGと結合）
  - 臨床的意義は少ない

基準値 80～260 IU/L

低
- 甲状腺機能低下症など

■ 何をみる？ どうみる？

- ALP（アルカリホスファターゼ）は、アルカリ領域でリン酸エステルを加水分解する酵素で、ほとんどの臓器に存在している。
- 糖鎖構造によって、ALP1～6の臓器由来の異なるアイソザイムが存在する。

■ どんなときに検査する？

- 閉塞性黄疸や肝内胆汁うっ滞、肝内占拠性病変が疑われる場合に検査が行われる。また前立腺がん、乳がんなど、造骨性の骨転移をきたすがんの場合、転移の有無を検索する目的でも検査が行われる。甲状腺機能亢進症、副甲状腺機能亢進症、くる病でも上昇が認められるため、これらの疾患が疑われる場合にも検査される。

■ 他の検査との関連は？

◎ **ALPの上昇を認める場合**
- ALPとγ-GTPが上昇する場合には肝胆道系疾患を考え、腹部症状の有無、服薬内容、黄疸の有無を確認し、そのうえで画像診断を追加し肝内胆管の拡張があるかどうかを判断する。この場合、ALP1とALP2の上昇が認められる。
- 甲状腺機能亢進症ではALP3の上昇が認められるが、甲状腺機能の確認はもちろん、コレステロール低下、クレアチンキナーゼ（CK）低下も認められる場合がある。前立腺がん、乳がんに代表される骨転移をきたしやすい悪性腫瘍も考慮する必要

があり、画像診断に代表される原発巣および転移巣の検索、骨シンチグラフィによる骨病変の確認、PTHrPの測定を検討する。
- 副甲状腺機能亢進症、くる病などでもALP3の上昇が認められるため、i-PTH、カルシウム（Ca）、リン（P）の測定も検討する。

◎ ALPの低下を認める場合

- ALPが低下する病態はまれだが、甲状腺機能低下症ではしばしば認められるため、甲状腺機能の確認が必要である。また、低栄養状態、亜鉛欠乏、悪性貧血でも低値を示すことがあり、必要があれば亜鉛、ビタミンB_{12}、葉酸を確認する。

■ 検体採取・取り扱い時の注意点

- EDTA、クエン酸、シュウ酸、フッ化ナトリウム（NaF）血漿では活性が低下するため、これらの含まれるスピッツでは採血しないように注意する。
- 食後に軽度の上昇が認められるため、原則として空腹時に採血する。

ケアに生かすポイント

■ 検査結果に関連する観察ポイント

肝・胆道系疾患	●黄疸の部位と程度、ビリルビン尿、灰白色便、全身瘙痒感の有無 ●発熱、全身倦怠感 ●右季肋部痛、食欲不振、悪心・嘔吐 ●出血傾向：紫斑（点状出血、斑状出血）、粘膜出血（歯肉出血、鼻出血、血尿など）
甲状腺機能亢進症	●頻脈、不整脈、手の振戦、疲労感など
骨疾患	●疼痛、関節痛、しびれなど
潰瘍性大腸炎	●下痢、血便、発熱、食欲不振など

■ 看護援助のポイント（黄疸のある患者の場合）

①閉塞性黄疸時の減黄処置への援助：経皮経肝胆道ドレナージ（PTCD）、内視鏡的胆道ドレナージ（ENBD）などで挿入されたドレーンの管理と胆汁の流出を観察する。
②瘙痒感に対するケア：皮膚を清潔に保って刺激の少ない衣類・寝具で調節し、温湿度を適度に調整する。さらに、冷却枕や氷嚢で瘙痒部位を冷却し、適切な薬物療法（軟膏類の塗布、抗ヒスタミン薬の投与）なども行う。
③肝庇護のための安静の確保：肝血流量を増加させ肝細胞の再生を促進する。また、安静臥床によりエネルギー消費を減少させ肝臓の機能負担を軽減できる。
④食事療法の援助：肝庇護食（高タンパク・高エネルギー食）。
⑤黄疸によるボディイメージの変化への援助を行う

ENBD（endoscopic nasobiliary drainage：内視鏡的胆道ドレナージ）

クレアチンキナーゼ(CK)/アイソザイム
(CK：creatine kinase/isozymes)

▶ 脳の組織が損傷される疾患、心筋梗塞、筋炎、脳血管障害などの急性期を疑う場合測定する。特に心筋梗塞急性期の診断には最も重要な検査である

検体材料 ● 血清

高
- **CK-BB 高値**
  - 脳梗塞、脳挫傷、悪性腫瘍
- **CK-MM 高値**
  - 多発性筋炎、甲状腺機能低下症、横紋筋融解症など
- **CK-MB 高値**
  - 急性心筋梗塞、心筋炎など

基準値 　男性：57 〜 197 IU/L
　　　　　 女性：32 〜 180 IU/L

低
- 甲状腺機能亢進症など

■ 何をみる？　どうみる？

- クレアチンキナーゼ（CK）は骨格筋や心筋、平滑筋、脳に多く含まれる酵素で、エネルギー代謝に関連したはたらきをもっている。
- アイソザイムにはCK-BB（中枢神経由来）、CK-MM（骨格筋由来）、CK-MB（心筋由来）の3種類あり、血中ではCK-MMが大多数を占め、数％をCK-MBが、CK-BBは1％以下である。

■ どんなときに検査する？

- 血中CK値は筋肉や脳の組織が損傷される疾患、すなわち心筋梗塞、筋炎、脳血管障害などの急性期を疑う場合に測定する。特に心筋梗塞急性期の診断には最も重要な検査の1つであり、必須項目である。
- CK上昇が何に由来するかが不明の場合には、CKアイソザイムも併せて測定することによって、ある程度は心筋由来、骨格筋由来、中枢神経由来の区別をすることが可能である。
- 脂質異常症治療薬であるHMG-CoA還元酵素阻害薬（スタチン：特にフィブラート系と併用している場合）を内服している患者では、副作用として知られている

横紋筋融解症をみつける目的で測定される。

■ 他の検査との関連は？

- 心筋梗塞が疑われる場合には、他の心筋逸脱酵素である AST、乳酸脱水素酵素（LDH）、トロポニン T の測定、心電図、心エコー検査に代表される画像診断を行うことによって、心臓カテーテル検査、カテーテル治療、バイパス治療を含めた適切な対応が検討される。
- スタチン系薬物などの内服により誘発されることがある横紋筋融解症は、ミオグロビン尿を認める（尿定性検査で尿潜血反応を認めるが、尿沈渣検査では赤血球を認めない所見を呈する）。
- 横紋筋融解症が疑われる場合には、腎機能の悪化が認められる場合があるため、腎機能（BUN、Cr）の確認が必要である。
- 甲状腺機能異常によっても CK 上昇および低下を認めることがあるため、CK 値の異常を認めた場合には甲状腺機能にも注目する。
- 組織損傷の直後では血中レベルが上昇しないことがあるため、経時的に測定し、ピークをとらえることが大切である。

■ 検体採取・取り扱い時の注意点

- 疾患によらない筋組織の障害、例えば激しいスポーツ、肉体労働、こむらがえり、筋肉注射の後などによっても CK 値が上昇することがあり、異常値を認めた場合にはまずこれらがないことを確認する必要がある。
- 溶血により高値となる。シリンジ採血時はゆっくり吸引、真空管採血時は 23G より細い針を用いない。また、シリンジから採血管に移す際は、針を外し壁に沿ってゆっくり注入する。採血管の転倒混和はゆっくり行う。

ケアに生かすポイント

■検査結果に関連する観察・看護援助のポイント

- CK-MB が異常高値を示す場合は急性心筋梗塞が疑われるため、ケアが重要である。
- 急性心筋梗塞患者の観察・看護援助のポイントは、「AST（GOT）/ALT（GPT）」の項（P.170）と同様。

クレアチンキナーゼ-MB（CK-MB）
（CK-MB：creatine kinase-MB）

▶ 心筋梗塞、心筋炎、心膜炎、心臓外傷といった心筋細胞の障害が起こる疾患が疑われる場合に検査する

検体材料 ● 血清

高
- 急性心筋梗塞
- 心筋炎
- 心膜炎
- 心臓外傷

基準値　定性：1～4%
　　　　　定量：15～25 IU/L

■ 何をみる？　どうみる？

- クレアチンキナーゼ-MB（CK-MB）は、3類あるクレアチンキナーゼ（CK）のアイソザイムのうちの1つである。
- CK-MBは心筋由来の逸脱酵素なため、心筋梗塞などがあると血中の値が上昇する。

■ どんなときに検査する？

- CK-MBは心筋細胞の細胞質中に存在するCK-MBが血中に逸脱して血中濃度の上昇をもたらすため、心筋梗塞に代表される心筋障害が認められる場合において上昇する。そのため、心筋梗塞、心筋炎、心膜炎、心臓外傷といった心筋細胞の障害が起こる疾患が疑われる場合に検査が行われる。
- 心筋梗塞の際には、その最高値が梗塞に陥った心筋量の推定にも用いられ、予後の判定にもつながる。そのため、多くの場合に経時的に測定される。

■ 他の検査との関連は？

- CK-MBが上昇し、急性心筋梗塞に代表される急性冠症候群を疑う場合は、他の心筋逸脱酵素であるAST、乳酸脱水素酵素（LDH）を調べ、さらに血液検査でトロポニンT、トロポニンI、H-FABP（heart-type fatty acid-binding protein：心臓由来脂肪酸結合タンパク）などを、その他に心電図、画像診断（胸部単純X線写真、心エコー検査、心臓CT）を組み合わせて診断を確定させる必要がある。
- これらの検査により、診断が確定あるいは強く疑われる場合には、心臓カテーテ

ル検査を行い、必要があればカテーテル治療、バイパス治療を考慮しなければならない。
- 心筋梗塞の場合、各検査結果によって発症から上昇するまでの時間に違いが認められる。ミオグロビンは発症から1〜3時間ときわめて早期に出現するが、一方で特異性は低い。トロポニンT、トロポニンIは3〜5時間以内と早期に出現して1週間持続し、特異性もきわめて高い。CK-MBは発症4〜6時間程度で陽性になりはじめ、12〜24時間で最高値となり、3〜4日後に正常化する。
- CK-MB測定は一般的に広く普及しているが、分子量が大きいため、トロポニンT、トロポニンI、H-FABPと比較すると血中に出現するのが遅く、早期診断には適さない。また、微小な心筋壊死を検出できない欠点もある。

検体採取・取り扱い時の注意点

- CK-MBの上昇は一般的には心筋の障害を意味するが、再生中の骨格筋はCK-MBも多く含むため、進行性筋ジストロフィーや皮膚筋炎でも上昇することがあるので注意を要する。
- 溶血により高値となる。シリンジ採血時はゆっくり吸引、真空管採血時は23Gより細い針を用いない。また、シリンジから採血管に移す際は、針を外し壁に沿ってゆっくり注入する。採血管の転倒混和はゆっくり行う。

ケアに生かすポイント

検査結果に関連する観察・看護援助のポイント
- 「クレアチンキナーゼ(CK)/アイソザイム」の項(P.177)と同様。

Memo

アミラーゼ（AMY）/アイソザイム
（AMY：amylase/isozymes）

▶ 背部痛を伴う心窩部痛などの膵炎に典型的な症状を認める場合、顎下腺の腫脹など唾液腺炎が疑われる症状を認める場合に検査する

検体材料 ● 血清

高

P型高値
- 急性膵炎、慢性膵炎の増悪時、膵がん、胆道系疾患

S型高値
- 耳下腺炎、悪性腫瘍（卵巣がん、肝がん、骨髄腫など）

P型、S型ともに高値
- 慢性腎不全

基準値
アミラーゼ：66～200 IU/L
アイソザイムP型：30～95 IU/L
アイソザイムS型：40～70%

■ 何をみる？ どうみる？

- アミラーゼ（AMY）はデンプンを加水分解する酵素で、膵由来の酵素であるP型と、唾液腺由来のS型の2つのアイソザイムがある。

■ どんなときに検査する？

- アルコール多飲、高トリグリセリド血症、胆石の既往などの膵炎が疑われる病歴、背部痛を伴う心窩部痛などの膵炎に典型的な症状を認める場合、さらに、顎下腺の腫脹など唾液腺炎が疑われる症状を認める場合に検査を行う。

■ 他の検査との関連は？

- 血清アミラーゼ活性値の上昇には、次の4つがある。
①膵・唾液腺から血中への病的逸脱
- 総胆管結石、あるいは悪性腫瘍（膵がん、胆管がん、乳頭部がんなど）による膵管、総胆管、ファーター乳頭部の閉塞による膵液うっ滞による場合には、腹部エコー・腹部CTによる画像評価および肝・胆道系酵素の上昇を確認する。
- 膵炎により膵実質の炎症・破壊を認める場合には、前述の画像評価に加えて、血液ガス検査、BUN/Cr、乳酸脱水素酵素（LDH）、血小板、カルシウム（Ca）、

CRPを測定し重症度評価を行う。

②腎からの排泄低下と血中停滞→ Bun、Cr など腎機能評価
- 血清アミラーゼの約 1/3 は腎糸球体を通過して尿中に排泄されるため、腎不全では尿中へのアミラーゼ排泄が低下し、血清アミラーゼが増加する。

③消化管アミラーゼの腹腔内への漏出→腹部 CT など画像検査
- 十二指腸の壊死あるいは穿孔が起こると、消化管外へ漏出した膵アミラーゼが再吸収されて、血清アミラーゼが増加する。

④アミラーゼ産生腫瘍からの異所性産生→全身の腫瘍の検査
- 肺がんや卵巣がん、骨髄腫の一部では、まれにアミラーゼ産生腫瘍が存在し、血清アミラーゼが高値となる。

■ 検体採取・取り扱い時の注意点

- 血清アミラーゼは室温でも 1 週間、-20℃以下であれば数か月間は失活せず安定であるが、尿中アミラーゼは不安定で失活も早いため、検体にアルブミン（Alb）を添加しないと低値になりやすい。また、ヘパリン以外の抗凝固薬の使用によって、血清アミラーゼ活性値の抑制がみられる。

ケアに生かすポイント

■ 検査結果に関連する観察ポイント
▼ 高値の場合

急性膵炎	● バイタルサイン（血圧低下・頻脈やショック症状、意識障害、呼吸困難など） ※重症型では、活性化した膵酵素、各炎症性メディエーターによる全身性の血管透過亢進と凝固系異常（出血傾向、DIC など）を背景とし、循環不全、呼吸不全、腎不全などの重要臓器障害を併発し得る ● 腹痛（心窩部を中心とする上腹部の持続する疼痛）、背部痛（放散痛）、腹膜刺激症状 ● 悪心・嘔吐、腹部膨満感：腹水貯留や腸管麻痺に伴い出現しやすい ● 黄疸、瘙痒感

■ 看護援助のポイント（急性膵炎の場合）

①ショック症状への対応、重症化の早期発見	● 経時的にバイタルサインを測定、症状を観察、異常の早期発見に努める ● 炎症による循環血漿量の低下を補充するため、初期は十分な補液を行う ● 医師の指示に基づき抗菌薬などの投与を行う

②疼痛の緩和	● 急性膵炎における疼痛は、激しく持続的である。このような疼痛は、患者を不安に陥れるため、早期より十分な除痛が必要となる。ブプレノルフィンやペンタゾシンが有効である（麻薬性鎮痛薬はオッディ括約筋を収縮させ、膵液の流出を障害するため硫酸アトロピンを併用することがある） ● 安静臥床とし、体位は前屈位または患者の安楽な体位に調整する（疼痛は前屈位でやや軽減するのが特徴：膵臓姿勢）
③食事の管理	急性期の絶飲食が守られるよう説明する。また、食事開始後は制限食が守られるよう支援する
④不安の緩和	疼痛に伴う不安を軽減し、病状や治療方法について理解できるよう説明し、気持ちの傾聴を行う

Memo

> **Column**

アイソザイムの臨床的意義

　アイソザイム検査の臨床的意義は何だろうか。それを理解するには、血清酵素検査の多くが酵素としての機能を評価しているわけではなく、障害部位の特定を目的としている点を理解しなければならない。

　例えばAST、ALTの上昇があると、肝炎、脂肪肝などの肝疾患を思い描く。その一方で、その低下を確認したときにグルタミン酸、アラニンが不足しているのでは、とは考えない。これは、AST、ALTが肝細胞に多く存在する酵素であり、細胞内に存在していたものが細胞へのダメージにより血中に漏れ出ていることを反映する指標として活用されているに過ぎないからである。

　さて、アイソザイムは酵素としての作用がほぼ同じながら、アミノ酸配列が異なるタンパクのことである。最も汎用されている血清酵素検査の1つだ。心筋梗塞や横紋筋融解症の可能性を考慮した際に測定するクレアチンキナーゼ（CK）を例として、アイソザイム検査の意義を考える。

　CKは主に筋肉内において、ATP1分子を消費してクレアチンをクレアチンリン酸に変換する酵素で、アイソザイムとして、CK-MM、CK-MB、CK-BB、CKmの4種類が知られている。CK-MMはその大部分を占め、主に平滑筋に分布、CK-MBは心筋、CK-BBは脳細胞、CKmはミトコンドリアに分布する。

　CK-BBは脳腫瘍などで確かに上昇するが、画像診断に勝るものではなく、CKmも特異性に欠けるため、現時点では両者を測定する意義は高くない。結果、CKのアイソザイムとして測定されるのは（総）CKとCK-MBであり、心臓という障害部位の特定に、心電図、心エコー検査などと合わせて大きな力を発揮する。

　アイソザイム検査が可能な酵素は多く、臨床現場において汎用されているものからそうでないものまである。そのすべてを把握するのは困難であり、かつその必要性も高くはない。多くのアイソザイム検査が部位診断を目的として評価されていることを意識して、焦点を絞って把握していくことが必要である。

（眞部俊）

リパーゼ
(lipase)

▶ 急性膵炎、慢性膵炎急性増悪、膵がんなどが疑われる場合に検査する

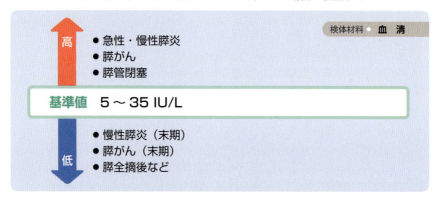

検体材料 ● 血清

高
- 急性・慢性膵炎
- 膵がん
- 膵管閉塞

基準値　5〜35 IU/L

低
- 慢性膵炎（末期）
- 膵がん（末期）
- 膵全摘後など

■ 何をみる？　どうみる？

- リパーゼは、脂肪をトリグリセリド（TG：中性脂肪）や脂肪酸などに加水分解する酵素で、脂肪を腸管から吸収しやすい形にするはたらきをもつ。
- リパーゼは膵臓でつくられ、膵実質の障害や膵管の狭窄・閉塞による膵液のうっ滞などで血中に逸脱し、高値をきたす。

■ どんなときに検査する？

- 急性膵炎、慢性膵炎急性増悪、膵がんなどが疑われる場合に測定される。また、膵特異性はアミラーゼより高いとされ、膵疾患の存在診断には非常に有用である。特に、急性膵炎診断に対する感度・特異度は血中アミラーゼよりも高く、血中アミラーゼが陰性の場合でも、臨床的に膵炎が疑われる場合には測定される。

■ 他の検査との関連は？

- 急性膵炎が疑われる場合には、画像評価（腹部エコー、CT、MRI）を追加する必要がある。急性膵炎において画像評価以外に重症度判定に用いられる指標として、塩基過剰（base excess）、PaO_2、BUN/Cr、乳酸脱水素酵素（LDH）、血小板、カルシウム（Ca）、CRP、年齢、全身性炎症反応症候群（SIRS、次ページコラム参照）診断基準における陽性項目3個以上があり、これらの評価を行う必要がある。
- 胆管炎、下部胆管がんも膵実質に影響が及ぶと、軽度から中等度リパーゼの上昇が認められるため、ALP、γ-GTPも併せて測定される。ERCP（内視鏡的逆行性膵胆管造影）後やEST（内視鏡的乳頭切開術）後では、一過性にリパーゼの上昇

を認めることがある。
- 低値を認める場合には、膵外分泌機能不全の状態で、高度の慢性膵炎や広範な膵切除後で認められる。

■ 検体採取・取り扱い時の注意点

- 測定法により食事の影響で誤差が生じることがあるため、空腹時採血でただちに測定するのが望ましいとされる。

ケアに生かすポイント

■ 検査結果に関連する観察・看護援助のポイント
- リパーゼはアミラーゼよりも、膵・膵周囲疾患に特異的であることから、急性膵炎時にはほぼ100％高値を示す。リパーゼ高値の場合の観察・看護援助のポイントは、「アミラーゼ（AMY）／アイソザイム」の項（P.181）と同様。

Column

全身性炎症反応症候群（systemic inflammatory response syndrome：SIRS）とは

ヒトは侵襲（感染、熱傷、外傷など）を受けると体内で炎症反応が生じる。サイトカインの反応が過剰となり炎症反応が局所から全身に拡がると、それに伴いさまざまな症状が起こる。この状態を全身性炎症反応症候群（systemic inflammatory response syndrome：SIRS）と呼ぶ。SIRSは1992年にAmerican College of Chest PhysiciansとSociety of Critical Care Medicineの合同委員会により、敗血症に関連する診断基準として発表された。SIRSは、体温、脈拍数、呼吸数（または$PaCO_2$値）、白血球数と臨床的で簡便な4項目で診断できるために臨床現場に広く浸透している。

SIRSの診断基準

以下の4項目のうち2項目以上が該当するときにSIRSと診断する。
- 体温＜36℃ or ＞38℃
- 脈拍＞90回／分
- 呼吸数＞20回／分 or $PaCO_2$＜32 Torr
- 白血球数＞12,000/mm^3 or ＜4,000/mm^3 or 10％を超える幼若球出現

（西崎祐史）

（日本救急医学会・医学用語解説集を参考に作成）

ERCP（endoscopic retrograde cholangio pancreatography：内視鏡的逆行性膵胆管造影）
EST（endoscopic sphincterotomy：内視鏡的乳頭括約筋切開術）

γ-GTP（γ-グルタミルトランスペプチダーゼ）
（γ-GTP：γ-glutamyl transpeptidase）

▶ アルコール性肝障害を中心とした肝障害において高値を認めるため、アルコール性肝障害等が疑われる場合に測定される

検体材料 ● 血清

高 ↑
- アルコール性肝炎
- 急性・慢性肝炎
- 肝硬変
- 肝がん
- 胆汁うっ滞性肝障害

基準値　男性：10～50 IU/L
　　　　　女性：　9～32 IU/L

■ 何をみる？　どうみる？

- γ-GTP（γ-グルタミルトランスペプチダーゼ）は、腎、膵、肝に多く含まれる転移酵素で、γ-グルタミル基を他のペプチドやアミノ酸に転移する。
- ウイルス性肝炎、アルコール性肝炎に代表される肝障害、肝内・肝外胆汁うっ滞を認める場合に高値となる。

■ どんなときに検査する？

- 肝・胆道系障害のスクリーニングに用いられる。特にアルコール性肝障害において高値を認めるため、アルコール性肝障害が疑われる場合には積極的に測定される。

■ 他の検査との関連は？

- ウイルス性肝炎、アルコール性肝炎のように肝障害を認める場合は、AST・ALTの上昇も認められる。
- 肝内・肝外胆汁うっ滞では、γ-GTPとともにALPも上昇するが、AST・ALTは上昇を認めない。
- γ-GTPの高値を認める場合には、エコー検査にて肝内・肝外胆管の拡張がないか、肝内に腫瘍性病変がないか、肝辺縁は整かどうか、肝の腫大・萎縮はないかを確認する必要がある。また、薬物によって上昇を認めることもあるため、内服状況の確認も必要である。

■ 検体採取・取り扱い時の注意点

- 日内変動も少なく、食事と運動の影響も受けず、比較的安定している。飲酒状況が反映され、約2週間の禁酒で約1/2になるといわれているため、直近の飲酒状況の確認が必要な場合がある。
- 抗てんかん薬、向精神薬、抗凝固薬、ステロイドなどの薬物投与で上昇する。

ケアに生かすポイント

■ 検査結果に関連する観察ポイント

- γ-GTPの上昇が特に意味をもつのは、アルコール性肝障害時である。アルコール摂取量とほぼ相関するため、禁酒・アルコール制限が守られているかの指標となる。

▼ アルコール性肝障害時の観察

- 飲酒歴(量・期間・最終の飲酒日時)の把握(アルコール離脱症状の出現に留意するため、最終の飲酒日時を正確に把握する)
- アルコール離脱症状:振戦、発汗、頻脈、不安、焦燥感、不眠、せん妄症状など(禁酒後6〜96時間後に発現)、アルコール離脱けいれん発作(多くは禁酒後48時間以内に発現)
- 食欲不振、体重減少、全身倦怠感
- 悪心・嘔吐、腹痛、下痢
- 肝腫大の程度、腹部膨満感
- 黄疸の有無

■ 看護援助のポイント(アルコール性肝障害の場合)

① アルコール離脱症状の観察、異常の早期発見:離脱症状発現時は、転倒・転落を防止し、安全対策を行う
② 適切な薬物の投与と副作用の観察
③ 肝庇護のための安静を確保、肝血流量を増加させ肝細胞の再生を促進する
④ 食事療法の援助:飲酒のため、食事摂取が不摂生となり栄養状態不良の可能性がある。肝庇護食(高タンパク・適正エネルギー・高ビタミン食)の摂取を援助する
⑤ 断酒への援助:アルコール依存に至った背景、原因を、患者・家族とともに話し合い、必要時専門的なカウンセリングを受けられるよう調整する

コリンエステラーゼ（ChE）
（ChE：cholinesterase）

▶ 肝臓によるタンパク合成の低下を反映することから、肝機能障害の程度を判断するために検査する

検体材料 ● 血清

高
- ネフローゼ症候群
- 肝がん、脂肪肝
- 甲状腺機能亢進症など

基準値 214～466 IU/L

低
- 肝障害（肝硬変、慢性肝炎、肝がん、劇症肝炎）
- 栄養失調
- 消耗性疾患など

■ 何をみる？ どうみる？

- コリンエステラーゼ（ChE）は、種々のコリンエステルをコリンと有機酸に加水分解する酵素で、肝臓で産生されている。
- ChEは主に、真性ChEと、偽性ChEの2つに大別され、真性ChEは筋肉、赤血球、神経組織などに分布するが、偽性ChEは肝、膵、血清などに存在する。通常、臨床検査として測定されるのは偽性ChEである。

■ どんなときに検査する？

- ChEの低下は、肝臓によるタンパク合成の低下を反映するため、肝機能障害の程度を判断する目的で測定される。また、栄養状態も反映するため、栄養状態の判断を行う場合にも測定されることがある。

■ 他の検査との関連は？

- 肝臓におけるタンパク合成能を反映し、アルブミン（Alb）がほぼ正常な代償性肝硬変においても低下を示すとされる。その他の肝機能障害の表す指標として、ビリルビン、プロトロンビン時間の国際標準化比（PT-INR）も測定され、肝線維化を示す指標として血小板も同時に測定され評価される。また、アンモニア（NH_3）も同時に測定し、肝性脳症の評価も行うべきである。
- 高値を認める場合としては、過栄養性脂肪肝、ネフローゼ症候群、甲状腺機能亢

進症が挙げられる。過栄養性脂肪肝の場合には、高アルブミン血症とメタボリックシンドロームを合併することが多いため、コレステロールやトリグリセリドなども同時に測定する。
- ネフローゼ症候群であれば、タンパク・Albの低下、コレステロール上昇、尿中タンパク3.5g/日以上を伴う。甲状腺機能亢進症は、TSH、FT_4、FT_3も測定して診断する。

ケアに生かすポイント

■ 検査結果に関連する観察・看護援助のポイント
- 肝硬変においてChEが徐々に低下するときは肝不全の徴候であり、腹水、黄疸、肝性脳症などの症状に注意が必要である。
- ChEの高度低下時の観察・看護援助のポイント（肝疾患）は、「AST（GOT）/ALT（GPT）」の項（P.170）と同様。

Column

傾聴することの大切さ

　書籍『平静の心』の著者であるウィリアム・オスラー医師は、"Listen to the patient. He is telling you the diagnosis.（患者さんの声を聞きなさい。そこに診断名があるから）"という言葉を残している。この言葉は、医療コミュニケーションにおいて、傾聴の大切さを示している。この言葉には2つの意味が込められている。
　1つ目は、患者は訴えを聴いてもらうために医療機関を訪れているということである。患者は訴えを十分に聴いてもらうことで初めて満足する。どんなに忙しくて時間がなくても、患者の目を見て、訴えを傾聴する姿勢が医療者にとって何よりも大切なことである。
　2つ目は、患者の訴えには診断につながる重要な情報が含まれるということである。患者を目の前にしたとき、診断に至るためには、どんなに高度な検査を積み重ねるよりも、患者の訴えにゆっくりと耳を傾けるほうが近道だということを示している。
　医療は人と人とのコミュニケーションの繰り返しから成り立つ。傾聴はコミュニケーションの基本である。この言葉には、医療者の基本姿勢を確認させてくれる貴重なメッセージが含まれている。

（西崎祐史）

トリプシン (trypsin)

▶ 最も膵特異性の高い酵素であるため、膵炎、膵がんなどの膵臓疾患を疑った場合に検査する

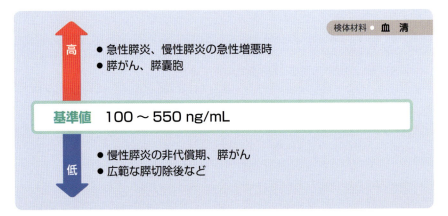

検体材料 ● 血清

高
- 急性膵炎、慢性膵炎の急性増悪時
- 膵がん、膵嚢胞

基準値　100 〜 550 ng/mL

低
- 慢性膵炎の非代償期、膵がん
- 広範な膵切除後など

■ 何をみる？　どうみる？

- トリプシンは、膵で産生されて十二指腸に分泌される消化酵素である。
- 膵以外の臓器には存在しないため、アミラーゼやリパーゼよりも膵特異性が高い。
- 血中のトリプシンの上昇が認められた場合に、まず考慮しなければならない疾患は膵炎である。

■ どんなときに検査する？

- トリプシンは最も膵特異性の高い酵素であるため、膵炎、膵がんといった膵臓疾患を疑った場合に測定される。
- 慢性膵炎が進行した場合は膵外分泌機能が失われるが、この膵外分泌機能の評価を行う目的でも測定される。

■ 他の検査との関連は？

- トリプシンの上昇を認めるものの、特に症状や所見のないものでは、早期膵がんの可能性が考えられるため、それを念頭において画像診断を行う。
- 血中トリプシンが低値の場合は、膵外分泌機能不全を示唆する。膵外分泌機能を測定する試験としては、膵機能診断薬試験（PFD）、便中キモトリプシン活性測定があり、膵外分泌機能が低下している場合、PFD試験および便中キモトリプシン活性測定はともに低値を認める。

- 血中トリプシン低値例のなかにも膵がん症例があるため注意が必要だが、その場合には、多くは進行がんまたは末期膵がんであり、腫瘍マーカー（CEA、CA19-9、SPan-1、DUPAN-2 など）の上昇を伴うことが多い。

検体採取・取り扱い時の注意点

- トリプシンは主に腎臓を介して排泄され、腎不全患者でも血清トリプシンの上昇をみるため、トリプシン高値をみた場合には、腎機能障害の有無を確認する必要がある。

ケアに生かすポイント

検査結果に関連する観察・看護援助ポイント

- トリプシン高値時の観察・看護援助のポイント（急性膵炎）は、「アミラーゼ（AMY）／アイソザイム」の項（P.181）と同様。

Column

塩分制限指導のコツ

　高血圧、心不全、慢性腎臓病患者の治療の基本は塩分制限であるが、その指導は意外と難しい。その原因は、塩気の濃い味付けに慣れている患者さんにとって、塩分6g制限はほとんど味がしないように感じるためである。そのため、濃い味付けに慣れた患者さんに、ただ漠然と「塩分は1日6gまでにしてください」と言ってもなかなか守ることができない。

　塩分制限を実現させるためには、味付けを変えずに塩分を制限する方法をアドバイスする必要がある。「料理をつくるときには塩を使わずに、完成した料理の表面だけに塩を少量振りかけて食べてみてください」「塩の代わりにお酢やポン酢を使ってみてください」。このような一言で、味付けを変えない塩分制限が可能となる。

　生活指導や食事指導は、疾患の予後を決定するうえで、薬物投与や内服アドヒアランスと同等に重要であるため、日常臨床の現場で常に効果的な指導方法を模索していく必要がある。

（西崎祐史）

心筋トロポニンT
(cardiac troponin T)

▶ 主に急性心筋梗塞が疑われた場合に検査する

検体材料 ● 血　清

高
- 急性心筋梗塞
- 不安定狭心症、心筋炎など

基準値 0.10ng/mL 以下（ECLIA）

低
- 臨床的意義は少ない

■ 何をみる？　どうみる？

- トロポニン複合体には、トロポニンC、T、Iの三種類が存在するが、トロポニンTとトロポニンIは骨格筋と心筋においてアイソフォームが異なっている。心筋トロポニンTと心筋トロポニンIは骨格筋に存在しないため、心筋特異性が非常に高い。分子量が小さく、より早期からの検出が可能である。

■ どんなときに検査する？

- 主に急性心筋梗塞が疑われた際に検査される。
- 現在では、トロポニンTの全血迅速検査キットが開発され広く普及している。

■ 他の検査との関連は？

- トロポニンTが陽性となり急性心筋梗塞が疑われる場合には、AST、乳酸脱水素酵素（LDH）、クレアチンキナーゼ（CK）、CK-MBといった他の心筋逸脱酵素、H-FABP（heart-type fatty acid-binding protein：心臓由来脂肪酸結合タンパク）といった他の血液検査、症状、心電図、画像診断（胸部単純X線写真、心エコー検査、心臓CT）を組み合わせて診断を確定させる必要がある。
- これらの検査により、診断が確定あるいは強く疑われる場合には、心臓カテーテル検査を行い、必要があればカテーテル治療、バイパス治療を考慮しなければならない。
- CK-MBが正常者の血中にもわずかに検出される一方で、心筋トロポニンTは検出されないため、血中トロポニンTのカットオフ値は非常に低く、診断感度はきわめて高い。CK、CK-MBだけでは検出できないような微小な心筋壊死も検出でき

るとされる。
- 心筋梗塞の場合、各検査結果によって発症から上昇するまでの時間に違いが認められる。ミオグロビンが発症1時間〜3時間ときわめて早期に出現する一方で、特異性は低い。H-FABPも発症2時間以内の診断感度は約90%と高いが、特異度はそれほど高くない[1]。トロポニンT、トロポニンIは3〜5時間以内と早期に出現して1週間持続し、特異性もきわめて高い。CK-MBは発症4〜6時間程度で陽性になりはじめ、12〜24時間で最高値となり、3〜4日後に正常化し、これらのマーカーのなかでは最も上昇開始時期が遅い。
- トロポニンTの定量値の意義：最近の研究結果では心筋梗塞の予後予測マーカーとしてトロポニンT値が注目されている（トロポニンT高値症例は予後が悪いといわれている）。
- 腎機能が低下している例では腎排泄型の心筋トロポニンTがしばしば偽陽性を呈するため、トロポニンTを用いる際には腎機能の評価が必要である。
- トロポニンTとトロポニンIの臨床的意義はほぼ同じであるが、わが国ではトロポニンTの測定が一般的であり汎用されている。

検体採取・取り扱い時の注意点

- 検体採取後、なるべく早期に測定されることが望ましいとされているが、その他注意すべきことはない。異常値を認めた場合には、急性心筋梗塞のみでなく、心筋炎、心不全、腎不全など、その他の可能性も考慮すべきである。

ケアに生かすポイント

■検査結果に関連する観察ポイント

心筋梗塞	「AST（GOT）/ALT（GPT）」の項（P.170）参照
狭心症	●胸痛、胸部絞扼感、胸部圧迫感（15分以内に消失することが多い）、誘因、放散痛（肩〜腕の内側、背中、のど、顎、歯など） ●随伴症状：動悸、不整脈、呼吸困難、頭痛、悪心・嘔吐など
心筋炎	●感冒様症状（発熱、咳、頭痛、咽頭痛、全身倦怠感など）、胸痛、動悸、不整脈、呼吸困難感など

■看護援助のポイント

- 急性心筋梗塞患者の看者援助のポイントは、「AST（GOT）/ALT（GPT）」の項（P.170）と同様。

---

1) 宗宮浩一、北浦泰：心筋障害マーカー　心筋トロポニンT/I, H-FABP, CK-MB．診断と治療2009；97(9)：1787-1791．

ビタミン

(vitamin)

▶ ビタミンは、体内で合成することができないため、食物によって摂取する必要がある

検体材料 ● 血清

基準値	ビタミン A：30 〜 80μg/dL ビタミン B_1：20 〜 50ng/dL ビタミン B_2：66 〜 111ng/dL ビタミン B_6：4 〜 17ng/dL ビタミン B_{12}：260 〜 1050pg/dL 葉酸：4.4 〜 13.7ng/mL

■ 何をみる？ どうみる？

- 炭水化物、タンパク質、脂質を3大栄養素と呼び、これらにビタミンとミネラルを加えたものを5大栄養素と呼ぶ。ビタミンは、生理機能の維持に必要不可欠な微量の有機物の総称である。体内で合成することができないため、食物によって摂取する必要がある。
- ビタミン A、B 群（B_1、B_2、B_6、B_{12}、ナイアシン、パントテン酸、葉酸、ビオチン）、C、D、E、K の 13 種類からなり、水溶性（ビタミン C と B 群）と脂溶性（ビタミン A、D、E、K）に分けられる。

■ どんなときに検査する？

- どのビタミンが欠乏するかで症状は異なる。下表のような症状を認めたときにはビタミン欠乏症を疑い検査を行う。一般的な血液検査で測定できるのは、ビタミン B_1、B_2、B_6、B_{12}、葉酸である。

ビタミン A 欠乏症	夜盲症
ビタミン B_1 欠乏症	脚気、ウェルニッケ脳症
ビタミン B_2 欠乏症	口角炎、口唇炎、口内炎、舌炎
ビタミン B_6 欠乏症	貧血、多発性末梢神経炎
パントテン酸欠乏症	四肢のしびれ、足の灼熱感

ナイアシン欠乏症	ペラグラ（皮膚炎、下痢、痴呆）
葉酸欠乏症	巨赤芽球性貧血、妊娠中に欠乏すると胎児の二分脊椎症
ビオチン欠乏症	皮膚炎、脱毛、筋肉痛
ビタミン B_{12} 欠乏症	巨赤芽球性貧血
ビタミンC欠乏症	壊血症
ビタミンD欠乏症	くる病、骨軟化症
ビタミンE欠乏症	溶血性貧血、浮腫・脱毛（未熟児）
ビタミンK欠乏症	出血傾向、新生児メレナ

他の検査との関連は？

◎ビタミン過剰
- 水溶性のビタミンは、腎機能が正常であれば過剰に摂取しても尿中に排泄されるため、過剰症になることはない。脂溶性ビタミンは過剰摂取で蓄積するので注意が必要である。

◎ビタミン欠乏
- 無症状の患者に血中ビタミン測定や補充を行うことはない。例外として、妊娠可能年齢の女性には、子どもの二分脊椎症予防のため、葉酸補充を行うことが推奨されている。ビタミン欠乏の症状を認めた場合には、検査や補充を行う。

検体採取・取り扱い時の注意点

- 早朝空腹時に採取し、遮光保存する。
- ビタミンの血中濃度は測定できるものと測定できないものがあるため、測定できないものに関しては、症状を認めた場合には補充を行う。

ケアに生かすポイント

■ 看護援助のポイント
- 水溶性のビタミンCは、熱に弱く調理法に注意が必要となる。過剰に摂取しても尿に排泄され毒性はない。軟食は加熱料理が多いため水溶性ビタミンの損失があり、褥瘡患者では補給が必須となる。なお、肉嫌いでは鉄分、ビタミン B_1 不足が生じやすいので配慮する。
- 測定前後の情報収集として、総合ビタミン薬などの服用の有無を確認する。

血液ガス/酸塩基平衡
(blood gases/acid-base balance)

▶ 呼吸の問題（呼吸不全、人工呼吸器使用患者）、代謝の問題（糖尿病ケトアシドーシスの患者、原因不明の血圧低下患者、心肺停止患者など）が疑われた場合にみる

検体材料 ● 血 液

基準値	PO_2：80～100Torr PCO_2：35～45Torr pH：7.36～7.44 HCO_3^-：22～26mEq/L BE：-2～+2mEq/L SaO_2：93～98%

	高 値	低 値
PO_2	―	呼吸不全
PCO_2	● 肺胞低換気 ● 呼吸筋・神経障害 ● 肺・胸膜疾患	● 過換気症候群 ● 代謝性アシドーシスの呼吸性代償 ● 妊娠、発熱、運動

■ 何をみる？

● 血液ガス検査では、生体内が酸性かアルカリ性か、また呼吸の問題でそれが起こっているのか、代謝の問題でそれが起こっているのかを推定することができる。

■ どんなときに検査する？

● 血液ガス検査は呼吸の問題を疑った場合（呼吸不全、人工呼吸器使用患者）、代謝の問題を疑った場合（糖尿病ケトアシドーシスの患者、原因不明の血圧低下患者、心肺停止患者など）に検査が行われる。

■ 検査値はどうみる？

◎アシドーシス

● 体内環境が酸性に傾いている状態をアシドーシスと呼ぶ（実際に酸性の状態にあることをアシデミアと呼ぶ）。呼吸の問題で起こっている呼吸性アシドーシス（身

体に CO_2 がたまっている状態）と、代謝の問題で起こっている代謝性アシドーシス（体内で HCO_3^- が少ない状態）に分けられる。

◎アルカローシス
- 体内環境がアルカリ性に傾いている状態をアルカローシスと呼ぶ（実際にアルカリ性の状態にあることをアルカレミアと呼ぶ）。呼吸の問題で起こっている場合には呼吸性アルカローシス（体内に CO_2 が不足している状態）と呼び、代謝の問題で起こっている場合には代謝性アルカローシス（体内に HCO_3^- がたまっている状態）と呼ぶ。

■ 検体採取・取り扱い時の注意点

- 測定は動脈血のヘパリン採血（血液ガス採取用キット）により行う。採取後10分以内に、氷冷しても3時間以内に測定する。
- 採取前20～30分安静にさせ、脈拍数・呼吸数が安定するのを待つ。採血部位は大腿動脈、上腕動脈、または橈骨動脈で拍動をよく触れるところで行う。
- 動脈穿刺部は圧迫止血を十分に行う。
- 血液ガス検査は検体採取後、すぐに検査機器（全自動血液ガス・電解質分析装置）に投入しないと正確な結果が得られないため、検体が採取されたらすみやかに検査機器に向かう。
- 時間がかかると思われる場合には、氷水に浸して氷冷した状態で検査機器にもっていく。検査機器には自分で血液を投入しないといけないため、やり方がわからない場合には、わかっている人と一緒に検査機器に向かう。

◎血液ガス異常をみたときの注意点
- 血液ガス検査の結果にはさまざまなものが記載されているが、重要なのはpH、PO_2、PCO_2、HCO_3^-、塩基過剰（Base excess）、基本的な電解質（Na、K、Cl）、血糖値である。
- 何を測定するための検査かによって、みるべき項目は異なる。例えば、pH、PO_2、PCO_2 に異常を認めた場合には、呼吸不全などによる緊急挿管、人工呼吸器管理などになることがあるので注意が必要である。
- ナトリウム（Na）、カリウム（K）、クロール（Cl）のなかでも、Kが高値の場合は緊急性の高い高カリウム血症の可能性があるため、Kは必ずチェックする。低血糖はその後けいれんなどを起こしたり、糖補充が遅れると不可逆的な脳のダメージを起こすため、緊急事態である。

ケアに生かすポイント

■検査結果に関連する観察ポイント
- 呼吸回数、脈拍などのバイタルサインのチェック。呼吸苦の有無の確認、さらにパルスオキシメーターで経皮的動脈血酸素飽和度（SpO_2）の監視を行う。

▼ 酸塩基平衡障害の疾患と症状

	特徴	症状
代謝性アシドーシス	一時的にHCO_3^-が減少する病態	悪心・嘔吐、重篤な場合には、血圧低下、肺水腫、クスマウル大呼吸、心室性不整脈。慢性では骨軟化症、高カルシウム尿症
代謝性アルカローシス	一時的にHCO_3^-が増加する病態	食欲不振、嘔吐、不整脈、呼吸中枢の抑制、テタニー、筋肉の興奮性亢進
呼吸性アシドーシス	肺胞低換気、すなわちPCO_2増加に起因する酸塩基平衡障害	急性呼吸性アシドーシス：呼吸数増加、発汗、頭痛、めまい、顔面紅潮、悪心、血圧上昇、頻脈。重篤な場合は、心拍出量減少、血圧低下、傾眠、意識消失、けいれん 慢性呼吸性アシドーシス：基礎疾患の症状のみのことが多い
呼吸性アルカローシス	肺胞過換気、すなわちPCO_2減少に起因する酸塩基平衡障害	急性呼吸性アルカローシス：頭痛、めまい、イオン化カルシウム減少によるテタニーや筋けいれん、知覚異常、意識障害 慢性呼吸性アルカローシス：基礎疾患の症状のみのことが多い

▼ 低酸素血症・高二酸化炭素血症の症状

低酸素血症の症状	呼吸回数増加、呼吸苦
高二酸化炭素血症の症状	呼吸苦、意識混濁、不安、不穏、混迷。高度で幻覚、躁状態

■看護援助のポイント
- 検査値および臨床症状と照らし合わせて、適切な量と方法による酸素投与、必要時に人工呼吸器を使用する場合がある。
- 酸素投与を行う際には、定期的にパルスオキシメーターでSpO_2モニタでのチェックを行う。
- 酸素投与により高二酸化炭素血症を増悪させることがあるため、病態を考慮した対応を行う。
- マスクにて酸素投与を行っている場合には、可能であれば食事の際など一時的に経鼻投与にするなどの配慮を行う。
- 口呼吸をしている患者は、経鼻投与では酸素化が改善しないため注意が必要

である。
- 呼吸苦とともに強い不安感を訴えることがあるため、不安の軽減ができるよう援助する。
- 病室から検査室への移動時など、中央配管ではなく酸素ボンベを使用する場合は、投与している酸素量と使用するボンベ内の酸素残量を確認し、移動中に酸素切れを起こすことのないように注意する必要がある。

Column

「KUSSMAL-P(クスマルピー)」と覚える

高アニオンギャップ性代謝性アシドーシスの原因は「KUSSMAL-P」つまり、「クスマルピー」と覚えることができる。

KUSSMAL-P
K：diabetic ketoacidosis　糖尿病性ケトアシドーシス
U：uremia　尿毒症
S：salicylic acid　サリチル酸
M：methanol　メタノール
A：alcoholic, aspirin intoxication　アルコール中毒、アスピリン中毒
L：lactic acidosis　乳酸アシドーシス
P：paraldehyde　パラアルデヒド

(西﨑祐史)

(小松康宏, 西﨑祐史, 津川友介：シチュエーションで学ぶ輸液レッスン. メジカルビュー社, 東京, 2011.)

Memo

ICG試験（インドシアニングリーン）
(ICG：indocyanine green test)

▶ 慢性肝疾患の肝予備能を知りたい場合に実施する。肝硬変の診断や重症度判定、予後の推定を行う

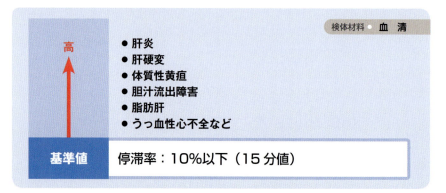

■ 何をみる？　どうみる？

- ICG（インドシアニングリーン）は、その名の通り緑色の色素である。血中に投与すると、肝臓によってのみ摂取され、その後ほとんどが胆汁から排泄される。腸管では再吸収されない。このような特徴から、色素の肝への流入、摂取、肝内処理、胆汁への排泄といった、各過程の障害を全体として検出することができる。ICGは特に肝臓の血流量や色素の摂取能力を反映するとされる。
- 具体的には、ICG注射後15分での血中濃度を示す停滞率：R_{15}（%）やK（血漿消失率）、ICG最大除去率：Rmax（mg/kg/分）を求め、指標とする。ただし、試薬にはヨードを含むため、造影剤などヨードアレルギーの既往がある場合には禁忌である。

■ どんなときに検査する？

- 慢性肝疾患の肝予備能を知りたい場合に実施する。肝硬変の診断や重症度判定、予後の推定を行う。
- 外科手術に際して肝臓の予備能を知り、切除可能な範囲を決定する。R_{15}やRmaxが指標として用いられる。その他の検査や臨床所見と組み合わせて肝予備能を判定する。Child-Pugh分類が有名である。
- 体質性黄疸の診断を行う場合にもICG検査が行われる。ローター症候群、ジルベール症候群、デュビン・ジョンソン症候群などの体質性黄疸の鑑別に役立つ。R_{15}やKが指標として用いられる。

■ 他の検査との関連は？

- 血清総ビリルビン（T-Bil）、血清アルブミン（Alb）、プロトロンビン時間（PT）がある。これらはいずれも Child-Pugh 分類に含まれる項目である。
- 肝予備能の低い患者に広範囲の肝切除を行うと肝不全に陥る可能性があるため、肝切除術を行う場合には、ICG 試験の結果と組み合わせて切除可能範囲を決定する。
- 肝臓の包含能を知るため、あるいはやデュビン・ジョンソン症候群の診断には、ブロモスルホフタレイン（BSP）試験が必要である。

■ 検体採取・取り扱い時の注意点

- 早朝の空腹時に、安静臥床状態で行う。
- 体重測定を行い、体重当たり必要な試薬の準備、ストップウォッチを準備しておく。
- 色素投与量は 0.5mg/kg（標準体重で計算）とする。亜硫酸水素ナトリウムを含有しないヘパリンで処理した採血管を 4 本準備する。3 本は遮光しておく。
- 遮光していない 1 本にまず採血を行う。
- 肘静脈から ICG の注入を開始すると同時にタイマーなどで時間を計り、30 秒以内に注入を完了する。注入開始の 5、10 および 15 分後に、注入側と反対の肘静脈から採血を行う。それぞれ遮光した採血管に入れる。
- ICG の血中からの消失は非常に早いので、採血時間は定められた時間の± 15 秒以内に行い、ずれた場合には採血できた時間を「〇分〇秒」と正確に記録する。
- Rmax を求める場合には、投与量を変えてさらに数日間検査を行う必要がある。

ケアに生かすポイント

■検査結果に関連する観察ポイント
- ビリルビンは ICG と競合するため、すでに黄疸のある患者には行わない。脂質異常症がある場合は測定に影響がある。心不全で肝血流量が低下しても高値をとる。

■看護援助のポイント
- 検査結果により、その後の治療方法（肝動脈化学塞栓療法）などで使用する薬物量などが変わることがあるため、結果をふまえたうえで治療方針の確認を行う。

Column

呼吸苦と血液ガス

　呼吸が苦しいと訴える患者が目の前にいたら、どうしたらいいだろう？　とにかく酸素を投与する？　それとも……。

　呼吸苦を訴える病態は1つではない。低酸素血症、高二酸化炭素血症、どちらの場合も症状として「呼吸苦」を訴える。特に基礎疾患がなく肺炎などで低酸素血症をきたしている場合には酸素投与を行うが、慢性閉塞性呼吸器疾患の場合は、酸素の過剰な投与によって血中の二酸化炭素濃度が上昇し、意識レベルの低下や病態の悪化をきたすことがある。また、過呼吸症候群に陥っている場合は、ペーパーバッグ法などで血中の二酸化炭素濃度を上げる処置をしなくてはいけない。それらの病態に血液ガスのデータは非常に有効である。

　血液ガスには基準値があるが、慢性閉塞性呼吸器疾患の患者の場合は低酸素の状態に身体が慣れているため、健常者であれば当然苦しいと感じるデータであっても、呼吸苦を訴えるとはかぎらない。そのため、その患者にとっての平常時のデータを把握しておくことが必要になる。

　また、普段の生活で呼吸苦があると、このまま息ができなくなってしまうのでは？　と大きな不安を抱く。そんなとき検査データだけのよし悪しを判断するのではなく、患者のそばに寄り添い患者の不安を取り除くことはとても大切な看護行為の1つである。

　先日まで自立していた日常生活ができなくなることがある。そんなとき、患者のそばから離れる前に一言、「何か必要な用事はありませんか」と声をかけてから退室する、そうした配慮ができればと思う。

（黒木ひろみ）

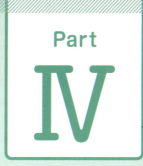

免疫血清検査・輸血

1. 自己免疫・アレルギー
2. 血漿タンパク
3. 補体
4. ホルモン
5. 感染症
6. 腫瘍マーカー
7. 輸血

リウマトイド因子（RF）検査
（RF：rheumatoid factor）

▶ 関節リウマチを疑ったときに検査する

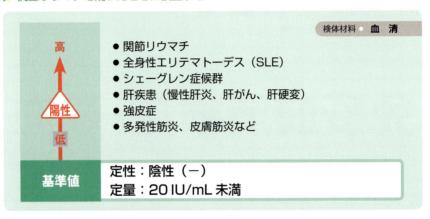

基準値
定性：陰性（−）
定量：20 IU/mL 未満

■ 何をみる？　どうみる？

- リウマトイド因子（RF）とは、IgG の Fc 部分に対する自己抗体のことを指す。関節リウマチ患者の約 80％にみられる。

■ どんなときに検査する？

- 関節リウマチを疑ったときに検査する。偽陽性があり、また RF 陽性でも関節リウマチの確定診断とならないため、身体所見（腫脹している関節の部位、朝のこわばりなど）で関節リウマチが疑われる場合にのみ測定することが重要である。

■ 他の検査との関連は？

- RF 高値の場合は、本当に関節リウマチであるのか慎重に検討する。関節リウマチの診断基準にしたがい、身体所見に加えて、リウマチ因子と抗 CCP 抗体と炎症反応（CRP、ESR）の組み合わせで関節リウマチの確定診断を行う。X 線検査、MRI、エコー検査なども有用である。
- 全身性エリテマトーデス（SLE）やシェーグレン症候群などの膠原病、肝硬変、慢性の細菌感染症などでも RF 陽性を示す。健常者でも 5％前後の陽性率を示すといわれている。

SLE（systemic lupus erythematosus：全身性エリテマトーデス）

ケアに生かすポイント

■ 検査結果に関連する観察ポイント（関節リウマチの場合）

関節症状	● 朝のこわばり、疼痛、腫脹、圧痛 ● 関節の変形の有無とその程度 ● 関節症状の範囲と発症部位
全身症状	● 発熱、易疲労感、全身倦怠感、貧血症状 ● 食欲不振、体重減少 ● 筋萎縮の有無と程度 ● 日常生活制限の程度

■ 看護援助のポイント（関節リウマチの場合）

1．RF検査陽性による症状の観察
　● 関節の症状は、左右対称性の手・膝・肘関節に生じることが多い。
2．関節リウマチの症状の予防と対策
　①冷えによる関節症状対策
　● 冷えや湿気は症状増悪につながるので避ける。季節や天候に応じて衣服・寝具を選択する。症状の強いときには入浴を避ける。入浴する場合は、40℃くらいのぬるま湯で約20分を目安にする。
　②関節の保護と機能維持
　● 関節を1日に数回動かし、拘縮を防ぐ。
　● 必要であれば、装具、シーネ、サポーターを用いて体重負荷を最小限にする。
　● 指関節拘縮に伴う圧迫の軽減や湿潤の予防に努める。
　③心身の安静と適度な運動
　● 睡眠を十分とる：硬いベッドの選択や良肢位の保持。
　● 炎症の強いときは、翌日に疲労感や関節痛が残らない程度の運動量にとどめる。
　● 安静に伴う体動制限から生じる日常生活の援助。
　④食事の援助
　● 栄養価の高いビタミン、ミネラル、タンパク質のバランスのとれた食物を十分とる。
3．**安全対策**：関節の変形による転倒予防のため、環境を整える。
4．**精神的援助**：病気に対する正しい知識により、精神的不安の軽減を図る。
5．薬物療法への援助および効果のモニタリング
　①ステロイドが投与される可能性があるので、確実な投与を行う。
　②副作用の観察を十分に行う。
　③二次感染の予防：皮膚・口腔の清潔保持に努める。

抗CCP抗体
(anti-cyclic citrullinated peptide antibody)

▶ 関節リウマチの早期診断の手段の1つとして測定され、早期関節リウマチ患者で陽性になる

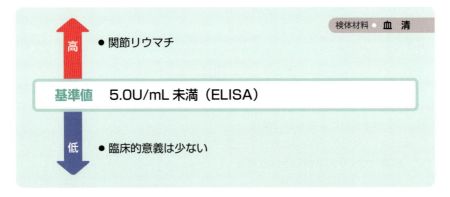

検体材料 ● 血 清

基準値　5.0U/mL 未満（ELISA）

● 関節リウマチ（高）
● 臨床的意義は少ない（低）

■ 何をみる？　どうみる？

- 抗CCP抗体（抗シトルリン化ペプチド抗体）は関節リウマチの新しい血中マーカーである。リウマトイド因子（RF）よりも感度・特異度に優れる。

■ どんなときに検査する？

- 関節リウマチを疑ったときに検査する。
- 保険料の算定に関しては、診察・RF測定・画像診断などの結果から、関節リウマチと確定診断できない者に対する診断の補助として検査を行った場合、原則として1回を限度として算定できるとなっている。ただし、当該検査結果が陰性の場合においては、3か月に1回にかぎり算定できる。

■ 他の検査との関連は？

- 抗CCP抗体高値の場合は、身体所見に加えて、リウマトイド因子と抗CCP抗体と炎症反応（CRP、ESR）との組み合わせで関節リウマチの確定診断を行う。

▼ 抗CCP抗体高値を認めたときの注意点
- 日本人における抗CCP抗体の特異度は95％程度である[1]。抗CCP抗体が陽性であれば関節リウマチと診断できる可能性がかなり高い。診断基準を満たさない場合も、症状がまだそろっていないだけで、その後関節リウマチと診断される可能性が高いということができる。一方で、全身性エリテマトーデス（SLE）、シェーグレン症候群などで陽性となることがあるので、ほかの疾患の除外は必要である。

SLE（systemic lupus erythematosus：全身性エリテマトーデス）

ケアに生かすポイント

■ 検査結果に関連する観察ポイント
● 関節リウマチの早期診断の手段の1つとして測定され、早期関節リウマチ患者で陽性になる。

関節症状	● 朝のこわばり、疼痛、腫脹、圧痛 ● 関節の変形の有無とその程度 ● 関節症状の範囲と発症部位
全身症状	● 発熱、易疲労感、全身倦怠感、貧血症状 ● 食欲不振・体重減少 ● 筋萎縮の有無と程度 ● 日常生活制限の程度

■ 看護援助のポイント
1．症状の予防と対策
　①冷えによる関節症状対策
　● 冷えや湿気は症状増悪につながるので避ける。季節や天候に応じて衣服・寝具を選択する。
　● 症状の強いときには入浴を避ける。入浴する場合は、40℃くらいのぬるま湯で約20分を目安にする。
　②心身の安静と適度な運動
　● 睡眠が十分とれるように硬いベッドを選択し、良肢位の保持ができるよう工夫する。
　● 炎症の強いときは、翌日に疲労感や関節痛が残らない程度の運動量にとどめる。
　● 安静に伴う体動制限から生じる日常生活の援助。
　③食事の援助
　● 栄養価の高いビタミン、ミネラル、タンパク質のバランスのとれた食物を十分とる。
2．精神的援助
　● 早期診断の1つで患者の不安も大きいため、病気に対する正しい知識を指導し、精神的不安の軽減を図る。

---

1) Nishimura K, et al：Meta-analysis, diagnostic accuracy of anti-cyclic citrullinated peptide antibody and rheumatoid factor for rheumatoid arthritis. Ann Intern Med 2007；5,146(11)：797-808.

抗核抗体（ANA）
（ANA：anti-nuclear antibody）

▶ 膠原病、特に全身性エリテマトーデス（SLE）を疑ったときに検査する

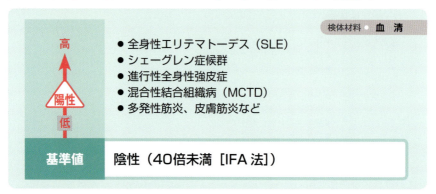

検体材料 ● 血清

- 全身性エリテマトーデス（SLE）
- シェーグレン症候群
- 進行性全身性強皮症
- 混合性結合組織病（MCTD）
- 多発性筋炎、皮膚筋炎など

| 基準値 | 陰性（40倍未満［IFA法］） |

■ 何をみる？　どうみる？

- 抗核抗体（ANA）は、自己免疫疾患において認められる代表的な血中自己抗体である。これまでに20種類以上の抗体が知られている。

■ どんなときに検査する？

- 膠原病を疑ったときに検査する。膠原病のなかでも特に全身性エリテマトーデス（SLE）を疑ったときに行う検査であるが、SLE以外に下表のような膠原病で陽性となる。
- 肝疾患、甲状腺疾患を有する患者では偽陽性となるため、注意が必要である。

▼ ANAが高値を示す疾患

全身性エリテマトーデス（SLE）	99%陽性
シェーグレン症候群（SjS）	70%陽性
多発性筋炎 / 皮膚筋炎（PM/DM）	70%陽性
進行性全身性硬化症（PSS）	95%陽性

■ 他の検査との関連は？

◎ SLEを疑い、ANA高値の場合

- 臨床症状より上記の診断基準を満たし、ANA高値（160〜320倍以上）のときには、抗DNA抗体を測定して確定診断を行う。抗ds-DNA抗体はSLEに特異的である。

SLE（systemic lupus erythematosus：全身性エリテマトーデス）

▼ SLEの分類基準（アメリカリウマチ協会、1997年改訂）

1. 頬部紅斑：頬骨隆起部上の紅斑
2. 円板状紅斑
3. 光線過敏症：患者病歴または医師の観察による
4. 口腔内潰瘍：医師の観察によるもので通常無痛性
5. 関節炎：2つ以上の末梢関節の非びらん性関節炎
6. 漿膜炎
   a) 胸膜炎：疼痛、摩擦音、胸水
   b) 心膜炎：心電図、摩擦音、心膜液
7. 腎障害
   a) 0.5g/日以上または3+以上の持続性タンパク尿
   b) 細胞性円柱：赤血球、顆粒、尿細管性円柱
8. 神経障害
   a) けいれん
   b) 精神障害
9. 血液学的異常
   a) 溶血性貧血
   b) 白血球減少症：4,000/μL 未満が2回以上
   c) リンパ球減少症：1,500/μL 未満が2回以上
   d) 血小板減少症：100,000/μL 未満
10. 免疫学的異常
    a) 抗DNA抗体：native DNA に対する抗体の異常高値
    b) 抗Sm抗体の存在
    c) 抗リン脂質抗体：抗カルジオリピン抗体、ループスアンチコアグラント陽性、梅毒血清反応偽陽性
11. 抗核抗体の検出

観察期間中、経時的あるいは同時に11項目中4項目以上存在すればSLEと分類する

◎ SLEを疑い、ANA低値の場合

- SLE で ANA 陰性の残りの1%は、抗 SS-A 抗体が陽性である。ANA、抗 SS-A 抗体ともに陰性の場合、SLE は否定的であると考えてよい。

■ 検体採取・取り扱い時の注意点

- 肝疾患、甲状腺疾患を有する患者など、膠原病以外でも陽性となるため、解釈には注意が必要である。SLE でなくても ANA 高値の人は、将来 SLE を発症しやすいといわれている[1]。
- SLE と診断するには分類基準11項目のうち4項目以上を満たす必要があり、ANA 陽性だけでは診断にはならない。したがって臨床症状を満たしていない者に対する ANA 測定は慎重を要する（表「SLEの分類基準」参照）。

1) Arbuckle MR et al : Development of Autoantibodies before the clinical onset of systemic lupus erythematosus. *N Engl J Med* 2003;349：1526-1533.

ケアに生かすポイント

■検査結果に関連する観察ポイント（膠原病を疑う場合）

全身症状	発熱の程度・熱型とその誘因 全身倦怠感、易疲労感、体重減少 食欲不振・悪心
関節筋症状	関節痛・筋肉痛の有無と程度・部位
皮膚症状	皮膚変化の部位と持続状況 蝶形紅斑、円板状紅斑、レイノー現象 光過敏症
腎障害の有無	尿量・尿回数、タンパク尿の有無、浮腫

■看護援助のポイント（SLEの場合）

1. 症状の予防と対策
   ①発熱による不快への対策と清潔保持
   - 汗をかきやすいので、適宜清拭し、湿った寝衣による不快感を除去する。
   - 口腔内の清潔や陰部の清潔に努める。

   ②心身の安静
   - 倦怠感、疲労感などが残るようなことのないように注意し適度の安静を保つ。
   - 睡眠が十分にとれるように環境を整える。

   ③皮膚症状発現への対策
   - 石鹸・シャンプーは刺激の少ないものを用いる。
   - 誘因となる直射日光を避ける。
   - 衣服のゴムや掛け物の圧迫を避け、寝具のしわをつくらない。

   ④症状予防の食事援助
   - 食事はバランスのよい栄養価の高いものをとる。
   - 腎障害の程度により、塩分制限・タンパク制限。

2. 精神的援助
   - 患者の表情や言動に注意し、訴えをよく聴き、不安の軽減を図る。
   - ストレスによっても症状の増悪を招くことがあるので、適切に対処する。

3. 薬物療法への援助および効果のモニタリング
   ①ステロイドが投与される可能性があるので、確実な投与を行う。
   ②副作用の観察を十分に行う。
   ③二次感染の予防：皮膚・口腔の清潔保持に努める。

Column

ステロイドと副作用

　ステロイドは、抗炎症と免疫抑制を目的に長期的に投与される。ステロイドには、抗炎症・免疫抑制・ホルモン作用があり、その作用が過剰に発現し副作用として出現することがある。抗炎症・免疫抑制作用による易感染性状態、代謝作用などによる二次性糖尿病、ムーンフェイス（満月様顔貌）、高血圧、浮腫、骨粗鬆症、抑うつ、不安、不眠、多幸などがある。

　これら副作用症状のすべてが出現するわけではないが、副作用症状を早期にとらえ対処することが必要である。そのためには、看護師としての観察の重要性はもちろんであるが、長期的治療のなかで、患者自身も自己管理できるよう、十分な説明と理解を得ることが大切である。

（深石タカ子）

Memo

抗ミトコンドリア抗体（AMA）
（AMA：anti-mitochondrial antibody）

▶ 肝機能障害、特に原因不明の胆道系酵素（ALP、γ-GTP）の上昇が優位となる肝機能障害で検査する。

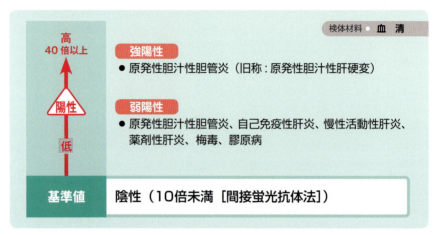

検体材料　●　血　清

強陽性
- 原発性胆汁性胆管炎（旧称：原発性胆汁性肝硬変）

弱陽性
- 原発性胆汁性胆管炎、自己免疫性肝炎、慢性活動性肝炎、薬剤性肝炎、梅毒、膠原病

基準値　陰性（10倍未満［間接蛍光抗体法］）

■ 何をみる？ どうみる？

- 抗ミトコンドリア抗体は、原発性胆汁性胆管炎（PBC）で高頻度に陽性となる自己抗体である。
- 原発性胆汁性胆管炎は、2016年以前には原発性胆汁性肝硬変と呼ばれていた。しかし、現在ではほとんどの患者が肝硬変の状態ではないことから病名が変更された。

■ どんなときに検査する？

- 肝機能障害、特に原因不明の胆道系酵素（ALP、γ-GTP）の上昇が優位となる肝機能障害で、原発性胆汁性胆管炎を疑い検査する。

■ 他の検査との関連は？

- 原発性胆汁性胆管炎では、ビリルビンの上昇や黄疸の出現に先行して、胆道系酵素（ALP、γ-GTP）の上昇を認めることが多い。
- 原発性胆汁性胆管炎ではしばしばIgMの上昇と高脂血症を伴う。
- 抗ミトコンドリア抗体はM1-9の9つの亜型に分類され、そのうちの抗ミトコンドリアM2抗体が原発性胆汁性胆管炎との関連が強い。
- 抗ミトコンドリア抗体は自己免疫性肝炎、慢性活動性肝炎、薬剤性肝炎などの原発性胆汁性胆管炎以外の肝機能障害でも軽度陽性となることがある。その際には

抗ミトコンドリアM2抗体を測定する。
- 原発性胆汁性胆管炎は、慢性甲状腺炎やシェーグレン症候群などの自己免疫疾患を合併しやすい。甲状腺機能検査や他の自己抗体の測定がときに必要である。

ケアに生かすポイント

■検査結果に関連する観察ポイント（PBCの場合）

黄疸の部位と程度	眼球結膜、口腔粘膜、前胸部、顔面など
全身症状	全身瘙痒感、食欲不振、悪心・嘔吐、腹部膨満感、発熱

■看護援助のポイント

1. 症状の予防と対策
   ①瘙痒感による不快感への対策
   - 瘙痒感は、温度の上昇や乾燥によって増強しやすいため室温・湿度の調整をする。
   - 清拭後、止痒薬などを塗布する。

   ②皮膚・粘膜の保護と二次感染予防対策
   - 衣服・寝具の選択：衣類の摩擦等による皮膚損傷を防ぐために、清潔でやわらかい素材を選択する。
   - 清拭・シャワー浴により清潔を保つ。
   - 爪を短く切り、掻き傷など皮膚に損傷が生じないように注意する。
   - やわらかい歯ブラシを使用する。

   ③食事の援助
   - 高カロリー、高ビタミン食にする。
   - 腹水などがある場合には、水分・塩分の制限を行う。

   ④便通調整への対策：便秘を予防する食品の選択、腹部マッサージを施行する。

2. 精神的援助
   - 肝生検や内視鏡による食道静脈瘤に対する判定と治療が実施されることがあるため、検査や治療に対する説明を十分に行い、不安の軽減に努める。

Memo

CRP（C反応性タンパク）
(CRP：C-reactive protein)

▶ 炎症時に著明な増加を認めるため、感染症をはじめとした炎症反応の惹起を疑う場合に検査する

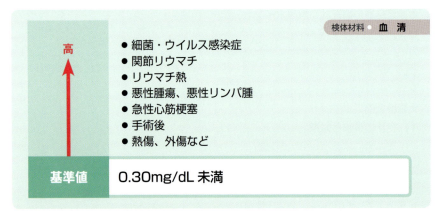

- 細菌・ウイルス感染症
- 関節リウマチ
- リウマチ熱
- 悪性腫瘍、悪性リンパ腫
- 急性心筋梗塞
- 手術後
- 熱傷、外傷など

検体材料 ● 血清

基準値　0.30mg/dL 未満

■ 何をみる？　どうみる？

- CRP（C反応性タンパク）は急性期反応タンパクの代表的な成分で、炎症時に著明な増加をきたす。一般臨床で炎症のマーカーとして広く普及している。近年は高感度CRPといって軽微な炎症状態（low grade inflammation）を測定することで動脈硬化のリスクがわかるといった研究も広く認められるようになった。
- 従来は0.40mg/dL以下を正常値とし、それ以上の場合を異常値としていたが、近年は健康者の平均値が0.02mg/dL程度であり、9割で0.05mg/dL未満であるといわれているため、0.10もしくは0.20mg/dLを基準値上限として採用している施設も多い。本書では0.30mg/dLを基準値とする。
- CRPは、炎症・組織壊死をきたすいかなる疾患でも上昇を認める。感染症（細菌感染症）、膠原病の活動期（SLEを除く）、悪性腫瘍、手術後、外傷、心筋梗塞、熱傷などはその典型例である。CRPは炎症刺激後6時間程度で増加しはじめるが、増加が明らかになるのは12時間くらいであり、2～3日程度でピークを迎えるといわれている。

■ どんなときに検査する？

- 感染症をはじめとした炎症反応の惹起を疑う場合に検査を行う。また、膠原病の病勢判断に用いることも多く、治療効果判定に用いる。
- 上昇している患者の多くは感染症を合併していることが多い。入院患者での急激

なCRP上昇はどこかに感染が隠れていないかを観察することがポイントである。特にCRPが10mg/dLを超えると、敗血症をはじめとした重症感染を示唆するとした報告もある。しかし、CRPの上昇がなくても感染している例もあるため、CRP値にとらわれすぎないことが重要である。
- 感染症の加療途中に、患者自体は改善しているにもかかわらず、CRPのみ増悪することがある。重要なのは患者自体の状態であり、あくまでも補助的にCRPを用いるつもりで効果のモニタリングをすることが必要と考える。

■ 他の検査との関連は？

- CRPの上昇とともに発熱を認める場合が多い。発熱の推移や、呼吸数をはじめとしたバイタルサインの変化を経時的に観察することが必要である。

ケアに生かすポイント

■ 検査結果に関連する観察ポイント
1. 炎症に伴う症状：発熱、腫脹、発赤、疼痛などとその部位。
2. バイタルサイン
3. 疾患の有無と程度
4. 使用薬物の有無と効果
5. 栄養状態および食事摂取状況
6. 関連する検査データの把握：白血球、血液像、赤血球沈降速度。

■ 看護援助のポイント
1. 症状の予防と対策
  ①炎症に伴う疼痛・腫脹への対策
   - 冷罨法の実施、安楽な体位の工夫を行う。
   - 鎮痛解熱薬の投与による軽減を図る。
   - 炎症などの滲出液がある場合には、量や性状の変化を確認し、適切な処置を行う。
  ②発熱による不快への対策
   - 冷罨法による解熱を図る。
   - 発汗時は、適宜、清拭、寝衣交換を行う。発汗が多い場合には、タオルを前胸部・背部に使用して、寝衣交換の負担を減らす。
   - 室温、寝具、衣類の調整を行う。
  ③二次感染予防：皮膚・口腔内の清潔に留意し、二次感染の予防をする。
  ④食事の援助
   - 消化吸収がよく、口当たりのよい食物が摂取できるよう配慮する。

各免疫グロブリン（IgG、IgA、IgM、IgD、IgE）

(Ig：immunoglobulin)

▶ 多クローン性高γ-グロブリン血症、単一クローン性γ-グロブリン血症、低免疫グロブリン血症などの疾患を疑った場合に検査する

検体材料 ● 血清

基準値	IgG：800～1600 mg/dL IgA：140～400 mg/dL IgM：31～200 mg/dL（男性） 　　　52～270 mg/dL（女性） IgD：2～12 mg/dL IgE：250 IU/mL（RIST） 　　　0.34 PRU/mL（RAST）

IgG	高値	慢性肝炎、肝硬変、自己免疫性疾患、悪性腫瘍、炎症性疾患、本態性 M タンパク血症（IgG 型）、IgG 型多発性骨髄腫など
	低値	原発性免疫不全症、無γグロブリン血症、ネフローゼ症候群、IgG 型以外の多発性骨髄腫、原発性免疫不全症など
IgA	高値	慢性肝炎、肝硬変、自己免疫性疾患、悪性腫瘍、本態性 M タンパク血症（IgA 型）、IgA 型多発性骨髄腫など
	低値	原発性免疫不全症、無γグロブリン血症、IgA 欠乏症・欠損症、ネフローゼ症候群、IgA 型以外の多発性骨髄腫など
IgM	高値	急性肝炎、感染症、炎症性疾患、自己免疫性疾患、本態性 M タンパク血症（IgM 型）、原発性マクログロブリン血症など
	低値	原発性免疫不全症候群、無γグロブリン血症、IgM 欠損症など
IgD	高値	IgD 型多発性骨髄腫、ハンセン病、結核など
	低値	無γグロブリン血症、IgD 型以外の多発性骨髄腫など
IgE	高値	気管支喘息、アレルギー性鼻炎、アレルギー性結膜炎、肝障害（急性・慢性肝炎、肝硬変）、寄生虫疾患、IgE 型多発性骨髄腫
	低値	IgE 型以外の多発性骨髄腫、原発性免疫不全症候群、サルコイドーシスなど

■ 何をみる？　どうみる？

- 免疫グロブリンはリンパ・形質細胞により生合成される抗体活性を有する糖タンパク質である。IgG、IgA、IgM、IgD、IgE があり、体液性免疫機能を有し、異物抗原の除去にはたらく。測定法には血清タンパク分画、免疫電気泳動法、免疫化学定量法、血清抗体価測定などがある。

◎ **IgG**

- 血液中に最も多く含まれる免疫グロブリンで 70〜75％を占める。健康成人では血漿中に約 1,200 mg/dL 含まれ、細菌・ウイルスなどに対する抗体を含む。補体、オプソニンによる食作用、毒素の中和などによって生体を守る。また遅発性のアレルギーにも関与するといわれている。

◎ **IgA**

- ヒトにおける分泌量は IgG の次に多い。母子免疫と粘膜免疫にかかわる。初乳中に多く分泌され、新生児の消化管を細菌・ウイルス感染から守るはたらきがある。IgG も母子免疫には関与するがこちらは胎盤を通して移行する。さらに粘膜免疫防御系の一端を IgA は担っている。

◎ **IgM**

- 感染の際に最初につくられる抗体のため、IgM の上昇は細菌感染を示唆する。非常に大きな分子で拡散しにくく、少量が間質液中に存在し、ほとんどは血清に存在する。多量体のため親和性が強く、補体活性も強いといわれる。

◎ **IgD**

- B 細胞表面にあり、量も少ない。抗体産生の誘導を行う。

◎ **IgE**

- 気管支喘息やアレルギーに大きくかかわる。アレルギー疾患をもつ患者では血清中で濃度が上昇し、マスト細胞や好塩基球の細胞内顆粒中に貯蔵される生理活性物質の急速な放出を惹起するといわれる。

■ どんなときに検査する？

- 増加するものとして、多クローン性高γグロブリン血症（肝疾患、結核をはじめとした慢性感染症、悪性腫瘍、膠原病など）と、単一クローン性γグロブリン血症（多発性骨髄腫、原発性マクログロブリン血症、悪性リンパ腫など）がある。減少するものとしては、低免疫グロブリン血症（無および低γグロブリン血症、異γグロブリン血症）がある。これらの疾患を疑った際に検査を行う。

■ 他の検査との関連は？

- 多発性骨髄腫を疑って検査を行う際には、血清タンパク分画、免疫電気泳動法に

よる M タンパク量や型の評価に加えて、尿検査でベンスジョーンズタンパク（BJP）を調べる。

ケアに生かすポイント

■検査結果に関連する観察ポイント（多発性骨髄腫を疑う場合）

造血抑制症状	息切れ、動悸、発熱、出血傾向
感染症症状	肺炎、尿路感染に伴う症状
骨破壊による骨折	日常動作で生じる病的骨折：腰痛、肋骨痛 圧迫骨折による脊髄圧迫症状：四肢麻痺や排尿、排便障害
高カルシウム血症症状	口渇、イライラ、意識障害
腎障害	浮腫、倦怠感

＊緊急性が高い症状として、脊椎の圧迫骨折に伴う脊髄圧迫症状がある。四肢麻痺や排尿・排便障害が生じた際には、内科エマージェンシーとして対応する必要がある

■看護援助のポイント（免疫不全の場合）

● 免疫不全では感染症を起こしやすいので、感染予防へのケアが重要である。

1. 感染予防対策
   ① 感染予防のための環境調整
   - 室内などの環境の清潔を保つため、清掃と日常の環境整備に心がける。
   - 手洗い・擦式アルコール手指消毒剤を使用して手指の清潔とマスクの着用を厳守する。必要時、ガウンテクニックなどを行う。
   - 風邪などの感染症のある人の面会は禁止。面会者にも手洗い、マスク着用を厳守してもらう。
   - 中心静脈（CV）カテーテル挿入などの処置の際には、清潔操作を厳守する。

   ② 清潔の保持
   - 全身清拭・洗髪などを行い清潔に努める。可能なかぎりシャワー浴を行う。
   - 口腔内の清潔保持：口腔内は頻回の含嗽と歯磨きを行う。状況により、抗菌薬入り含嗽水を使用する。
   - 陰部・肛門部の清潔保持：温水洗浄便座の使用により清潔に努める。

   ③ 食事に対する注意
   - 生水・生食（さしみ・生野菜など）を禁止し、加熱した食品を摂取する。

   ④ 排便調整対策：怒責しないよう排便コントロールをする。

2. 精神的援助
   - 感染予防に伴う、行動制限・環境面での制限による精神的苦痛に対して、不

安の軽減を図る。
3．免疫療法への援助
- 免疫療法剤の投与を確実に行う。
- 使用薬剤による副作用の確認と異常の早期発見に努める。

Column

フィードバックスキル：6Ts

　医療の分野では、臨床のみならず教育が非常に大切な要素である。そのなかでもカンファレンス形式の教育はよく用いられる手段である。そこで、カンファレンスを運営する際に有効なフィードバックスキルを紹介する。カンファレンスはどうしても一方向性の講義になってしまいがちだが、一方向性になると、効率的な知識の吸収にはつながらない。そこで、双方向性、全員参加型のカンファレンス形式が望ましいと考えられる。以下の6項目を意識しながらカンファレンスを運営し、カンファレンス終了時に、それぞれの項目が達成されていたかどうかを参加者全員で議論する。この6Tsの導入によりカンファレンス運営の質向上が期待できるだろう。

6Ts

> T：Time management
> 時間を守ることができたか？
> T：Teamwork
> 参加者が積極的になれるチームワークのよい雰囲気をつくれていたか？
> 　（例：色のついたカードなどを用いて、質問の回答を選択式にするなど）
> T：Tools
> 参加者を飽きさせないように配慮がされていたか？
> 　（例：質問に対して正解した場合にキャンディーを配るなど）
> T：Triage
> 伝えたい内容の優先順位を明確にし、進行がスムーズであったか？
> T：Tone
> 伝えたい部分は大きな声で情熱的に伝えることができていたか？
> T：Take home messages
> カンファレンスの最後に必ず覚えて帰ってもらいたいことを明確にしたか？
> 　（暗記力には限界があるため3つ程度にまとめるのが好ましい）

（西﨑祐史）

(6Ts Teaching Tips; 15th ANNUAL HOW TO TEACH EVIDENCE-BASED CLINICAL PRACTICE WORKSHOP // McMaster University, Hamilton, Canada)

β₂-ミクログロブリン（β₂MG）
（β₂-microglobulin）

▶ 多発性骨髄腫の病期分類や、尿細管機能障害（間質性腎炎など）を疑い尿中β₂-ミクログロブミンを測定するときに検査する。

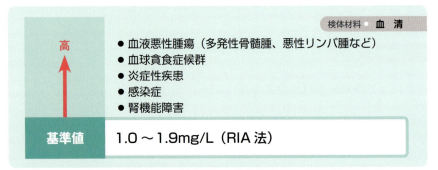

検体材料 ● 血　清

高 ↑
- 血液悪性腫瘍（多発性骨髄腫、悪性リンパ腫など）
- 血球貪食症候群
- 炎症性疾患
- 感染症
- 腎機能障害

基準値　1.0～1.9mg/L（RIA法）

■ 何をみる？　どうみる？

- β₂-ミクログロブリンは多くの細胞、特にリンパ球や単球などの免疫担当細胞に多く存在する低分子タンパクである。
- 悪性腫瘍（特に多発性骨髄腫や悪性リンパ腫）、血球貪食症候群や炎症状態で産生が増加する。
- 腎臓の糸球体で濾過され、そのほとんどが尿細管で再吸収されて分解される。このため、腎機能障害では血清β₂-ミクログロブリンは増加する。
- 糸球体で濾過されたβ₂-ミクログロブリンが尿中に出現するのは①尿細管での再吸収の障害（尿細管機能障害）、または②産生量、血中の増加（尿中へあふれ出る）である。
- 透析アミロイドーシスの原因物質であり、透析患者では透析により除去され、低値に保たれていることを確認する。

■ どんなときに検査する？

- 多発性骨髄腫の病期分類に使用する。
- 尿細管機能障害（間質性腎炎など）を疑い、尿中β₂-ミクログロブミンを測定するとき。
- 透析患者では定期的に評価する。

■ 検査値はどうみる？

- 尿中β₂-ミクログロブミンが尿細管機能の指標として測定される。

- 尿中 β_2-ミクログロブミンの増加は、尿細管機能障害または血清濃度の上昇（> 4.5 mg/L）である。

尿中↑、血中→	尿細管機能障害
尿中↑、血中↑	血液悪性腫瘍（骨髄腫、悪性リンパ腫など）、炎症性疾患、感染症
尿中↑または尿中→、血中↑	腎機能障害

ケアに生かすポイント

■ 検査結果に関連する観察ポイント

排尿状態	尿回数、尿量、尿の性状
全身症状	バイタルサイン、皮膚の状態、浮腫、体重の増加、食事・水分摂取量、食欲不振、疲労感、脱力感、悪心・嘔吐の有無

■ 看護援助のポイント（腎不全の場合）

1. 症状の予防と対策
   ① 安静の保持と保温を図る
   - 過度な運動は酸素・エネルギー消費量、タンパク質の代謝産物を増加させ、腎への負担を増大させるため、激しい運動は避ける。保温は腎内血管を拡張させるので、室温、衣服、寝具を調整し、保温に努める。
   ② 症状予防のための食事指導
   - 体重、尿量、水分摂取量を観察し、必要に応じて塩分制限、タンパク制限とする。
   ③ 悪心・嘔吐への対策
   - 悪心・嘔吐、食欲不振がある場合には、食べられる時間・量を工夫する。
   - 嘔吐時は、すみやかに吐物を片づけ、口腔内の清潔を図り、再嘔吐の誘因を除去する。
   ④ 瘙痒感による不快への対策
   - 痒みがあるときは身体の清潔に努め、必要時ローションなどを用いて保湿を図る。
   - 掻き傷による皮膚損傷を防ぐため、爪は短く切る。
   ⑤ 皮膚・粘膜の清潔と保護：口腔、眼瞼、陰部などの清潔保持と、やわらかい寝衣・寝具類の選択。
   ⑥ 便秘の予防対策：便秘を予防する食品の選択・腹部マッサージの施行。
2. 薬物の管理
   - 利尿薬などの薬物は確実に投与する。

寒冷凝集反応
(cold agglutination)

▶ 主に、非定型肺炎を疑う場合に検査する

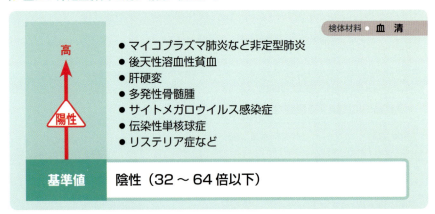

- マイコプラズマ肺炎など非定型肺炎
- 後天性溶血性貧血
- 肝硬変
- 多発性骨髄腫
- サイトメガロウイルス感染症
- 伝染性単核球症
- リステリア症など

検体材料 ● 血清

基準値　陰性（32〜64倍以下）

■ 何をみる？　どうみる？

- 赤血球凝集素は抗赤血球抗体の一種で、赤血球を凝集するはたらきをもっており、至適温度の差から冷式と温式に分かれる。この冷式抗体を寒冷凝集素といい、4〜10℃で最もよく凝集する。
- 1人または多数の正常個体からプールしたO型赤血球浮遊液と血清検体を一定の割合に混合し、0〜4℃で一晩おいた後、赤血球凝集の有無を判定する。凝集する最終血清希釈倍数をもって凝集素価（agglutinin titer）とする。
- 一部の感染症でも寒冷凝集素が増加することが知られている。マイコプラズマ、クラミジアなどの非定型肺炎で増加し、測定の意義がある。しかし近年は特異的抗体検査が発達しており、測定の意義が薄れてきている。

■ どんなときに検査する？

- 非定型肺炎を疑う場合に検査する。非定型肺炎であれば比較的症状の強い乾性咳嗽を呈することが多い。通常の抗菌薬に不応性の肺炎時にも非定型肺炎を疑い測定する意義があると考える。
- 本態性に寒冷凝集素が増加する疾患を慢性寒冷凝集素症という。そのほか、Mタンパク血症を呈する疾患でも寒冷凝集素が増加する。多発性骨髄腫やマクログロブリン血症、リンパ性白血病、悪性リンパ腫、重症複合免疫不全症（SCID：severe combined immunodeficiency disease）などである。しかし、Mタンパクが寒冷凝集活性を呈する理由は不明といわれる。

■ 検体採取・取り扱い時の注意点

- 非定型肺炎の際にはマスクをはじめとした予防策が必要となる。
- 採血の際にはあらかじめ36℃まで温めた採血器具と試験管類を用意し、ただちに血清分離を行う。室温放置または冷蔵保存した場合は体温に戻してから血清分離を行わなければ、血清検体中の凝集素が著しく低下する。

ケアに生かすポイント

■ 検査結果に関連する観察ポイント（非定型肺炎を疑う場合）

1. 咳嗽および痰喀出の有無と性状
2. 呼吸状態
3. 随伴症状の有無と程度：胸痛、体温、頭痛、全身倦怠感。
4. 感染源の確認
   ①マイコプラズマ肺炎を疑う場合：感染者との濃厚接触歴の有無。
   ②クラミジア肺炎を疑う場合：ペットの飼育歴、鳥との接触歴など。

■ 看護援助のポイント（非定型肺炎の場合）

1. 肺炎症状および随伴症状、合併症の観察
2. 症状の予防と対策
   ①咳嗽、胸痛などの苦痛への対策：激しい咳嗽による不眠や胸痛を伴うことがあるので、体位の工夫や冷湿布を使用する。
   ②発熱による不快への対策
   - 発汗を伴うことが多いため、吸湿性のある寝衣を着用する。
   - 発汗時は頻回に寝衣を交換する。また、前胸部や背部などにタオルなどを活用して汗による不快感を防ぐ。

   ③感染予防対策
   - 含嗽・手洗いの励行。
   - 咳・痰が多いので、使用した紙類はきちんと処理をする。

   ④食事の援助
   - 良質なタンパク質に富んだ食事をとる。
   - 水分摂取量に注意し、十分な水分を補給できるようにする。

   ⑤環境の調整
   - 室内の空気を正常に保ち、定期的な換気を行う。
   - 適度な温度・湿度に調整する。

直接・間接クームス試験
(direct/indirect Coombs test)

▶ 赤血球表面に結合し得る抗赤血球抗体を調べる試験で、溶血が疑われる場合に最初に行う

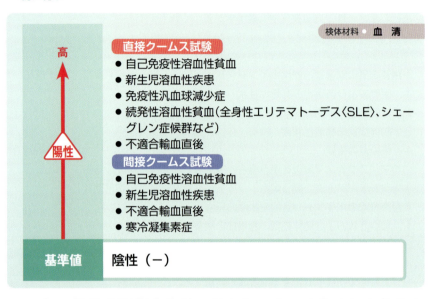

検体材料 ● 血清

直接クームス試験
- 自己免疫性溶血性貧血
- 新生児溶血性疾患
- 免疫性汎血球減少症
- 続発性溶血性貧血(全身性エリテマトーデス〈SLE〉、シェーグレン症候群など)
- 不適合輸血直後

間接クームス試験
- 自己免疫性溶血性貧血
- 新生児溶血性疾患
- 不適合輸血直後
- 寒冷凝集素症

| 基準値 | 陰性(−) |

■ 何をみる? どうみる?

- 赤血球表面に結合し得る抗赤血球抗体を調べる試験である。
- 臨床で問題となる"赤血球と反応する抗体"は、①同種赤血球抗体(異なるヒト個体の赤血球と反応)と、②自己赤血球抗体(自己の赤血球と反応)とに分かれる。この抗体を検出する試験がクームス試験で、直接と間接の2つに大別される。
- 同種赤血球抗体は異なるヒト個体の赤血球と反応する抗体であり、臨床的には「血液型不適合輸血の副作用」「母子間血液型不適合」の際にかかわる。自己抗体は「自己免疫性溶血性貧血」にかかわる。
- 赤血球表面は通常陰性に荷電しており、互いに反発して浮遊している。小さな抗体ではたとえ存在しても反発力に抗えず、凝集を起こすことができないが、この赤血球表面の陰性荷電を減少させる(反発力を弱める)処置を行い、不完全抗体でも凝集させるようにしたものがクームス試験の原理である。

◎ **直接クームス試験**
- 生理食塩液でよく洗浄した被験者赤血球浮遊液とクームス血清を混合し、凝集の有無を観察する方法である。この試験は、被験者自身の赤血球が、生体内ですで

に不完全抗体により感作されているかどうかを知るために行う。

◎間接クームス試験
- ヒト赤血球と被験者血清を反応させて生理食塩水で洗浄後、洗浄赤血球浮遊液にクームス血清を混合して、凝集の有無を観察する方法である。この試験は、被験者自身の血清中に不完全赤血球抗体が存在するかどうかを知るために行う。

どんなときに検査する？

- 溶血が疑われる場合に最初に行う検査である。

他の検査との関連は？

- 溶血を疑う際には、網状赤血球増加、間接ビリルビン高値、LDH上昇、ハプトグロビンの低下を確認する。

ケアに生かすポイント

■ 検査結果に関連する観察ポイント

貧血症状の程度と関連症状	顔色、眼瞼、口腔粘膜、爪甲色 倦怠感、眠気、めまい、耳鳴、食欲不振、動悸、息切れ
黄疸の有無と程度	皮膚や眼球の黄染、瘙痒感の有無
腹部症状	胆石による腰背部痛の有無と程度、肝、脾腫による圧迫感など
全身症状	悪寒・発熱の有無

■ 看護援助のポイント（貧血の場合）

1．症状の予防と対策
　①安静の保持：動悸、息切れ、めまいなどが出現しない程度の運動量が目安。
　②症状予防のための食事指導（栄養状態の維持・改善）
　　● 食事摂取量・摂取内容の把握。
　　● 高タンパク・高カロリー食、高鉄分食、高ビタミン食の摂取。
　③食欲不振への対策：食べやすく、やわらかくする、冷やすなどの工夫をする。
　④悪寒・発熱への対策：適度な室温の調整と衣服、寝具による保温に留意する。
　⑤皮膚・粘膜の清潔保持および保護
　　● 口腔内、陰部、肛門部の清潔保持に努める。
　　● 黄疸による痒みに対する援助を行い、掻き傷などをつくらない。
2．薬物療法への援助：副腎皮質ホルモン・免疫抑制薬が使用される場合は、確実な投与と副作用の出現に注意する。
3．安全対策：めまい、立ちくらみなどによる転倒、外傷の予防のため、危険物の除去や履物の調整をする。

CH_{50}(血清補体価)
(50% hemolytic unit of complement)

▶ 主に全身性エリテマトーデス(SLE)を疑うときに検査する

検体材料 ● 血清

● 非特異的な炎症

基準値 CH_{50}:30U/mL 以下(低値)、45U/mL 以上(高値)
C3:86mg/dL 以下(低値)
C4:14mg/dL 未満(低値)

● 補体消費の亢進(全身性エリテマトーデス〈SLE〉、悪性リウマチなど)、生合成低下(肝硬変など)

■ 何をみる? どうみる?

- 補体は、血清中に含まれる約30種におよぶタンパクで構成される自然免疫のシステムである。3つの補体経路(レクチン経路・古典経路・第二経路)を通じて活性化され、生体に侵入した病原微生物を排除するためにはたらくが、過剰な活性化は炎症を引き起こし、生体に不利益をもたらすこともある。
- 日常で測定できる補体は、補体価(CH_{50})、C3、C4である。CH_{50}とは補体すべてを含むスクリーニング検査であり、補体価が低値を示す場合は、補体成分子の欠損か、補体消費の亢進、生合成の低下を考える。さらなる鑑別にC3、C4の値が重要となる。
- 3つのどの補体経路が活性化されるかによって、C3、C4の減少の程度が異なる。

■ どんなときに検査する?

- 補体上昇は非特異的炎症で上がるため、日常臨床で最も検査されるのは、全身性エリテマトーデス(SLE)を疑うときや、その他下表の疾患を疑うとき。

CH_{50}↓、C3↓、C4↓	SLE、悪性関節リウマチなど
C3→、C4↓	C4欠損症など
C3↓、C4→	急性糸球体腎炎、膜性増殖性糸球体腎炎、エンドトキシンショック
C3→、C4→	C3、C4以外の補体低下

■ 他の検査との関連は?

- SLEなど膠原病を疑うときには、抗核抗体をはじめとする自己抗体の測定が必要。

SLE(systemic lupus erythematosus:全身性エリテマトーデス)

■ 検体採取・取り扱い時の注意点

- 採取された血液はできるだけ早く血清分離し、すぐに測定するのでなければ冷凍保存（-70℃以下）する。また、肝疾患やクリオグロブリン陽性の患者血清では、試験管内での補体活性化による見かけ上の低下を示すことがある。この場合、EDTA採血による血漿は正常補体価を示す。

ケアに生かすポイント

■ 検査結果に関連する観察ポイント

全身症状	発熱の程度・熱型、全身倦怠感・易疲労感・体重減少・食欲不振・悪心
関節・筋症状	関節痛・筋肉痛の有無と程度・部位
皮膚症状	皮膚変化の部位と持続状況、蝶形紅斑・円板状紅斑・レイノー現象
腎障害の有無	尿量・尿回数・タンパク尿の有無・浮腫

■ 看護援助のポイント（SLEの場合）

1．症状の予防と対策
 ①発熱による不快への対策と清潔保持
  - 汗をかきやすいので、適宜清拭し、湿った寝衣による不快感を除去する。
  - 口腔内や陰部の清潔に努める。
 ②心身の安静
  - 倦怠感・疲労感などが残らないように注意し、適度の安静を保つ。
  - 睡眠が十分にとれるよう環境を整える。
 ③皮膚症状への対策
  - 石鹸・シャンプーは刺激の少ないものを用いる。
  - 誘因となる直射日光を避ける。
  - 衣服のゴムや掛け物の圧迫を避け、寝具のしわをつくらない。
 ④症状予防の食事援助
  - 食事はバランスのよい栄養価の高いものをとる。
  - 腎障害の程度により、塩分・タンパク制限。

2．精神的援助
  - 患者の表情や言動に注意し、訴えをよく聴き、不安の軽減を図る。

3．薬物療法への援助および効果のモニタリング
 ①ステロイドが投与される可能性があるので、確実な投与を行うと同時に症状の変化を観察する。
 ②副作用の観察を十分に行う。
 ③二次感染の予防：皮膚・口腔の清潔保持に努める。

成長ホルモン（GH）

(GH：growth hormone)

▶ 成長ホルモン分泌不全性低身長症、先端巨大症の診断や、視床下部・下垂体機能の指標の1つとして検査する

検体材料 ● 血清

高
- 先端巨大症
- 巨人症
- 神経性食思不振症
- 低栄養
- 異所性GH産生腫瘍
- 慢性腎不全

基準値　成人男性：0.17ng/mL以下
　　　　　成人女性：0.28〜1.64ng/mL

低
- 下垂体前葉機能低下症
- GH分泌不全性低身長症
- GH単独欠損症
- 性腺機能低下症
- 肥満
- 糖尿病

■ 何をみる？　どうみる？

- 成長ホルモン（GH）は、脳下垂体前葉から分泌される成長促進ホルモンである。
- 重要な生理作用として、脂肪分解作用、タンパク質合成、軟骨発育の促進がある。

■ どんなときに検査する？

- GH分泌不全性低身長症や先端巨大症の診断、治療効果に不可欠である。また、各種の視床下部・下垂体疾患では、GHの分泌は性腺刺激ホルモン（ゴナドトロピン）と並んで早期に分泌が阻害されるため、視床下部・下垂体機能の指標の1つとして検査する。

■ 他の検査との関連は？

- GHの過剰、欠乏を生じる疾患の診断のためにGHの測定が必須であるが、GHは食事や睡眠、ストレスによって大きく変動し、半減期も約12分と短いため1回の

測定では分泌異常を指摘できない場合が多く、負荷試験を行う必要がある。
- GH高値を示す疾患には低栄養もあるため、GH以外に腎機能や肝機能およびアルブミン（Alb）、半減期の短いRTP（rapid turnover protein：トランスサイレチン、レチノール結合タンパク、トランスフェリン）など栄養の指標も同時に測定する必要がある。
- GH低値を示す疾患には、上記に示した下垂体前葉機能低下症などのほかに、肥満、甲状腺機能低下症、糖質コルチコイドの過剰、中枢神経薬の服用などが挙げられるため、薬物使用歴やGH以外の下垂体前葉ホルモンの測定、ならびに甲状腺機能の測定を行う必要がある。

検体採取・取り扱い時の注意点

- GHはストレス、運動、タンパク食、睡眠、長時間の絶食により高値を示すため、早朝空腹時30分以上安静後に採血することが望ましい。
- 負荷試験を行う場合は、採血によるストレスを避けるため、静脈に留置針を挿入し、挿入後30分以降に採血する。
- 検体は血清で冷凍保存可能であり、検体量0.5mL以上必要である。

ケアに生かすポイント

■検査結果に関連する観察ポイント
- 巨人症、先端巨大症では、心肥大、ナトリウム（Na）貯留作用による高血圧、抗インスリン作用による耐糖障害（糖尿病）を伴いやすい。
- 身長、体重、体型、生育歴、家族歴などを確認する。
- GH過剰症状が疑われるときは、高身長、舌、鼻、手足の肥大や血圧、視力障害などの症状の有無を観察する。また、「最近指輪がはまらなくなった」「靴がきつくなった」などはカギとなる問診事項である。
- GH不足症状が疑われるときは、低身長、永久歯萌出遅延、体脂肪増加などの症状の有無を観察する。

■看護援助のポイント
- インスリン注射によるGH分泌刺激試験は低血糖を介して起こるため、発汗、動悸などの低血糖症状に注意し、ブドウ糖静脈注射などの処置がすぐに行えるよう準備しておく。

（成長ホルモン補充療法時）
①有害事象としてGHの体液貯留作用に関連する手足の浮腫、手根管症候群、関節痛、筋肉痛などが治療開始時に生じ得ることを説明する。
②注射の仕方や薬物管理について指導する。
③バランスのとれた食事の重要性について説明する。

ACTH（副腎皮質刺激ホルモン）
(ACTH：adrenocorticotropic hormone)

▶ 副腎皮質ホルモンの異常をきたす疾患の病歴、症状、所見があるときに検査する

検体材料 ● 血漿

 高
- アジソン病
- クッシング病
- 異所性 ACTH・CRH 産生腫瘍
- 先天性副腎皮質過形成
- ネルソン症候群（両側副腎摘出後の ACTH 過剰分泌）

基準値　7.2 〜 63.3pg/mL（ECLIA 法、早朝安静時）

- 副腎腺腫・がんによるクッシング病
- 下垂体前葉機能低下症
- ACTH 単独欠損症
- ステロイドホルモン

低

■ 何をみる？　どうみる？

- ACTH（副腎皮質刺激ホルモン）は脳下垂体前葉から分泌され、副腎皮質に作用し、ステロイド合成を促している。日内変動があり、一般に朝高く、夜に低くなる。

■ どんなときに検査する？

- 副腎皮質ホルモンの異常をきたす疾患の病歴、症状、所見があるときに、原因となる病態・疾患を想定して検査する。

■ 他の検査との関連は？

- ACTH は副腎皮質ホルモンと非常に強い関係をもっており、必ず副腎皮質ホルモン（血中コルチゾール）と同時に測定を行う。コルチゾール値の異常を伴う場合は、尿中 17-OHCS（17-ヒドロキシコルチコステロイド）、17-KS（17-ケトステロイド）も測定し、確定診断に近づける必要がある。
- ACTH 値の異常がある場合は、ACTH を分泌する下垂体自体の検査を行う必要がある。そのため、頭部 MRI や対応する副腎の腫瘍などの否定の目的のために、腹部エコーや腹部 CT が必要になることもある。
- ACTH 産生が多い場合は、それ自身が皮膚の色素沈着を強めるため、皮膚科にお

ける診察が行われていることも多い。
- ACTH分泌は微量なため、測定値異常の場合は負荷試験を施行することが多く、刺激テスト（CRH、メチラポンカプセル）、抑制テスト（デキサメタゾン）を行う。
- 感染症や心臓血管手術後などに原因不明の血圧低下を認めた場合には、相対的副腎不全の可能性を考える。相対的副腎不全の診断には、rapid ACTH負荷試験が簡便で有用である。rapid ACTH負荷試験の方法は下表のとおりである。

▼ rapid ACTH負荷試験の方法[1]

方法	①生食で静脈ラインを留置し、留置30分後に負荷前値としてコルチゾールを測定する ②ACTH（コートロシン1A）250μgを生食5mLに希釈し2分くらいかけてゆっくり静脈注射 ③投与後30分、60分でコルチゾールを測定
結果の解釈	コルチゾールのピーク値18μg/dL未満の場合、または60分値の増加が前値の5μg/dL未満の場合、副腎機能低下があると考える

検体採取・取り扱い時の注意点

- ACTH自体が脈動的に分泌されるため血中値はかなり変動する。1回測定では結果判定は難しい。検体採取時の原則としては、早朝空腹時に30分以上臥床した後に採血と測定を行う。

ケアに生かすポイント

■検査結果に関連する観察ポイント
- 顔や頸部、全身の浮腫や脂肪沈着、筋力の低下、脱力感、倦怠感、悪心や下痢、食欲不振など、疾患の症状の有無を観察する。
- ステロイドなどを使用した治療の有無と経過、期間を把握しておく。
- ストレスにより検査値が上昇することがあるため、検査方法や病状について十分に説明し、落ち着いた雰囲気で検査が受けられるように配慮する。

■看護援助のポイント（クッシング症候群の場合）

日常生活の援助	筋力低下や体形の変化が原因で転倒しやすいので、歩きやすい履物、寝衣の選択をする。廊下やベッド周囲の危険物の除去などを行う
栄養の補給	塩分制限、高カリウム食、高タンパク食を基本とする
感染予防	・手洗いや含嗽の励行、清拭、入浴などにより清潔を保ち、日常生活の衛生指導を徹底する ・爪切りをし、掻き傷をつくらない。打撲などによる皮膚損傷を防ぐ

1) 市中肺炎に相対的副腎不全が合併したことを示した研究 ,S. Gotoh,,et al : :Adrenal function in patients with community-acquired pneumonia. *Eur Respir J* 2008：31（6）：1268-1273.

TSH（甲状腺刺激ホルモン）
（TSH：thyroid stimulating hormone）

▶ 甲状腺、下垂体の異常をきたす疾患の病歴、症状、所見があるときに検査する

検体材料 ● 血清

高
- 原発性甲状腺機能低下症（粘液水腫、クレチン病）
- 慢性甲状腺炎（橋本病）
- 甲状腺亜全摘後
- 下垂体 TSH 産生腫瘍
- 薬物（リチウム、ヨード、アミオダロン塩酸塩など）

基準値 0.4～4.0μIU/mL（ECLIA）

- 甲状腺機能亢進症（バセドウ病、プランマー病）
- 亜急性甲状腺炎
- 無痛性甲状腺炎
- 下垂体機能低下症（下垂体炎、シーハン症候群）

低

■ 何をみる？ どうみる？

- TSH（甲状腺刺激ホルモン）は、TRH（甲状腺刺激ホルモン放出ホルモン）によって脳下垂体から分泌されるホルモンで、甲状腺ホルモン（T_3、T_4）の分泌を刺激するはたらきをもつ。

■ どんなときに検査する？

- 甲状腺刺激ホルモン、甲状腺、下垂体の異常をきたす疾患の病歴、症状、所見があるときに、原因となる病態・疾患を想定して検査する。

■ 他の検査との関連は？

- TSH は FT_3（遊離トリヨードサイロニン）、FT_4（遊離サイロキシン）といった甲状腺ホルモンと非常に強い関係をもっており、ほとんどの場合、甲状腺ホルモン（FT_3、FT_4、T_3、T_4）の測定も行う。
- 甲状腺ホルモンの T_4 のわずかな変化でも血中 TSH は数十倍の変化量をきたすので、甲状腺機能のスクリーニング検査として TSH は最適とされている。もちろん甲状腺機能の重症度の判定は血中甲状腺ホルモン濃度で判定を行う。
- 甲状腺刺激ホルモン値異常の場合は、分泌器官である下垂体の検査で頭部 MRI を

施行する。甲状腺自体の検索には頸部エコー検査が非侵襲的であり頻用される。

■ 検体採取・取り扱い時の注意点

- TSH値は日内変動があるという一部の報告はあるが、日常臨床的には不変であると考えられている。

ケアに生かすポイント

■ 検査結果に関連する観察ポイント

◎甲状腺機能亢進の場合
- 食欲亢進、体重減少、眼球突出、動悸、頻脈、息切れ、発汗、微熱、下痢、手足のふるえ、脱力感、焦燥感、易疲労、不眠。

◎甲状腺機能低下の場合
- 低体温、浮腫、便秘、無気力、無表情、全身倦怠感、脱毛、皮膚乾燥、舌肥大、記憶力低下、嗄声、動作緩慢。

■ 看護援助のポイント

◎甲状腺機能亢進の場合

①心身の安静
- 安静の必要を理解してもらい、悩みなどを訴えやすい環境の調整を行う。
- 風通しのよい涼しい病室環境をつくる。
- 発汗が多いので、清拭、衣類交換などを適宜行い、身体の清潔を維持する。

②食事の援助
- 高エネルギー、高タンパク、高ビタミン食を基本とする。
- 水分を十分に補給する。利尿作用のあるコーヒーや紅茶類は避ける。

③薬物療法への援助
- 長期間継続服用するので、服用に際しては患者指導を徹底する。
- 副作用の観察を行い、患者への説明も十分に行う。

◎甲状腺機能低下の場合

① ADL低下に伴う日常生活援助
- 無気力状態になりやすいので、生活の援助をしながら、可能な範囲で患者自身も身のまわりのことは行えるよう援助する。
- 頻回に訪室して行動や動作をよく観察し、事故を未然に防ぐ。

②皮膚の保護、保湿
- 清拭時、皮膚保護の作用のあるミネラル油やラノリンなどを含んだ沐浴剤を使用する。
- 衣服や寝具を調節して保温に努め、病室の日当りにも配慮する。
- 上気道感染を予防する。

FT₃（遊離トリヨードサイロニン）
FT₄（遊離サイロキシン）
(FT₃：free triiodothyronine / FT₄：free thyroxine)

▶ 甲状腺の異常をきたす疾患の病歴・症状・所見があるときに、原因となる病態・疾患を想定して検査する

検体材料 ● 血清

高 FT₃ FT₄
- 甲状腺機能亢進症（バセドウ病、プランマー病）
- 亜急性甲状腺炎、無痛性甲状腺炎
- 下垂体 TSH 産生腫瘍

基準値 FT_3：2.1～4.1 pg/mL
FT_4：1.0～1.7 ng/dL

低 FT₃ FT₄
- 下垂体機能低下症（下垂体炎、シーハン症候群など）
- 原発性甲状腺機能低下症（クレチン病）
- 慢性甲状腺炎（橋本病）
- 甲状腺亜全摘出後

■ 何をみる？ どうみる？

- 甲状腺ホルモン（T_3、T_4）のほとんどは、血中では主に TBG（サイロキシン結合グロブリン）に結合しているが（結合型）、ごくわずかに遊離型が存在する。それをそれぞれ FT_3（遊離トリヨードサイロニン）、FT_4（遊離サイロキシン）と呼ぶ。ちなみに FT_3、FT_4 は、総 T_3、総 T_4 のそれぞれ 0.3％、0.03％しかない。
- 遊離型のみ生理活性を発揮するため、FT_3 と FT_4 の測定は、甲状腺機能の把握に有効となる。

■ どんなときに検査する？

- 甲状腺の異常をきたす疾患の病歴・症状・所見があるときに、原因となる病態・疾患を想定して検査する。

■ 他の検査との関連は？

- FT_3、FT_4 といった甲状腺ホルモンは、TSH（甲状腺刺激ホルモン）と非常に強い

- 関係をもっており、ほとんどの場合 TSH も測定を行う。
- 甲状腺ホルモンの異常値があれば、ほとんどの場合に頸部エコー検査が行われる。腫瘍関連の場合にはサイログロブリンやカルシトニンといった腫瘍マーカーも採取される場合もある。
- 甲状腺機能亢進をきたした場合、甲状腺炎とバセドウ病の鑑別が困難なことが多く、下表のように鑑別を行う。

▼ 甲状腺機能亢進の場合の鑑別

	バセドウ病	無痛性甲状腺炎	亜急性甲状腺炎
甲状腺腫大	あり	あり	あり
抗TSH受容体抗体	陽性（90%）	陰性	陰性
抗TPO*抗体	陽性（90%）	陽性（50%）	陰性
抗Tg*抗体	陽性（50%）	陽性（50%）	陰性
放射性ヨード摂取率	高値	低値	低値

※ TPO：甲状腺ペルオキシダーゼ、Tg：サイログロブリン

▼ 甲状腺機能と甲状腺ホルモンとの関係

	TSH	FT$_3$	FT$_4$
甲状腺機能亢進	↓	↑	↑
甲状腺機能低下	↑	↓	↓

■ 検体採取・取り扱い時の注意点

- 甲状腺ホルモン値には日内変動はほとんど認められない。採血時における特殊な注意事項はなく、通常生化学検査と同様に考えてよい。
- 検体は血清で凍結保存可能であり、検体量 0.5mL 以上必要である。

ケアに生かすポイント

- 「TSH（甲状腺刺激ホルモン）」の項（P.233）と同様。

HCG(ヒト絨毛性ゴナドトロピン)
(HCG：human chorionic gonadotropin)

▶ 妊娠時に絨毛組織から分泌される性腺刺激ホルモンで、尿中に出現するため妊娠の判定などに利用される

検体材料 ● 血清、尿

高
- 絨毛性疾患（絨毛がん、胞状奇胎）
- 異所性HCG産生腫瘍（卵巣がん、睾丸腫瘍、胃がん、膵がんなど）
- 妊娠

基準値

基準値	血清（mIU/mL）	尿（mIU/mL）
男性、非妊婦	1.0以下	2.5以下
妊娠6週以下	4,700～87,200	1,100～62,600
妊娠7～10週	6,700～202,000	1,800～191,000
妊娠11～20週	13,800～68,300	3,100～125,000
妊娠21～40週	4,700～65,300	1,400～29,400

低
- 切迫流産
- 胎児死亡
- 子宮外妊娠

■ 何をみる？ どうみる？

- HCG（ヒト絨毛性ゴナドトロピン）は、妊娠時に絨毛組織から分泌される性腺刺激ホルモンである。尿中に出現するため、妊娠の判定などに利用されることが多い。

■ どんなときに検査する？

- 尿中HCGを測定する妊娠診断簡易キットが市販されて広く普及しているように、妊娠の診断、経過観察、異常妊娠の診断に用いられる。また同時に精巣腫瘍、絨毛性疾患（胞状奇胎、侵入奇胎、絨毛がん）、および性腺外胚細胞腫に対する腫瘍マーカーとしても測定される。

■ 他の検査との関連は？

- 尿中HCG測定による妊娠の診断は広く普及しているが、尿中HCGによる簡易検査が陽性になった後に、エコーにて胎嚢を確かめることで正常妊娠が確定する。胎嚢が確認できるHCGのレベルになってなお胎嚢を子宮内に確認できない場合には、子宮外妊娠の可能性が考えられる。具体的には、血中HCGが2,000mIU/mL以上でありながら子宮内に胎嚢を認めない場合には、子宮外妊娠を疑う根拠となる[1]。
- 胞状奇胎ではHCGが過剰に産生され、尿中HCGが50万mIU/mLであれば胞状奇胎の可能性が高く、100万mIU/mLを超えるとほぼ確実とされる。
- 胞状奇胎娩出後も娩出後の週数に合わせて血中HCGのカットオフ値が決まっており、これらのカットオフ値を超える高値を認める場合には、経腟エコー検査や胸部単純X線などを用いて病巣の発見に努め、手術、化学療法を考慮する必要が生じる。また絨毛性疾患のフォローアップには、血中HCG-β-CTP測定を用いることが望ましいとされている[2]。

■ 検体採取・取り扱い時の注意点

- 尿中HCG測定キットの感度は、一般的に25mIU/L以上と非常にすぐれているが、妊娠4週目、5週目においては偽陰性も認められるため、これらの週数で陰性であっても、時間をおいて再度検査することが必要である。
- 不妊治療として外的にHCGを投与した場合、また、尿に糖、タンパク、血液が多く含まれている場合、直近まで妊娠していた場合などは偽陽性を示すことがあるため注意が必要である。
- 検体は血清で凍結保存可能であり、検体量0.66mL以上必要である。
- 尿は蓄尿で部分尿2mL以上必要である。妊娠の場合は、妊娠週数を明記する。

ケアに生かすポイント

■ **検査結果に関連する観察ポイント**
  ①妊娠の有無、妊娠回数、妊娠悪阻
  ②不正性器出血の有無
  ③腹痛の有無

■ **看護援助のポイント**
- 異常妊娠の診断に用いられることが多いため、検査結果の把握と精神的な援助を行う。

---

1) 松尾博哉：hCGによるモニタリングの実際. 産科と婦人科 2009；21(3)：267-270.
2) 北島隆史ほか：絨毛性疾患患者尿中hCGの分子多様性とその臨床的意義. 日本産科婦人科学会雑誌 1991；43(3)：297-303.

エストロゲン（エストラジオール：E_2、エストリオール：E_3）/プロゲステロン（P_4）
(estrogen, E_2 : estradiol, E_3 : estriol/progesterone)

▶ 卵巣機能や胎盤機能の評価が必要なときや、排卵異常が疑われる場合などに検査する

検体材料 ● **血 清**

高

エストラジオール（E_2）
- 卵巣腫瘍、卵巣過刺激症候群、先天性副腎皮質過形成、多胎妊娠、副腎腫瘍

エストリオール（E_3）
- 多胎妊娠

プロゲステロン（P_4）
- 先天性副腎皮質過形成、副腎腫瘍、精巣（睾丸）腫瘍

基準値

	エストラジオール（E_2）	エストリオール（E_3）	プロゲステロン（P_4）
卵胞期	10～150	0～20	0.5～1.5
排卵期	50～380	5～40	1.5～6.8
黄体期	30～300	5～40	5.0～28.0
更年期	10～50	0～20	0.3～0.4

＊単位（E_2、E_3：pg/mL、プロゲステロン：ng/mL）

エストラジオール（E_2）
- （原発性／続発性）卵巣機能低下症、胎盤機能低下

エストリオール（E_3）
- 胎盤機能低下、重症妊娠中毒症、子宮内胎児発育遅延

プロゲステロン（P_4）
- 卵巣機能低下症、黄体機能不全、排卵異常、胎盤機能低下

低

■ 何をみる？ どうみる？

- エストラジオール（E_2）、エストリオール（E_3）は主要なエストロゲンである。非妊娠女性では性周期に合わせた増減があり、エストロゲンの増加によりLHサージ、排卵を誘導する。また、妊婦では妊娠週数に応じて著増し妊娠維持にはたらく。
- E_2はエストロゲン作用が最も強く、主として卵巣、胎盤で産生される。思春期、不妊症、更年期、閉経婦人の卵巣機能評価として重要な意味をもつ。E_3はE_2同様に卵巣、胎盤で産生されるが、胎児を介した合成があり、特に妊娠後期の胎児・胎

盤機能の評価として重要な意味を持つ。
- プロゲステロン（P_4）は黄体ホルモンである。非妊娠女性では性周期に合わせた増減があり、排卵後に黄体から分泌される。黄体期の形成と、子宮内膜の成熟による着床と妊娠の維持に働く。

■ どんなときに検査する？

- E_2 は主に原発性、続発性の卵巣機能異常、例えば思春期早発症や遅発症、無月経や月経不順、排卵異常、更年期障害などが疑われる場合に検査する。男性では女性化乳房などで検査することがある。
- E_3 は主に妊娠後期の胎児・胎盤機能の評価として、血中濃度や 24 時間尿中排泄量を検査する。
- P_4 は排卵異常が疑われる場合、不妊症や早期流産などで黄体機能不全が疑われる場合に検査する。

■ 他の検査との関連は？

- エストロゲン、プロゲステロンは下垂体前葉から分泌される卵胞刺激ホルモン（FSH）、黄体刺激ホルモン（LH）によりコントロールされている。月経異常では、エストロゲン、プロゲステロンに加えて、視床下部、下垂体ホルモンの検査を行う。
- 胎盤機能低下を疑う場合には E_2、E_3 に加えてヒト胎盤性ラクトゲン（HPL）などの検査を行う。

■ 検体採取・取り扱い時の注意点

- 性別、性周期や妊娠週数による変動が大きいため確認、記載することが好ましい。

ケアに生かすポイント

■ 検査結果に関連する観察ポイント
- 月経異常の有無、のぼせや微熱、異常な発汗、動悸、息切れ、めまいなどの症状がないかを把握しておく。

■ 看護援助のポイント
- 高血圧や浮腫、タンパク尿など、妊娠高血圧症候群の症状が出ていないかを見逃さないように注意する。
- 流産や胎児に異常がみられるケースでは、患者の思いが表出しやすいように援助する。

コルチゾール
(cortisol)

▶ 副腎の異常をきたす疾患の病歴、症状、所見があるときに検査する

検体材料 ● 血清、血漿

高
- クッシング病
- 異所性ACTH/CRH産生腫瘍

基準値 2.7～15.5 μg/dL（RIA法）

低
- アジソン病
- 先天性副腎皮質過形成
- ネルソン病
- 下垂体機能低下症
- ステロイドホルモン投与
- ACTH単独欠損症

■ 何をみる？ どうみる？

- コルチゾールは副腎皮質で産生されるホルモンで、最も代表的な糖質コルチコイドである。糖新生促進、タンパク異化、脂肪分解、電解質や骨代謝、免疫機構など、さまざまな機能を有しており、生命維持に欠かせない。
- 早朝起床時に亢進、夕方から低下する日内変動を示し、ストレス時に上昇するためストレスホルモンとも呼ばれる。過度なストレスを受けると20倍以上になることもある。
- 血中ではほとんどがコルチゾール結合グロブリン、アルブミンとの結合型で、約10％が遊離型で活性を示す。

■ どんなときに検査する？

- 副腎の異常をきたす疾患の病歴、症状、所見があるときに、原因となる病態、疾患を想定して検査する。

■ 他の検査との関連は？

- コルチゾールはACTH（副腎皮質刺激ホルモン）と非常に強い関係があり、ほとんどACTHと同時に測定を行う。尿中17-OHCS（17-ヒドロキシコルチコステロイド）、17-KS（17-ケトステロイド）も測定し、確定診断に近づける必要がある。

- ホルモン値異常の場合は負荷試験が有用であり、ACTH 負荷試験やデキサメタゾン抑制試験が行われる。コルチゾール値の異常が認められた場合は副腎の精査のため、その他の副腎ホルモンであるアルドステロンなども検査が必要になる。また、画像検査としては腹部エコー検査や腹部 CT が必要になる。ACTH の産生が過剰であった場合は前述のとおり、頭部 MRI なども追加する必要がある。
- コルチゾール過剰分泌時の鑑別は下表が用いられる。

▼ **クッシング病とクッシング症候群の鑑別**

病　型	検査				
	血漿 ACTH	尿中 17-OHCS	尿中 17-KS	デキサメタゾンテスト※	CRH 試験※※
クッシング病（下垂体性）	↑または正常	↑	軽度↑	抑制あり	↑〜↑↑
副腎腺腫	↓	↑	↑または正常	抑制なし	−
副腎がん	↓	↑	↑↑	抑制なし	−
異所性 ACTH 産生腫瘍	↑↑	↑↑	↑	抑制なし	−

↑：増加、↓：減少、↑↑：著増、−：反応なし
※尿中 17-OHCS や血中コルチゾール濃度を指標とする（8mg/日×2日）
※※血中 ACTH やコルチゾール濃度を指標とする

■ 検体採取・取り扱い時の注意点

- コルチゾールは ACTH の分泌調節と一致し、日内変動もあるので採血する時刻を一定にし、安静にして採血する。日内変動が消失するようなクッシング病などでは、夜間の血中コルチゾール測定が有用なことがある。
- コルチゾール自身はステロイドホルモンであり、血清中でも血漿中でも比較的安定であり、短期間であれば常温放置も可能であるが、ACTH と同時測定することが多く、ACTH の保存条件を考慮する必要がある。
- 検体は血清で凍結保存可能であり、検体量 0.5mL 以上必要である。

ケアに生かすポイント

■ **検査結果に関連する観察ポイント**
- 緊張やストレスなどの精神症状により高値を示す。

■ **看護援助のポイント**
- 「ACTH（副腎皮質刺激ホルモン）の項（P.231）」と同様。

Ⅳ 免疫血清検査・輸血　4 ホルモン

血漿レニン活性 / アルドステロン
(plasma renin activity/aldosterone)

▶ 高血圧、ナトリウム・カリウム代謝異常の診断、代謝性アシドーシス・アルカローシスをみたときに行う

検体材料 ● 血漿

高

血漿レニン活性、アルドステロンともに高値
- 腎血管性高血圧
- レニン産生腫瘍
- バーター症候群
- 褐色細胞腫など

血漿レニン活性のみ高値
- アジソン病
- ナトリウム喪失型21-ヒドロキシラーゼ欠損症など

アルドステロンのみ高値
- 原発性アルドステロン症など

基準値 血漿レニン活性：0.5〜2.0ng/mL/時
アルドステロン：36〜240（随時）、30〜159（臥位）、39〜307（立位）pg/mL

血漿レニン活性、アルドステロンともに低値
- 塩分過剰摂取
- 低レニン性低アルドステロン症
- 11βまたは17α-ヒドロキシラーゼ欠損症など

低

■ 何をみる？　どうみる？

- レニンは腎から分泌されるタンパク分解酵素で、レニン基質に作用してアンジオテンシンIを生成し、さらにアンジオテンシンI転換酵素（ACE）によって、アンジオテンシンIIがつくられる。アンジオテンシンIIが、昇圧作用やアルドステロンの分泌促進の作用をもつ。
- アルドステロンは副腎皮質から分泌される電解質ホルモン（ミネラルコルチコイド）で、主に腎の遠位尿細管に作用し、ナトリウム（Na）を再吸収してカリウム（K）を排出させ、電解質のバランス維持などの役割を担っている。

■ どんなときに検査する？

- レニンやアルドステロンは血液量、電解質、血圧のバランスを保つうえで重要な役割を果たしており、高血圧、Na・K代謝異常の診断、代謝性アシドーシス・アルカローシスをみたときに検査を行う。特に高血圧患者に低カリウム血症を合併した場合には、アルドステロン分泌亢進を疑う。近年は、原発性アルドステロン症が高血圧の原因として、比較的多いことがわかってきている。

※**原発性アルドステロン症のスクリーニング法**：PAC/PRA（plasma aldosterone concentrations/plasma renin activity）＞20（血中アルドステロン/血漿レニン活性の比）

■ 他の検査との関連は？

- 脱水や血圧が低下している場合にはレニンが分泌され、その影響で下流にあるアルドステロンの分泌も亢進する。一方で、何らかの理由でアルドステロンの分泌が亢進している場合には、レニンの分泌は抑制される（これは身体の恒常性を保つためのメカニズムで、一般的にネガティブ・フィードバックと呼ぶ）。
- 何らかの原因でアルドステロンの分泌が低下している場合には、アルドステロンの分泌を刺激しようとしてレニンの分泌が亢進し、高レニン・低アルドステロン血症となる。

■ 検体採取・取り扱い時の注意点

- 体位や時間帯によって容易に変化するホルモンなため、30分以上ベッドに安静臥床した後に採血を行うことが重要である。異常値を認めた場合も、1回の採血で診断をせずに、複数回の採血で確認するほうが望ましい。
- 血漿レニン活性は血漿で凍結保存可能であり、検体量1.3mL以上必要である。
- アルドステロンは血清で凍結保存可能であり、検体量0.6mL以上必要である。

◎採血前の指導

1．血漿レニン活性測定上の注意
　①レニン分泌に影響する薬物を2週間以上中止する。
　②食塩摂取量を8〜12g/日に制限する。
　③早朝空腹時に最低30分の安静臥床をする。
　④禁煙などの条件下での採血が望ましい。

2．アルドステロン測定上の注意
　①年齢：加齢とともに減少。
　②体位：立位では腎血流量の変化により、臥位の2倍程度増加する。
　③日内変動：早朝→高値、夜間→低値。

④食塩摂取量
⑤薬物の影響：フロセミド、サイアザイド、エストロゲン製剤など→高値。
　　　　　　：ACE阻害薬、β遮断薬、甘草を含む漢方製剤など→低値。

ケアに生かすポイント

■検査結果に関連する観察ポイント
- 尿量、尿回数を把握する。
- 嘔吐や下痢の有無、脱水症状の有無を確認する。
- 血圧降下薬などを服用していないかを確認する。

■看護援助のポイント

1．食事の援助
①塩分とミネラル（カルシウム、K、マグネシウム）の制限。腎機能低下時はミネラルの摂取は注意する。
②肥満の場合は、糖質、脂質の制限をし、摂取カロリーを制限する。
- 利尿薬使用時は、Na、水分の欠乏を起こしやすいので注意する。
- 喫煙、飲酒などを制限する。

2．ライフスタイルの改善
①適切な運動習慣と生活リズムの確立。ウォーキングなどの持続的な有酸素運動を行う。脈拍数が 90～120/分くらいで動悸か疲労感いずれかを感じる程度を目安とする。
②精神的ストレス（不安、恐怖、怒り、イライラなど）の軽減および発生因子の除去。
③急激な温度変化に注意し、風邪をひかないよう環境や衣類の調節をする。
④便秘予防を行う。

3．薬物療法の指導と服薬状況の管理
①自覚症状の好転または効果がない場合でも、服薬の自己調整を行う危険性が高いので、持続服用できるように注意する。

Memo

Column

解釈モデル（Explanatory model）とは？

　患者が自らの病気をとらえている解釈の枠組みを、解釈モデル（または説明モデル）という。ハーバード大学医学部医療人類学と精神医学の教授のKleinmann.Aが提唱した概念で、自らが米国とアジアの医療現場を観察した結果をもとに、1978年、Annals of internal Medicineの論文[1]や、臨床人類学という教科書[2]のなかで説明している。

　解釈モデルを把握するために必要な質問内容は、以下のようなものである。
①あなたの病気の原因は何だと思いますか？
②どうして今病気になったのだと思いますか？
③今回の病気はあなたにとってどのような意味がありますか？
④病気はどのくらい重いと思っていますか？
⑤どのような治療を受けるべきだと思っていますか？

　Kleinmannは、患者の病気に対する理解や医師に期待することが、医師が予想している内容と著しく異なることが多いということを見いだし、このギャップを埋めるために解釈モデルの重要性を提唱している。患者自身が考えている自分の病気の解釈のストーリーを、患者の口から患者の言葉で明らかにする。これにより、両者のコミュニケーションギャップを少なくし、患者にとってより納得、満足のいく診療が進めていけるようになる[3]。

（西﨑祐史）

1) Annals of internal Medicine 88 : Culture, Illness, and Care Clinical Lessons from Anthropologic and Cross-Cultural Reserch: 251～258, 1978.
2) Kleinman A: Patients and healers in the context of culture: an exploration of the borderland between anthropology, medicine, and psychiatry, Berkeley, University of California Press. 104～118, 1980.
3) 日本医学教育学会 医学医療教育用語辞典編集委員会編：医学医療教育用語辞典. 照林社, 東京, 51.

小松康宏, 谷口誠編：内科研修の素朴な疑問に答えます. メディカル・サイエンス・インターナショナル, 東京, 2009：5. 引用

C-ペプチド
(connecting peptide immunoreactivity)

▶ 糖尿病の所見があり、インスリンの分泌状態を知るときに検査する

検体材料：血清、尿

高
- インスリノーマ
- インスリン自己免疫症候群
- クッシング症候群
- 先端巨大症
- ステロイドの投与など

基準値 0.8〜2.5ng/mL（血清）
22.8〜155.2μg/日（蓄尿）

低
- 1型糖尿病
- 下垂体機能低下症
- 膵疾患（膵炎、膵石症、膵がん）
- 飢餓など

■ 何をみる？　どうみる？

- C-ペプチドは、インスリンの生合成過程の副産物で、プロインスリンの分解によってインスリン分子と1：1で分泌動態が平衡することから、C-ペプチドを測定することでインスリンの分泌状態も知ることができる。

■ どんなときに検査する？

- 糖尿病をきたす疾患の病歴、症状、所見があるときに、原因となる病態・疾患を想定して検査する。
- インスリン同様に血糖値との同時測定で判断する。
- C-ペプチドの特徴は、インスリン治療の既往のある患者での自己インスリン分泌評価に有用なことである。

■ 他の検査との関連は？

- インスリンと同様であるが、原則ブドウ糖負荷試験などの分泌刺激試験でその反応をみることで判断する。特に24時間尿中のC-ペプチドは自己インスリン分泌能の評価に有用である。
- インスリノーマの診断では、インスリンとともに空腹時のC-ペプチド/血糖比（も

しくはインスリン／血糖比）が診断で重要である。また、インスリノーマの際には、膵臓の解剖学的検査として腹部エコーおよび腹部造影CTなどが必要となる。

■ 検体採取・取り扱い時の注意点

- C-ペプチドは、食事やストレスによる影響が大きい。プロインスリンとの交差性を示すが、インスリン抗体の干渉は受けないので、インスリン治療の既往があっても問題はない。
- 空腹時における基礎レベルは一定になるとされているが、食後2時間値のほうが多用されている。臨床的にはブドウ糖負荷試験時が重要である。
- 採血結果の判断はどのような条件での値であるかを認識し、評価する必要がある。
- 検体は血清で凍結保存可能であり、検体量0.5mL以上必要である。空腹時採血である。
- 尿の場合は24時間蓄尿で、冷蔵保存しながら行うか、あらかじめ専用保存剤を入れて行う。検体量は1mL以上必要であり、1日蓄尿量を明記する。

ケアに生かすポイント

■ 検査結果に関連する観察ポイント

- 糖尿病の発症を疑う場合は、喉の渇きや手足のしびれ、体重減少の有無を観察し、ステロイド、経口避妊薬などを使用していないか確認する。

■ 看護援助のポイント（糖尿病患者の場合）

1. **低血糖発作時の処置と事故防止**
   - 低血糖発作時や低血糖発作の防止にはブドウ糖投与を行う。昏睡時にはブドウ糖（50％ブドウ糖液）静注のほかにグルカゴンなども筋注する（P.147参照）。
   - 注射後は意識がすみやかに回復するので、状態を説明し、安心できるようにする。
   - 食事は糖質を多く与えず、タンパク質や脂肪の豊富な食事にする。
   - 昏睡時は気道確保に努め、誤嚥に注意する。
   - 意識障害がある場合は、ベッドからの転落防止など安全対策に留意する。

2. **食事指導と運動療法**
   - 食事は糖質を控え、タンパク質や脂肪の豊富な食事にする。
   - 運動は、空腹時や食後2時間以内には行わないように指導する。
   - 安全で手軽な運動として、ウォーキングが推奨される。

3. **感染予防**
   - 皮膚を傷つけると治りにくく、感染症にもかかりやすいので、爪切りを行い傷をつくらないようにする。

インスリン

(insulin)

▶ 血糖値との同時測定を行い、インスリン抵抗性などの評価に有用である

検体材料 ● 血 清

高
- インスリノーマ
- インスリン自己免疫症候群
- 肥満
- 肝疾患（肝硬変、脂肪肝）
- 先端巨大症
- クッシング症候群など

基準値　5〜15μU/mL（空腹時）

低
- 糖尿病
- 飢餓
- 副腎不全
- 膵疾患（膵炎、膵石症、膵がん）
- 下垂体機能低下症
- 褐色細胞腫など

■ 何をみる？　どうみる？

- インスリンは、膵のランゲルハンス島のβ細胞から分泌されるホルモンで、脂肪組織や肝などに作用し、アミノ酸や脂質代謝、さらに糖代謝などにかかわっている。
- 最も知られた生理作用は血糖の減少で、糖尿病の治療に用いられる。

■ どんなときに検査する？

- インスリン分泌の異常をきたす疾患の病歴、症状、所見があるときに、原因となる病態、疾患を想定して検査する。特に血糖値との同時測定を行い、インスリン抵抗性などの評価にも有用である。

■ 他の検査との関連は？

- C−ペプチドと同様に、原則として75gOGTTなどの分泌刺激試験でその反応をみて判断する。
- ブドウ糖負荷試験で30分でのインスリン値と血糖の増加の比は「インスリン指数＝⊿インスリン／⊿血糖」といわれ、健康人では≧0.8であるが、糖尿病では＜0.5

となりインスリン反応性が低下している。
- インスリン抵抗性の指標として「HOMA-R ＝空腹時インスリン値 × 空腹時血糖値/405」がある。これは、健康人では1.6未満で、2.5以上がインスリン抵抗性ありと判断される。
- 空腹時インスリン基礎値が測定感度であることが1型糖尿病では多く、そのような場合は1型糖尿病の検査である抗GAD抗体などの測定も有用である。

■ 検体採取・取り扱い時の注意点

- インスリンは食事やストレスによる影響が大きい。空腹時における基礎レベルは一定になるとされており、早朝空腹時測定がよいとされる。
- 臨床的にはブドウ糖負荷試験が重要で、採血結果の判断はどのような条件での値であるかを認識し、評価する必要がある。
- 採血時は、食事時刻と採血時刻、インスリン製剤使用の既往、抗インスリン抗体の有無を確認する。
- 検体は血清で凍結保存可能であり、検体量0.55mL以上必要である。空腹時採血であり、溶血すると低値となることがある。

ケアに生かすポイント

- 「C-ペプチド」の項（P.247）と同様。

Column

SPHとは？

SPHとは、School of Public Health（公衆衛生大学院）のことを指す。米国では1916年に初のSPHが創立されて以来、現在では全米に125か所のSPH、MPH（Master of Public Health）養成教育機関が存在し、医療従事者を中心に、最も人気の高い大学院のコースの1つとなっている。SPHでは、疫学、統計、政策、健康教育、医療管理、環境保健などを幅広く学ぶことが可能であり、SPHの卒業生から世界的な疫学研究者、WHOの指導者、医療政策の中心を担うリーダーが数多く輩出されている。日本では、2000年に京都大学で日本初のSPHが創設された。2007年には東京大学に創設、その後、九州大学、帝京大学、聖路加国際大学にも創設され、人気が高まってきている。

（西崎祐史）

BNP（脳性ナトリウム利尿ペプチド）
(BNP：brain natriuretic peptide)

▶ 心不全を疑った際や、さらに心不全患者の予後推定にも用いられる

検体材料　血漿

高
- 急性心筋梗塞
- 急性・慢性心不全
- 慢性腎不全
- 本態性高血圧など

基準値　18.4pg/mL 以下

低
- 臨床的意義は少ない

■ 何をみる？　どうみる？

- BNP（脳性ナトリウム利尿ペプチド）は、主に心臓の心室から分泌される利尿ホルモンで、血管拡張作用とナトリウム利尿作用がある。
- 心室筋の伸展および負荷により過剰に分泌され、心不全では左室拡張末期圧の上昇により心室筋が伸展されるため、BNPの合成・分泌が亢進する。

■ どんなときに検査する？

- 心不全の診断に用いられ、心不全を疑った際に測定される。
- 診断のみならず、BNPは心不全患者において予後と相関するといわれており、心不全患者の予後推定にも用いられる。
- BNPを経時的に測定することで、治療効果判定、治療指標としても用いることができるため、この目的のためにも測定される。

■ 他の検査との関連は？

- BNPレベルは腎機能、肥満、年齢により大きく変動する。特に腎機能が障害されている患者においては、予想したBNPレベルより高値になることがしばしば認められ、クレアチニン（Cr）を測定するなどして腎機能障害の有無を確認しておく。一般的に腎機能正常の患者においては、BNP100pg/mLを閾値とすると、高い精度で心不全の診断が可能であるとされるが[1]、CKDの患者（GFR＜60mL/分）の心不全診断の閾値をBNP 200pg/mL以上にすべきとの意見もある[2]。

1) Maisel AS, Krishnaswamy P, et al. Rapid measurement of B-type natriuretic peptide in the emergency diagnosis of heart failure. N Engl J Med 2002；347（3）：161-167.
3) Wang CS, FitzGerald JM, et al. Does this dyspneic patient in the emergency department have congestive heart failure?. JAMA 2005；294（15）：1944-1956.

- 心不全の診断は、問診、身体所見、胸部X線、心エコー検査から総合的になされるため、心不全が疑われた場合にはBNPの測定だけでなく、これらの検査も同時に行われるべきである。
- BNPを予後推定、治療効果判定に用いる場合にも、BNPはさまざまな因子の影響を受けることを認識し、BNPのみに頼るのではなく、身体所見、胸部X線、心エコー検査などを総合して考えることが大事である。特に身体所見においては、Ⅲ音の有無が診断に有用である[3]。
- BNPは心筋細胞によってproBNP（プロ脳性ナトリウム利尿ペプチド）として合成され、血中に分泌される際に生理活性を有するBNPと非生理活性型のNT-proBNP（N末端プロ脳性ナトリウム利尿ペプチド）に分解され分泌される。BNPとNT-proBNPの両者の間に臨床的意義の差、優劣に関してはいまだ結論が出ていないが、NT-proBNPもBNPと同様に、心不全の診断、予後推定、治療効果判定に有用であるとされている。NT-proBNPはBNPよりも迅速に心不全の状態を把握することができるが、BNPよりも腎機能の影響を受けやすい。

■ 検体採取・取り扱い時の注意点

- BNPの測定にはEDTA血漿が用いられるため、指定のスピッツに採血することが必要であり、得られた血漿は測定まで凍結保存することが必要となる。検体量は2mL以上必要である。
- NT-proBNPは血清での測定が可能であり、室温でも保存が可能であり、お互いの違いを認識することが大切である。
- 血漿濃度は、採血時の条件（安静、姿勢、食事、薬物など）や検体処理の状態によって影響を受けやすいので注意をする。

ケアに生かすポイント

■ 検査結果に関連する観察ポイント（慢性心不全の場合）
1. 頻脈、動悸、不整脈
2. 呼吸苦、咳嗽
3. 全身倦怠感、食欲不振、浮腫の有無など

■ 看護援助のポイント
- 安静保持と指示された適度な運動を行うよう指導する。
- 乏尿期、利尿期の水分バランス、体重、尿量測定を行う。
- 感染予防の指導を行う。
- 処方された薬物の確実な服用を指導する。
- 食事指導（塩分制限）を行う。

2) McCullough PA, Duc P, et al : B-type natriuretic peptide and renal function in the deagnosis of heart failure : an analysis from Breathing Not Properly Mutinational Study. American Journal Kidney Disease2003 ; 41(3) : 571〜579.

i-PTH

(i-PTH：intact-parathyroid hormone)

▶ 高カルシウム血症、低カルシウム血症を認めたときに検査する

検体材料　血　漿

高
- 原発性副甲状腺機能亢進症
- 二次性副甲状腺機能亢進症（慢性腎不全）
- 骨軟化症
- 異所性 PTH 産生腫瘍
- 偽性副甲状腺機能低下症

基準値　10〜65pg/mL（ECLIA）

低
- 副甲状腺機能低下症、二次性副甲状腺機能低下症（副甲状腺摘出術後など）
- 他の要因による高カルシウム血症（ビタミンD過剰症など）

■ 何をみる？　どうみる？

- PTHは副甲状腺から分泌されるペプチドホルモンで、骨や腎に作用して血中のカルシウムを上昇させ、尿中へリンを排泄させる。
- PTHは分泌後に素早く分解され活性を失う。i-PTHは活性をもつ、完全分子型のPTHを測定している。

■ どんなときに検査する？

- 高カルシウム血症、低カルシウム血症を認めた際に検査する。
- 腎機能障害、透析患者で二次性副甲状腺機能亢進症の管理のためにカルシウム、リンとともに測定する。

■ 他の検査との関連は？

- 高カルシウム血症、低カルシウム血症は、PTHと組み合わせて4群に分類して追加検査を行う。

PTH 上昇＋高カルシウム血症	PTH 低下＋高カルシウム血症
原発性副甲状腺機能亢進症、異所性 PTH 産生腫瘍	ビタミン D 過剰症、悪性腫瘍、サルコイドーシス、ミルク・アルカリ症候群、副腎機能低下症

PTH 上昇＋低カルシウム血症	PTH 低下＋低カルシウム血症
二次性副甲状腺機能亢進症（慢性腎不全）、骨軟化症、偽性副甲状腺機能低下症	副甲状腺機能低下症、二次性副甲状腺機能低下症（副甲状腺摘出術後など）、低マグネシウム血症

- ビタミン D 過剰症はほぼ薬剤性であり、活性型ビタミン D 製剤の内服を確認する。
- 悪性腫瘍が疑われる場合には、骨転移と副甲状腺ホルモン関連ペプチド（PTHrP）を検索する。
- 低カルシウム血症の多くは、腎機能障害による二次性副甲状腺機能亢進症であり、腎機能の評価を行う。

■ 検体採取・取り扱い時の注意点

- iPTH は不安定であり、採血後はすみやかに分離して測定または凍結する必要がある。
- 食事やカルシウム製剤により低下するため、早朝空腹時の採血が望ましい。

ケアに生かすポイント

■ 看護援助のポイント

（副甲状腺機能低下症の場合）
- カルシウム製剤の静脈注射を行うことがある。カルシウム液の血管外漏出時は疼痛を伴うため血管の確保を確実に行い、投与する。

（副甲状腺機能亢進症の場合）
- Ca の排泄を促進するため 1 日 2,000mL 以上の水分摂取を勧め、尿量を確保する。
- 過度の運動を避け、日常生活動作にも注意し、骨折を予防する。
- 環境を整備し、転倒予防に努める。

梅毒血清反応（STS）
(STS：serological test for syphilis)

▶ 梅毒が疑われる場合や、高リスク患者のスクリーニング、通常入院の際のスクリーニングでも行う

検体材料 ● 血 清

- 梅毒
- 生物学的偽陽性（妊娠、結核、リケッチア感染症、全身性エリテマトーデス〈SLE〉など）

基準値	陰性（−）

■ 何をみる？ どうみる？

- 梅毒は性行為感染症の1つで、トレポネーマ・パリダムというスピロヘータが原因微生物である。
- トレポネーマを培養することは困難であるため、梅毒の診断には、非トレポネーマ試験＝STS試験（VDRL法：venereal disease research laboratoryなど）と、トレポネーマ試験＝TP抗原検査（TPHA：*Treponema Pallidum* hemagglutinationやFTA-ABS：fluorescent treponemal antibody absorption）がある。
- STS検査はTP抗原検査に比べて早期に陽性になるため、早期診断に有効であるが、偽陽性も多いため、TP抗原検査と組み合わせて用いる（次頁の表参照）。
- STS検査は、カルジオリピン-レシチン-コレステロール抗原複合体に対するIgGとIgMを測定する。力価で判断されることが多く、高力価であればあるほど現在の感染を示唆する。

■ どんなときに検査する？

- 梅毒が疑われる場合に検査するのはもちろん、高リスク患者のスクリーニング（HIV患者,同性愛者の患者など）、通常入院の際のスクリーニングなどに用いることがある。
- 非トレポネーマ試験の代表はVDRL法（米国性病研究所検査法）であり、スクリーニング一般に用いられる。確認検査としては上述のように、トレポネーマ試験があり、その代表がFTA-ABS（梅毒トレポネーマ蛍光抗体吸収試験）である。

■ 他の検査との関連は？

- 陽性の際には、そのほかのHIV感染症、B型肝炎など性行為感染症の有無を調べることが重要である。トレポネーマを直接測定するTP抗原検査の結果が出るまで

は、安易に結果を伝えるべきではないこともポイントである。
- STS検査とTP抗原検査を組み合わせて梅毒感染の有無を判断する。

STS	TP	結果の解釈
−	−	梅毒ではないと判断されるが、まれに感染超早期の場合があるため、臨床的に疑いが強い場合は間隔を空けて再検査を検討する必要がある
+	−	生物学的偽陽性と判断されるが、感染早期の場合もあるため、臨床的に疑いが強い場合は、間隔を空けて再検査を検討する必要がある
+	+	梅毒感染と判断される。または、梅毒治療後STSが陰性化するまでの期間と判断される（STS陰性化までは数か月かかる）
−	+	梅毒治療後の抗体保有者と判断される。まれに、TP抗原検査の偽陽性という場合もあり得る

■ 検体採取・取り扱い時の注意点

- バラ疹など患者の皮膚にも感染力がある場合があるため、常に検体を触れるときだけでなく、患者との接触の際にも気をつける。

ケアに生かすポイント

■ 検査結果に関連する観察ポイント

▼ 第1期〜2期の症状

第1期	感染から3週間	●感染部位（トレポネーマ侵入部位）の皮膚あるいは粘膜に硬結（5〜15mm程度、軟骨用の硬さ、赤色）の有無（初期硬結） ●好発部位：男性では包皮、亀頭とその周辺 　　　　　：女性では大小陰唇とその周囲
	数週後	●中心部に潰瘍形成された硬結の有無（硬性下疳） 初期硬結も硬性下疳も、痛み・痒みを伴わないので見過ごされることが多い。また、一度出現した硬結は数週間で自然に消失する
	数週後	●鼠径リンパ節などの無痛性の硬結
第2期	感染から3週間〜3年梅毒血清反応は強陽性	●全身のリンパ節が腫れる。発熱、倦怠感、関節痛などの症状が出る場合がある ●体幹、四肢、顔面などに体肢対称性に出現する淡紅色の発疹（バラ疹）。特に手掌、足底に小さな紅斑が多発し、皮がめくれた場合は特徴的で、バラ疹は痛くも痒くもなく、治療しなくても1か月で消退する ●丘疹性梅毒疹や扁平コンジローマ（肛門周囲や外陰部、陰茎にできる扁平に隆起した腫瘤）ができることがある ●この時期の皮膚病変は梅毒にきわめて特徴的なものであり、確定診断が最も容易である ●前期潜伏梅毒（1年以内）、後期潜伏梅毒（1年以降）：無症状。潜伏梅毒はときに第2期症状の再発を起こすが、そのほとんどが1年以内である

- 感染してから1年以内の梅毒を治療した場合、治療初期に38℃台の高熱、頭痛、筋肉痛が出ることがある（Jarisch-Herxheimer反応）。

■ **看護援助のポイント**

1. **症状の観察**
    - 病歴の注意深い聴取。秘密の保持。
    - 清拭や陰部洗浄などの清潔ケアの援助の機会などに観察する。患者自身による観察が可能であれば、症状観察のポイントを説明する。
    - 潰瘍を形成している場合は、感染予防のために、排泄ごとに洗浄するなど、特に清潔に留意する。

2. **抗菌薬による治療時の注意**
    - 梅毒血清反応（STS）は治療してもなかなか低下しないため、指標にしていると抗菌薬の長期投与になることがあるため注意する。
    - 抗菌薬治療を中断しないように指導する。抗菌薬の投与期間は第1期で2～4週間、第2期では4～8週間になる。
    - 抗菌薬投与中、または投与後の下痢症状の有無（クロストリジウム・ディフィシル関連下痢症など）に注意する。

3. **保健指導**
    - 第1期から第2期では感染力が強いので、パートナーとともに性生活について（再感染の可能性など）に関する指導が必要である。ちなみに、その後は感染力は低下していき、感染後2年を経過すると感染力はなくなる。
    - 妊婦の場合、胎盤を通じて胎児に感染する（先天梅毒）。

Memo

Column

検査はいつやるべきか？

医療において検査自体は非常に大切で有用である。それは間違いない事実である。現在検査なしで診療ができるなどという医師はいないだろう。しかし医師になって常に言われてきたのは、無意味な検査をしないようにということである。

当たり前であるがどのような検査にもコストはかかる。そして看護師の方々、検査技師の方々をはじめとした医療スタッフの手間がかかる。検査そのものが患者本人にも負担がかかるのはいうまでもない。また身体所見や患者への問診があって、事前確率を十分に考慮しなければ、検査自体を生かすことができない。そればかりか事前確率を上げる努力をしないで検査をしたときには、その検査の解釈にも困ることにしばしば遭遇する。検査の有用性を十二分に認識し、適切に検査を「使いこなす」ことが大切だ。

検査のオーダーをする医師が常に意識をし、陽性の場合、陰性の場合にどのようなdecision making（意思決定）をするかを考慮することが必要なのはいうまでもない。この検査の値がこのくらいだったらこうしよう、あのくらいだったらどうしようというふうに。

現在、私の勤務する病院は教育病院であり、自分自身を強く戒めながらこのことを今後も後輩医師たちに伝えていければと思う。また本書で学んでいただいたナースの方々が検査の有用性、必要性を十二分に認識し、医師の診療行為を適切に補助していただければと思う。

（名取洋一郎）

A型肝炎ウイルス検査
(hepatitis A virus)

▶ A型肝炎ウイルスの感染の有無を調べる

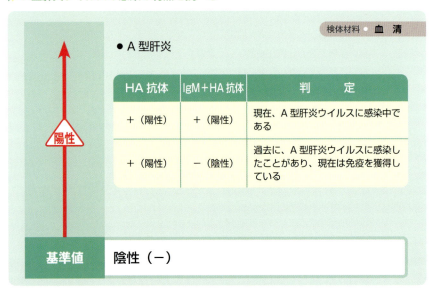

検体材料 ● 血清

● A型肝炎

HA抗体	IgM＋HA抗体	判定
＋（陽性）	＋（陽性）	現在、A型肝炎ウイルスに感染中である
＋（陽性）	－（陰性）	過去に、A型肝炎ウイルスに感染したことがあり、現在は免疫を獲得している

基準値	陰性（－）

何をみる？　どうみる？

- A型肝炎ウイルス（HAV）の感染の有無を調べる検査である。
- A型肝炎（HA）は4類に分類され、全数把握の対象として届け出が必要である。
- HAVマーカーには、主にHA抗体とIgM-HA抗体の2つがある。

どんなときに検査する？

- A型肝炎は伝染性が強く、飲料水、生ガキ、生野菜などから経口感染し、集団発生することがある。HA抗体陰性の若年者に多く、東南アジアなどへの渡航によることが多い。症状としては発熱、黄疸、圧痛を伴う肝腫大である。1％の患者で劇症化する肝炎の一種である。
- 2～6週間程度の潜伏期間を経て症状が出現する。感染後6～8週で検出され、HA抗体は生涯にわたって陽性になることもあり、既感染を示唆する。IgM-HA抗体は感染後1～2週で陽性になり、急性期感染を示唆する。急性期の際には肝逸脱酵素、ビリルビンの上昇があるため、合わせて診断を行う。
- 本来は、予防と予防接種の教育が最も重要である。罹患した際には安静・栄養療法が主体となるため、その指導が有用である。

■ 他の検査との関連は？

- 流行地域への旅行後の肝障害のときなどに考える。無症候性で終わることも多いため、肝炎の症状、所見、検査異常が出るかどうかを確認することが重要である。全身倦怠感の改善が臨床的な判断材料である。
- 血液検査としては、肝逸脱酵素をはじめとした劇症肝炎のモニターが有用である。通常、肝炎の際にはビリルビンが 10mg/dL 以上と著明に上昇することが知られており、ビリルビンも同時にモニターすることが必要である。劇症化予測式は「B型肝炎ウイルス検査」の項（P.261）参照。

■ 検体採取・取り扱い時の注意点

- 基本的な安全対策のみで十分である。経口感染であり、通常の予防策のみの実施が必要である。

ケアに生かすポイント

■ 看護援助のポイント

1. **排泄物の観察**
   - 黄染が出現する数日前から褐色尿～黒色尿、灰白色便の有無。
2. **食事**
   - 低タンパクの食事。
3. **感染予防**
   - 肝炎発症後1週間までは、糞便中にA肝炎ウイルスが多量に排泄されるため、糞便の処理には接触感染予防策を順守する。経口感染するため、医療従事者や面会者も、手洗いを順守する。特に食事前の手洗いは欠かさず行う。
4. **保健指導**
   - 一度感染すると免疫が獲得され、二度と罹患することはない。

Memo

B型肝炎ウイルス検査
(hepatitis B virus)

▶ 血液感染も起こすため、通常の接触感染予防策検体の取り扱いに気をつける必要がある

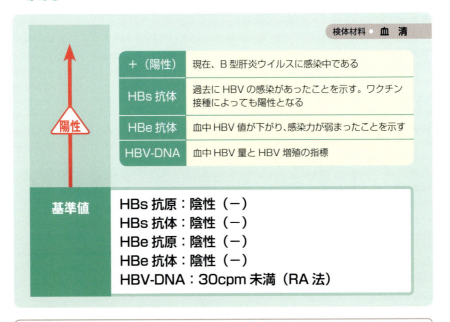

	+ (陽性)	現在、B型肝炎ウイルスに感染中である
陽性	HBs抗体	過去にHBVの感染があったことを示す。ワクチン接種によっても陽性となる
	HBe抗体	血中HBV値が下がり、感染力が弱まったことを示す
	HBV-DNA	血中HBV量とHBV増殖の指標

検体材料 ● 血清

基準値
HBs抗原：陰性（−）
HBs抗体：陰性（−）
HBe抗原：陰性（−）
HBe抗体：陰性（−）
HBV-DNA：30cpm未満（RA法）

■ 何をみる？　どうみる？

- B型肝炎ウイルス（HBV）の感染の有無を調べる検査である。
- 検査は大きく、HBs抗原、HBs抗体、HBe抗原、HBe抗体、HBV-DNAの5つがある。それぞれの特徴は次のとおりである。
  ① HBs抗原：HBVの表面抗原であって、陽性ならば現在HBVの感染があることを示唆する。HBVキャリア・急性肝炎の早期において偽陰性になり得る。
  ② HBs抗体：HBs抗原に対する抗体。ワクチン接種後、HBV感染後しばらくしてから陽性を示す。
  ③ HBe抗原：HBVの増殖にともなって可溶性のHBe抗原が血液中に分泌されるので、HBe抗原検査が陽性のときはHBVが血中に存在する可能性が高く、感染力も強い。
  ④ HBe抗体：HBe抗原が消失する時期に陽性化する。陽性化している患者は予後がよい。
  ⑤ HBV-DNA：診断に用いるのではなく、治療適応や治療内容を決める際に用い

る。PCR 法が用いられる。
- HBc 抗体は、B 型肝炎ウイルス由来のタンパク HBc 抗原に対して免疫反応によりつくられた物質である。IgM HBc 抗体は HBV 感染初期に 3 〜 12 か月ほど、一過性に高力価で出現する。

	HBs 抗原	HBe 抗原	IgM HBc	IgG HBc	HBs 抗体	HBe 抗体	HBV-DNA
急性感染							
早期	+	+	+				+++
ウインドウ期			+				+
回復期				+	+	+	+
慢性感染							
増殖期	+	+		+			+++
低増殖期	+			+		+	±
慢性肝炎の増悪期	+	±	+	+			+

■ どんなときに検査する？

- HBV 感染が疑われる場合に検査を行う。以前のリスクは輸血による場合があったが、近年は性行為に伴う感染による場合が多い。

■ 他の検査との関連は？

- A 型肝炎と同様に劇症化の危険を伴う。劇症化の予測式：与芝の式 [$\lambda = 0.89 + 1.74$（成因）$+ 0.56 \times$ T-Bil $- 0.014 \times$ ChE]。$\lambda > 0$ で劇症化のリスクが高い。成因、総ビリルビン（T-Bil）、コリンエステラーゼ（ChE）が式に含まれる。PT 延長も劇症化の危険が考えられるため注意が必要である。
- 肝・胆道系酵素の上昇や黄疸は、胆石などによる胆管の閉塞（急性閉塞性化膿性胆管炎）でも同様に起こり得るため、鑑別が必要である。腹部エコーなどで総胆管や胆嚢の評価が必要となる。

■ 検体採取・取り扱い時の注意点

- 時期により症状は一様ではないため、正確な病期の把握とともにその際の症状の観察が重要である。現在の感染経路は垂直感染と水平感染の双方ともある。現在、水平感染は性行為感染症の一部として生じるため、それに対する加療が必要である。
- HBV 感染は血流感染も起こすため、検体の取り扱いも含めて気をつける必要があ

るものの、通常の接触感染予防策と同様で十分である。

ケアに生かすポイント

■検査結果に関連する観察ポイント

1．HBs抗原陽性
- 咳、くしゃみ、鼻汁、発熱といった感冒症状。
- 食欲不振、倦怠感、悪心・嘔吐、黄疸。

2．HBs抗原陰性
- B型肝炎ウイルスキャリア、急性B型肝炎の早期では偽陰性が考えられる。

3．HBe抗原・抗体検査
- HBs抗原陽性の場合に行う。

■看護援助のポイント

1．安静
- 肝機能の改善傾向、劇症化がないことなどを確認するまで安静臥床とする。

2．食事
- 低タンパク・低脂肪の食事。

3．感染予防
- 主に感染者の血液や体液がほかの人の体内に入ることで感染するため、歯ブラシ、カミソリ、注射器など血液がついている可能性のあるものは共用しない。
- B型肝炎ウイルス陽性の血液や体液による、針刺し、切創、皮膚・粘膜汚染した場合には、抗HBsヒト免疫グロブリン（HBIG）やB型肝炎ワクチン（HBワクチン）などの投与により発症を予防する。
- B型肝炎ワクチンを接種しておくことで感染を予防できる。
- ウインドウ期の問題やB型肝炎ワクチン接種による抗体が獲得できない場合もあり、医療従事者は人の血液や体液に触れるときは、常にディスポーザブル手袋を着用するなど標準予防策を順守することが重要である。
- 入浴を最後にするなど根拠のない不必要な対策は、患者への不利益だけでなく業務の混乱を招く。
- 透析領域では、環境消毒が必要である。

4．保健指導
- B型肝炎ウイルスキャリアなど、性行為により感染するため、パートナーも含めて加療が必要である。
- 常識的な社会生活を心がけていれば、日常生活の場でB型肝炎ウイルスに感染することはほとんどない。検査の目的での献血は決して行わない。

● 透析患者や医療従事者などはあらかじめB型肝炎ワクチンを接種しておく。

> **Column**
>
> ## ヒューマンエラーが引き起こすインシデント
>
> 　ヒューマンエラーにはいくつかの分類が知られているが、そのなかでReasonの分類を紹介する。一般に人は何かを実行しようとするときに初めに頭のなかで"計画"し、これを一度"記憶"して、最後に"実行"に移す。それぞれの段階でのエラーを、"slip（実行の段階で生じ得るエラー）"、"lapse（記憶の段階で生じ得るエラー）"、"mistake（計画の段階で生じるエラー）"と表現する。新人看護師や研修医に生じやすいヒューマンエラーの代表は、"lapse"である。簡単にいえば、"うっかりと忘れてしまう"ことを指す。どのような状況で、"lapse"が起こりやすいのだろうか？ "lapse"が起こりやすい典型的な状況としては、「行動が中断されることにより、本来やるべきことを忘れてしまうパターン」である。
>
> 　こんな経験をしたことはないだろうか？ 「自宅でやかんに火をつけて湯を沸かしているときに郵便物の宅配が来て、気がついたら湯を沸かしていることを忘れてやかんの中が空になっていた」。これと同様のことが医療の現場でも起こり得るので注意が必要となる。例えば、「入院予定患者が定刻通りに入院してきたため、入院後の予定を説明に行くつもりで病室に向かっている最中に、別の患者さんの点滴が漏れたからすぐに対応してほしいと言われた。漏れた点滴の対応に夢中になり、入院患者への説明をすっかり忘れてしまい、点滴漏れの処置が終わると、さらに別の仕事に移ってしまった。忘れられてさんざん待たされた入院患者が2時間後に激怒した」。入院直後に激怒した患者との信頼関係はマイナスからのスタートとなる。最悪の場合にはインシデントにもつながる可能性も高い。このようなヒューマンエラー（"lapse"）が生じやすい状況をあらかじめ意識しておけば、最悪のシナリオを防ぐことができるかもしれない。急に行動が中断された場合には、やるべきことをメモするなど、"lapse"を防ぐための対策が必要となる。
>
> 　　　　　　　　　　　　　　　　　　　　　　　　（西﨑祐史）

中島和江, 児玉安司：ヘルスケアリスクマネジメント - 医療事故防止から診療記録開示まで. 医学書院, 東京, 2000. を参考に作成

Ⅳ 免疫血清検査・輸血　5 感染症

C型肝炎ウイルス検査
(hepatitis C virus)

▶ 入院時、手術前などのスクリーニング検査、肝炎・肝硬変の鑑別などにも用いる

検体材料 ● 血 清

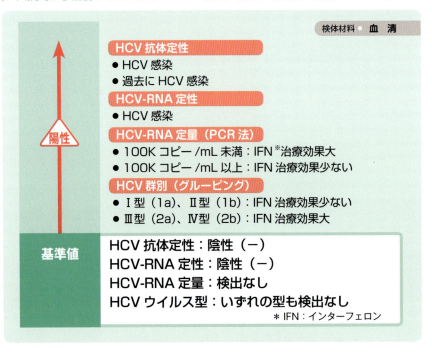

陽性

HCV 抗体定性
- HCV 感染
- 過去に HCV 感染

HCV-RNA 定性
- HCV 感染

HCV-RNA 定量（PCR 法）
- 100K コピー /mL 未満：IFN※治療効果大
- 100K コピー /mL 以上：IFN 治療効果少ない

HCV 群別（グルーピング）
- Ⅰ型（1a）、Ⅱ型（1b）：IFN 治療効果少ない
- Ⅲ型（2a）、Ⅳ型（2b）：IFN 治療効果大

基準値
HCV 抗体定性：陰性（−）
HCV-RNA 定性：陰性（−）
HCV-RNA 定量：検出なし
HCV ウイルス型：いずれの型も検出なし

＊IFN：インターフェロン

■ 何をみる？　どうみる？

- C 型肝炎ウイルス（HCV）の感染の有無を調べる検査である。
- C 型急性肝炎の約 40％は治癒するが、残りの症例のほとんどはキャリアになり、無症候性キャリアになるもの、慢性肝炎に移行するものがある。
- C 型慢性肝炎では高率に肝硬変に移行し、肝細胞がんを合併することもある。早期の検出、加療が必要な病態の 1 つである。

◎ HCV 抗体
- AST・ALT が上昇してから数週間から数か月を経て、HCV 抗体が血中に出現する。現在施行されている検査では感度はほぼ 100％である。つまり HCV 抗体陽性の場合には、現在・過去の感染状態を示す。しかし IgG 型抗体を検出しているため、早期診断には適さない。

◎ HCV-RNA 型
- HCV 量を測定するには HCV-RNA または HCV コア抗原検査が行われる。また、

遺伝子型（genotype※）と SG（serological group）があり、治療方針の決定に非常に重要となる。

■ どんなときに検査する？

- 入院時、手術前などのスクリーニング検査に用いる施設も多い。肝炎・肝硬変の鑑別に関しても使用する。

▼ **主な検査すべき患者（厚生労働省が勧める）**

① 1992（平成4）年以前に輸血を受けた
② 大きな手術を受けたことがある
③ 血液凝固因子製剤を投与されたことがある
④ 長期の血液透析
⑤ 臓器移植を受けたことがある
⑥ 薬物濫用者、入れ墨がある
⑦ ボディピアスをしている

- 検査の流れとしては、まずC型肝炎ウイルス抗体を測定し、陽性であった際には、過去および現在の感染状態を意味する。C型肝炎ウイルス抗体陽性であり、AST、ALTに異常を認める場合には、型の判定とウイルス量の測定（HCV-RNA量）を行ったうえで、慢性C型肝炎として加療を行うのが一般的である。

■ 他の検査との関連は？

- HCV感染者は、肝硬変への進行、肝細胞がんの発生がないかどうか、定期的な腹部エコー検査での評価が必要となる。

■ 検体採取・取り扱い時の注意点

- 血液での感染の可能性があるため、検体を取り扱うときには十分に注意する。通常通りの対策を普段から行うことが重要である。

ケアに生かすポイント

■ **検査結果に関連する観察ポイント**
- HCV抗体陽性、すなわちC型肝炎ウイルスキャリア、過去にC型肝炎ウイルスに感染し治癒した人（感染既往者）に対しては次の点をポイントに観察する。
① 一般にC型急性肝炎では、A型あるいはB型急性肝炎に比べて症状が軽いため、ほとんどの人では自覚症状がない。慢性肝炎の場合にも、多くの人では自覚症状がない場合が多い。
② 全身倦怠感に続き、食欲不振、悪心・嘔吐、黄疸などの症状が出現することがある。

※ HCVは1本鎖RNAウイルスであり、遺伝子変異が高頻度でみられる。その型を「genotype」と呼ぶ。抗体反応（抗体の反応するウイルスのタンパク質）の違いによりSGを分類する。

③肝臓の腫大。

■ **看護援助のポイント**

1．感染予防
- 主に感染している人の血液がほかの人の体内に入ることによって感染するため、歯ブラシ、カミソリなど血液がついている可能性のあるものを共用しない。
- C型肝炎は、ワクチン接種などによる感染予防ができないため、感染している人の血液の取り扱いには十分に注意する。
- ウインドウ期の問題もあり、医療従事者は人の血液や体液に触るときは、常にディスポーザブル手袋を着用するなど標準予防策を順守することが重要である。
- 透析領域では環境消毒が必要である。
- 入浴を最後にするなど根拠のない不必要な対策は、患者への不利益だけでなく業務の混乱を招く。

2．保健指導
- 常識的な社会生活を心がけていれば、日常生活の場でC型肝炎ウイルスに感染することはほとんどない。
- 検査の目的での献血は決して行わない。

Memo

> **Column**

連携の大事さ

　血液培養検査やその他検査では、検体のスピッツに入れる順番や、検体の量の間違いは日常よく起こり得る問題である。検査の理由を考えることがこれらを少なくする最善の方法と考える。そこで、もちろん先輩の看護師に習うことはいうまででもないが、手技を実際に行う医師にも確認することは重要であると考える。臨床の現場では、忙しい時間なのに、検査が急に入ってバタバタする経験はすべての看護師にあると思われる。「申し送りの時間なのに、このタイミングで検査?!」「本当に必要なの?!」などと思うことはあるだろう。急なことで忙しくてイライラすることもあるだろうが、そのときには、緊急でする必要があるかどうかを考えていただきたい。

　必要がない検査であればもちろん論外、必要な検査のなかにも緊急で必要なもの、必要だけれど緊急でする必要はないものに分かれる。医師の立場からすると、診断のため、治療前の指標のため、治療してからでは検査結果が変わってしまい評価困難になる場合などは緊急で検査をしたいと思う。

　それは、患者のことを考えるうえで、診断を確定させることは重要であるということ、また治療を開始するからには終了する必要があり、その時期を決めるためにも治療前の指標が必要だと思うことなどがあるためだ。すべては、「患者のため」ということである。目的・緊急性がわかり、患者のためになるという共通認識をもつことができれば、急な検査も受け入れられるかもしれない。

　しかし、多忙な臨床現場ではお互いの思いが伝わりにくいこともあるだろう。そのときは忙しいなかでも目的を聞くことが必要である。検体が出ればそれを検査室へ提出するわけだが、その際には検査技師にも目的を伝え、検査で重要な事項があれば確認することである。そうした各職種の連携が検査の理解にもつながり、ミスも減り、結果として患者のためになることだろう。

　パソコンで検査をオーダーし、電話で検体の連絡をする。顔と顔が見えず他職種の思いが伝わりにくいこの世の中。ぜひ顔と顔を合わせて他職種との知識の共有をしてみてはいかがだろう？

〈山野泰彦〉

HIV 検査

(HIV：human immunodeficiency virus)

▶ HIV 感染が疑われる段階で行う検査で、第4世代のスクリーニングキットが使用されるようになったため2〜3週間で陽性・陰性が判明する

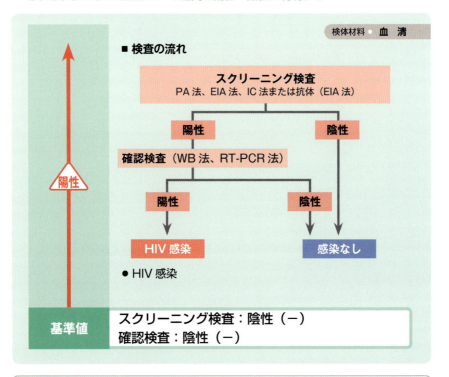

何をみる？ どうみる？

- HIV 感染の有無を調べる検査である。
- HIV 感染症は、抗体＋抗原による第4世代のスクリーニングキットが使用されるようになり、2〜3週間で陽性が判明するようになった。しかしスクリーニング検査では偽陽性の可能性を含むため、確認検査としてウエスタンブロット（WB）法や RT-PCR 法が用いられる。しかし WB 法も急性感染期には陰性になることがあるため、RT-PCR 法による HIV-RNA 定量が必要になる。
- スクリーニング検査では、HIV 抗体検査が行われる。HIV 抗体検査は感度99.7％、特異度99.9％と非常に信頼度の高い検査である。しかし陽性になるまでの期間（ウインドウ・ピリオド）が6週間程度を要するため、その期間の検査結果が陰性でも HIV 感染を否定できない。

■ どんなときに検査する？

- HIV が疑われる段階で検査を行う。

■ 他の検査との関連は？

- 抗体検査が陽性でも確定診断ではないことが重要である。確定していない段階では検査結果を伝えず、WB 法、RT-PCR 法による HIV-RNA 定量での確認を待つ必要があることを理解して看護する必要がある。
- 確定後は、エイズになっているかどうか（免疫不全があるかどうか）を確認する必要があるため、リンパ球のなかでも CD4 の数をモニターすることが重要である。

■ 検体採取・取り扱い時の注意点

- 針刺し事故に気をつける。HIV 感染血による針刺し時の感染率は 0.3％程度、結膜曝露時で 0.09％といわれているが、全世界では年間に 1,000 件程度、医療従事に伴う感染があるといわれている。針刺し予防のガイドラインを参照する。
- もし曝露しても、抗 HIV 薬の内服で最大 80％のリスク軽減になるため、曝露した際には専門医に即座に相談する必要がある。

ケアに生かすポイント

■検査結果に関連する観察ポイント

①スクリーニング検査（一次検査）陽性の場合、偽陽性の場合もあるので注意する。

偽陽性と判定されることがある病態	妊婦、多産の女性、血液腫瘍（白血病、多発性骨髄腫）、膠原病、原発性胆汁性肝硬変、原発性硬化性胆管炎、アルコール性肝炎、ヘルペスウイルスなどの DNA ウイルス感染症など

②HIV ウイルスに感染すると、2 週間から 2 か月後に急性感染症状といわれる発熱、咽頭痛、発疹、下痢など風邪に似た症状が現れることがある。この症状は 2〜3 週間でなくなる。肝脾腫を併発する場合があり、伝染性単核球症に症状が似る。

■看護援助のポイント

- 日和見感染、日和見腫瘍、神経症状などのエイズの症状がないか注意深く観察する。

日和見感染症	ニューモシスチス・カリニ肺炎（47％）、カンジダ症（15％）、サイトメガロウイルス感染症（13％）
日和見腫瘍	カポジ肉腫（11％）、悪性リンパ腫（9％）
神経症状	HIV 脳症（10％）

HTLV 検査
（HTLV：human T-cell leukemia virus）

▶ HTLV 感染を疑う際に検査する。特に妊娠時に検査することが多い

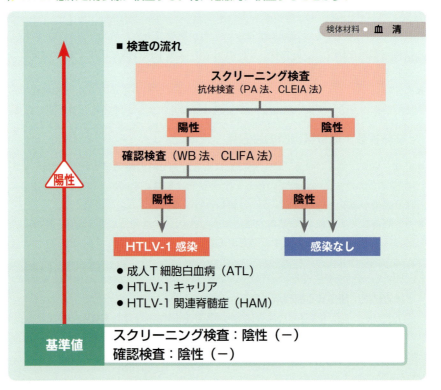

検体材料 ● 血清

■ 検査の流れ

基準値　スクリーニング検査：陰性（−）
　　　　確認検査：陰性（−）

■ 何をみる？　どうみる？

- HTLV 検査は、成人 T 細胞白血病（ATL）の原因となるウイルスである HTLV-1 の感染の有無をみる検査である。
- HTLV-1 は、日本では九州、四国に多いことが知られている。このウイルスの感染に伴って起こる疾患としては主に、成人 T 細胞性白血病、HTLV-1 関連脊椎症（HAM：HTLV-1 associated myelopathy）、ブドウ膜炎の 3 つがある。
- 日本にはおよそ 120 万人のキャリアがいると推定されている。感染経路としては母乳での垂直感染が多いが、性行為に伴う水平感染も無視できない。
- ウイルス、プロウイルス DNA、抗体が共存しているため、抗体の確認で感染の有無が決定される。
- HTLV-1 キャリアの診断には、スクリーニングと確認試験の 2 段階の検査手順が

用いられている。スクリーニングにはPA法とCLEIA法、確認検査にはウエスタンブロット（WB）法がある。
- PA法はIgM抗体、IgG抗体を測定する。偽陽性率は0.05～0.59％で、特に妊婦で高率に偽陽性になりやすいといわれている。CLEIA法はIgG抗体を測定し、高感度である。WB法はIgM抗体、IgG抗体を測定し、非特異反応は少ないといわれている。

どんなときに検査する？

- HTLV感染を疑う際に検査されるが、妊娠時に検査されることが多い。九州地方などではスクリーニングも行われている。現在はそれ以外の都市でもスクリーニング検査を行う動きがある。

他の検査との関連は？

- ブドウ膜炎の評価として、眼底検査、蛍光眼底造影検査が必要となることがある。また皮膚病変合併例では、皮膚生検が検討される。眼科や皮膚科など複数診療科での連携が必要となり得る。

検体採取・取り扱い時の注意点

- 成人になってからの感染ではキャリアになることはあっても疾病を発現することはほとんどないといわれている。通常の感染予防で十分である。

ケアに生かすポイント

■検査結果に関連する観察ポイント
① 成人T細胞白血病：特に40歳以上で、持続的な痛みを伴わないリンパ節（頸部、脇の下、足のつけ根など）の腫大、肝臓や脾臓腫大、難治性の多発する皮膚病変または皮下腫瘤など。
② HAM：歩行障害、排尿・排便障害、下肢の脱力感など。
③ ブドウ膜炎：眼球内のブドウ膜の炎症。
④ その他：関節炎、気管支炎。

ATL（adult T-cell leukemia：成人T細胞白血病）

ASO（抗ストレプトリジン O、ASLO）
(ASO、ASLO：anti-streptolysin O)

▶ 溶連菌感染症をみる検査で、アナフィラクトイド紫斑病、リウマチ熱、急性咽頭炎、急性糸球体腎炎、扁桃炎、猩紅熱などを疑った際に検査を行う

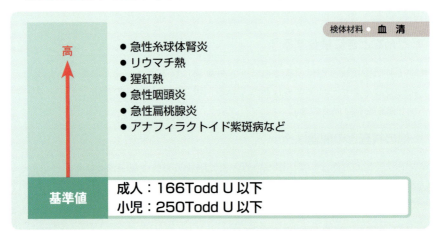

検体材料　血清

高
- 急性糸球体腎炎
- リウマチ熱
- 猩紅熱
- 急性咽頭炎
- 急性扁桃腺炎
- アナフィラクトイド紫斑病など

基準値　成人：166Todd U 以下
　　　　小児：250Todd U 以下

■ 何をみる？　どうみる？

- ASO（抗ストレプトリジン O、ASLO）は、β溶血性連鎖球菌（溶連菌）感染症をみる検査である。
- 溶連菌感染の場合には、菌体成分（多糖体）はもちろんのこと、菌体外産生物に対してもさまざまな抗体が産生され、そのうち最も一般的に測定されるものが ASO である。
- 溶連菌のうち、A、C、G 群が産生する代表的な菌体外産生物質である溶血毒素（ストレプトリジン O）に対する抗体で、溶連菌感染症で上昇する。
- 溶連菌感染症は学校保健安全法によって定められた感染症であり、適切な治療をしてから 24 時間は出席停止である。

■ どんなときに検査する？

- アナフィラクトイド紫斑病、急性リウマチ熱、急性咽頭炎、急性糸球体腎炎、扁桃炎、猩紅熱などを疑った際に検査を行う。

■ その他の検査との関連は？

- 急性咽頭炎、扁桃炎など局所の培養を採取できる際は、感受性結果も併せてわかるため、有用である。また、抗原抗体検査を利用して迅速抗原キットも臨床でよ

く使用されており、咽頭炎などの際に使用されている。

■ 検体採取・取り扱い時の注意点

- 疾患の特定が重要となる。A群β溶連菌感染症の最も多いものが咽頭炎で、咽頭炎後しばらくして合併するものにリウマチ熱と糸球体腎炎がある。このリウマチ熱の予防のためと感染期間を短くするために咽頭炎は治療している。
- 安全対策は一般的なもので十分だが、上記の通りの感染対策も必要となることに留意する。

ケアに生かすポイント

■ 検査結果に関連する観察ポイント
1. A群β溶連菌の感染によって起こる疾患
    - 溶連菌は自らが増殖しやすい環境をつくるために、ストレプトリジンOをはじめとする多くの外毒素を産生する。
    - 最も多いものは急性上気道炎、咽頭炎、扁桃炎である。
    - 2～4日の潜伏期間を経て、38～40℃の発熱、咽頭痛、嘔吐、頭痛、全身倦怠感、食欲不振などが現れる。
    - 発症後12～24時間以内に発赤毒素による発赤が全身にみられる。舌乳頭の発赤（イチゴ舌）、口の周りが蒼白で頬や顎が赤い（口囲蒼白）。
    - 毒素による特有な皮疹。猩紅熱、とびひなどの皮膚化膿性疾患。

■ 看護援助のポイント
1. 症状の観察
    - 疾患を特定するため、すみやかに治療することで、急性糸球体腎炎やリウマチ熱など、合併症を予防する。
    - 3歳未満の小児が発熱に伴い発疹やイチゴ舌を呈した場合、川崎病（MCLS）との鑑別を要する。
2. 安静
3. 感染予防
    - 咽頭炎などの場合は飛沫感染予防、皮膚感染症（伝染性膿痂疹など）の場合は接触感染予防を行う。
    - 有効な抗菌薬を内服すれば、すみやかに解熱し、約24時間経過後には感染力がほとんどなくなる。

MCLS（MucoCutaneous Lymph-node Syndrome：小児急性熱性皮膚粘膜リンパ節症候群）

インフルエンザ迅速検査
(rapid influenza diagnostic tests)

▶ インフルエンザが疑われる患者で、鼻腔粘液中のA・B型インフルエンザウイルスの抗原の有無を調べる

検体材料 ● 鼻腔粘液

■ 何をみる？ どうみる？

- インフルエンザウイルスの感染の有無を調べる検査である。鼻腔粘液を検体とし、専用のキットを用いて陽性・陰性の判定を行う。
- 患者から採取した鼻腔粘液が反応の場（メンブレン）に毛細血管現象によって染みていくことで、A・B型インフルエンザウイルスの抗原に対するモノクローナル抗体との抗原抗体反応が生じて発色が起こる、いわゆるイムノクロマトグラフィー法の原理を用いている。

■ どんなときに検査する？

- インフルエンザの流行期に、インフルエンザの典型的症状（悪寒、発熱、関節痛、筋肉痛、咽頭痛、鼻汁、咳嗽など）を認めている患者に対し、診断の一助として検査する。

■ 他の検査との関連は？

- 血清抗体値の上昇を確認する方法、PCR（polymerase chain reaction）で特異遺伝子の検出を行う方法などがあるが、いずれも手間や時間を要し、臨床の急性期には間に合わないために現実的ではない。迅速検査は、簡便で所要時間も10〜15分程度と短い。

■ 検体採取・取り扱い時の注意点

- ウイルスの増殖が盛んな発病から36時間以内に検査を行うことが望ましい。ただし、発病から12時間以内では、体内のウイルス量が少なく偽陰性となることがある。また、発病から48時間以降になると、体内のウイルス量が減少するため、陽性率は低下する。
- 感度は60〜98％、特異度は98〜100％であり、特異度は比較的高いが、感度は必ずしも高いとはいえない。報告によって陽性的中率は40〜70％とするものもあり、偽陰性例も多い。
- 大人で小児よりも感度が落ちる（53.9% vs 66.6%）こと、鼻かみ液や咽頭ぬぐい液など検体の種類によって検査結果は変わらないこと、キットの種類によって検査結

果は変わらないことが示されている。
- 大切なことは、迅速検査はあくまで診断の補助であり、臨床診断が重要であることである。迅速検査を連日行うと確かに感度は上昇するが、そこまで疑うようであれば臨床診断をくだしてよい。
- インフルエンザ流行期には、医師による臨床判断のほうが迅速キットより感度が高いとする報告もある。十分に検査前確率が高い場合には、本検査を行う必要はなく、臨床診断をくだしてもよい。迅速検査のみに頼りすぎてはならない。

ケアに生かすポイント

■検査結果に関連する観察ポイント

A・B型陽性	● 高齢、基礎疾患、妊婦、乳幼児、免疫機能を低下させる薬剤歴（免疫抑制剤、抗がん剤、ステロイド剤）など患者脆弱性 ● 意識状態の変化、頻呼吸、血圧低下などの敗血症を示唆する症状 ● 飲水の状態など、脱水を示唆する所見

■看護援助のポイント

1．敗血症の早期発見

最も注意すべき点は、脆弱性を有する患者が肺炎などで重症化することである。敗血症ガイドラインでは、感染症を疑い、かつ qSOFA※で2項目以上を満たせば敗血症を疑うとされる。qSOFA は意識状態の変化、収縮期血圧100mmHg 以下、呼吸数22回／分以上の全3項目である。敗血症でなくとも高得点なほど死亡率が高い。

2．隔離・予防

飛沫感染であり、ベッド間隔1m 以上で伝播しにくい。ただし周囲環境でも一定期間生存し、個室収容したほうが感染防止しやすい。潜伏期間は平均2日。隔離は発症後5日間、もしくは解熱後2日のうち長いものとするのが一般的。ただし、検査陰性だからといって、インフルエンザではないと断言はできない。典型的な症状が出ている場合、インフルエンザに準じた予防方法をとっておくほうがよい。

※ Sequential Organ Failure Assessment（SOFA）は、臓器障害スコアであり ICU などの重症集中治療室で使用されるが、救急外来や一般病棟などでは敗血症の簡便なスクリーニングとして quick SOFA（qSOFA）が用いられる。

腫瘍マーカー

腫瘍マーカーとは

　腫瘍マーカーとは「がんに由来する物質」であり、主に腫瘍細胞が産生するもろもろのタンパク質である。細かくは胎児性タンパク、がん関連抗原、糖鎖抗原、アイソザイム、ホルモン、遺伝子や自己抗体などが含まれる。そのような物質のうち、体液中（主に血液中）で測定可能なものが腫瘍マーカーとして、臨床現場で次の目的で使用されている。
　①腫瘍を疑う病変を認めた場合に、腫瘍であるとの診断に利用する。
　②腫瘍であった場合の鑑別診断（組織型の特定）に利用する。
　③治療中の腫瘍活動性、病勢の評価と治療効果の確認に利用する。
　④予後予測に利用する。
　しかし、腫瘍の存在診断に利用できるわけでは必ずしもなく、偽陰性や、例えば炎症により上昇した際などの偽陽性が含まれることに留意したい。また、1つの腫瘍マーカーが臓器特異性を有しているわけではなく、多くの疾患で上昇する可能性を常に念頭において臨床の場で生かしたいものである。

ケアに生かすポイント

■検査結果に関連する観察ポイント
1．所見の観察と総合的な判断
- 1つの腫瘍マーカーだけでなく、臓器ごとに強く反応する項目を組み合わせて用いられることが多い。
- 腫瘍マーカー単独での腫瘍の診断、治療効果判定、予後予測は原則として行わない。腫瘍マーカー以外の血液検査、CT、エコー検査、MRI、内視鏡や造影検査、生検などの検査結果も確認する。
- 腫瘍マーカー高値の原因が、悪性腫瘍の発症や進行、再発であるかなどを、検査値やその変化、その他の検査結果や身体所見と併せて判断する。
- 検査結果の高値だけでなく、その変化にも注目する。特に、治療前後の変化は治療効果の判定に有効である。

2．悪性腫瘍に伴う患者の症状、所見の観察

■看護援助のポイント
1．適切な検体採取
- 基本的に血液検体採取に準じるが、特に次の腫瘍マーカーは検体採取・取

り扱いに注意する。
① SCC：皮膚表面や唾液中に多量に存在するため、複数回の穿刺による組織の混入に注意する。
② PSA：前立腺の触診や生検、その他検査の操作など外部刺激により一過性に上昇することもあるため、先に採血をしておく。また、測定値はキット間での差があるため、どのキットを使用するかを確認する。
③ NSE：全血のまま検体保存したり、溶血検体で高値を示すのですみやかに提出する。

2．測定の目的と特性の理解
①腫瘍マーカー測定の主な目的は何か。
- 目的には、腫瘍の診断、鑑別診断、治療効果の判定、再発・転移などを含めた予後の判定、などがある。

②腫瘍マーカーは悪性腫瘍のみ異常値を示すとはかぎらない。
- 加齢や良性疾患、急性期においても上昇、高値を認めることもある。

③各腫瘍マーカーの特徴、対象となる主な疾患を理解する。
CEA：がんの治療結果により、がん細胞が破壊されて検査値の上昇をみることがあるため、どの時期に採取したものかを考慮し判断する。肝炎や肝硬変、喫煙者、高齢者などで上昇する傾向がある。
CA125：女性の場合は、妊娠、月経、閉経などを確認する。
PIVKA-Ⅱ：ビタミンK欠乏症により高値となるため、アセスメントとして、ワルファリンの内服の有無、セフェム系抗菌薬の長期投与、新生児や母乳栄養児、閉塞性黄疸、下痢の有無などの確認を行う。

3．腫瘍マーカーの特性の理解と患者の精神的サポート
①患者の腫瘍マーカー測定の目的を理解する。
②検査結果に対して必要時、患者の精神的サポートを行う。
- 腫瘍マーカー測定の目的とその結果について、患者が医師からの説明をどのように理解しているか把握する。
- 患者が数値にとらわれすぎて必要以上に不安にならないようにサポートする。
- 保険診療上の検査の頻度の制限や、測定間隔もそれぞれに異なるため、治療や検査スケジュールを理解し、必要時補足説明を行う。

4．悪性腫瘍に伴う苦痛症状の軽減、緩和のためのケア

代表的な肝がんの腫瘍マーカー
AFP（α-フェトプロテイン）
（AFP：α-fetoprotein）

- 検体・容器：血清 0.4mL ポリスピッツ　凍結
- 検査方法：CLEIA

基準値　10.0ng/mL 以下

⊙ 高　値
原発性肝がん、転移性肝がん、肝硬変、先天性胆道閉鎖症、胎児性がん、胆管・胃・肺・食道がん、胃潰瘍、妊娠、非転移性悪性腫瘍、卵巣嚢腫、睾丸・卵巣腫瘍

⊙ 低　値
肝炎・肝硬変などの肝障害回復期、正常妊娠 32 週以後（6 週目から上昇、32 週目でピークとなり、分娩後に急速に低下。分娩後 2 週目に正常化する）、体内死亡胎児を有する妊婦

■ 特徴と目的

- AFP（α-フェトプロテイン）とは胎児肝臓および卵黄嚢で産生される胎児血清中のタンパク質である。出生後には消失し、成人ではきわめて微量にしか検出されない。
- 主に肝細胞がんで上昇し、各種肝臓マーカー異常と合わせてスクリーニング、診断補助、慢性肝疾患からの腫瘍発生推測、肝細胞がん治療効果判定や再発の推測などの目的で使用される。

■ 異常値の考え方と他の検査との関連

- AFP 上昇を認めた場合には、まず肝がんの存在を疑い、他の肝臓マーカーや AFP-L3、PIVKA-Ⅱ など他の腫瘍マーカー検索を加える。腹部エコー検査や腹部造影 CT 撮影での腫瘍性病変の確認、肝生検などを加えて肝がんの確定診断に至る。ちなみに、ALP-L3 は ALP の分画であり、予後予測に有用である。
- 肝がんの場合以外で上昇する代表的な疾患は、劇症肝炎や B、C 型慢性肝炎増悪期などが挙げられるが、通常正常値の数倍以内にとどまるとされ、時間経過とともに上昇傾向を示すことがない点で鑑別可能である。
- 慢性肝疾患（肝硬変など）ではこの腫瘍マーカーを定期的に測定し、肝がんの発生を推測する。

代表的な消化器がんの腫瘍マーカー
CEA
(CEA：carcinoembryonic antigen)

- 検体・容器：血清 0.4mL ポリスピッツ　凍結
- 検査方法：CLEIA

基準値　5.0ng/mL 以下

◎ 高　値
悪性腫瘍（大腸がん、肉腫、乳がん、肺がん、胃がん、膵がん、胆管がん、甲状腺髄様がん）、潰瘍性大腸炎、大腸ポリープ、大腸炎、肝炎、肝硬変、膵炎、閉塞性黄疸、腎不全（透析で上昇）、乳腺症、肺炎、気管支炎、肺気腫（喫煙者）、婦人科疾患、糖尿病など

■ 特徴と目的

- CEA（がん胎児性抗原）とは、胎児の消化器細胞にだけ存在するタンパク質である。この腫瘍マーカーは消化器がん以外にも乳がん、肺がん、膀胱がん、前立腺がん、卵巣がんなどでも上昇することが知られ、臓器特異性は低いものの、広く臨床の現場で用いられている。
- 進行胃がんでは 30～40％程度でしか上昇せず、また粘膜内に限局する大腸がんなどではほとんどの場合で陰性結果である。逆に健康成人の約3％でも基準値を超えることが知られ、特に高齢や喫煙でも上昇することがあるなど留意すべき点も多い。したがって、他の腫瘍マーカーなどとも併せて検討され、スクリーニング、診断補助、治療効果判定、再発予測を目的に利用される。

■ 異常値の考え方と他の検査との関連

- 臓器特異性のない腫瘍マーカーであるため、上昇している場合には血液検査、エコー検査や、CT撮影からPET/CT撮影などの画像検査を消化器中心に全身精査を行う。そのうえで、上部消化管内視鏡検査など各臓器に応じた精査を加える。
- 経時的に上昇傾向を示す場合に腫瘍が存在している可能性が高いため、注意が必要である。
- 胸腹水や心囊液などで血清値の2倍以上である場合は、がんの存在を示唆する。

消化器がん、特に膵臓がんの診断腫瘍マーカー
CA19-9
(CA19-9：carbohydrate antigen 19-9)

- 検体・容器：血清 0.4mL ポリスピッツ　凍結
- 検査方法：CLEIA

基準値　37.0U/mL 以下

⬆ 高　値
悪性腫瘍（消化器がん、特に膵がん、胆道がん）
良性腫瘍（肝硬変、原発性単純性肝硬変症、胆管炎、胆石症、慢性肝炎、閉塞性黄疸、膵炎、膵管閉塞、子宮内膜症、卵巣嚢胞、糖尿病ほか）

■ 特徴と目的

- CA19-9（糖鎖抗原19-9）は、大腸がん培養株SW1116を免疫抗原として作製した、モノクローナル抗体NS19-9によって認識される糖鎖抗原である。
- 正常では唾液腺、胆管、気管支腺などに存在し、消化器がんでも特に膵臓がん、胆嚢・胆管がんに特異性の高い腫瘍マーカーである。これら腫瘍のスクリーニング、診断補助、治療効果確認、再発予測に利用する。その他、胃がんや大腸がん、肝がん、肺がん、乳がん、卵巣がんでも上昇する。
- 腫瘍以外でも、糖尿病、慢性肝炎、胆石症、胆嚢炎、子宮筋腫、良性卵巣腫瘍などでも上昇する点に留意する。

■ 異常値の考え方と他の検査との関連

- 上昇している際には、腺組織の豊富な臓器での腫瘍病変検索が必要である。
- 血糖コントロール困難な糖尿病患者では、膵臓がんの存在も疑う。

Memo

代表的な卵巣がんの腫瘍マーカー
CA125
(CA125：carbohydrate antigen 125)

- 検体・容器：血清 0.4mL ポリスピッツ　凍結
- 検査方法：CLEIA

基準値　35.0U/mL 以下

⊙ 高　値

卵巣がん（特に漿液性卵巣がん）、卵管がん、子宮内膜症、子宮頸がん、子宮体がん、類皮嚢胞腫、膵臓・胃・大腸など消化器がん、乳がん、肺がん、肝硬変、腹膜炎、急性膵炎、妊娠、生理

■ 特徴と目的

- CA125（糖鎖抗原125）はコアタンパク関連抗原に属し、成人では卵巣上皮、子宮内膜上皮、子宮頸管上皮、胸・腹膜、心嚢膜中皮細胞に存在する。
- 測定には、胎児の身体を覆う上皮である卵巣上皮から発生する高分子のムチン様糖タンパクを抗原に反応する試薬を使用している。
- 主に卵巣がんや子宮がんに特異的な反応を示し、特に卵巣がんにおいてスクリーニング、診断補助、治療効果判定、予後予測などに利用される。
- 健康人や良性疾患での陽性率が低いことから、卵巣がんマーカーとして位置づけられる。

■ 異常値の考え方と他の検査との関連

- 妊娠前期、月経時、閉経前で一過性上昇がみられる点に注意が必要である。
- 閉経後では男女差はほとんどない。
- 卵巣がんを疑う場合には胎盤内エコー検査（経腹壁、経腟エコー）、CT撮影、MRI検査などを行い、精査する。
- その他の良性疾患としての胸腹水貯留、心不全、卵巣過剰刺激症候群、卵管炎、腸閉塞、胆嚢炎、その他炎症性疾患で高値となる点に注意する。

代表的な肺がん腫瘍マーカー

CYFRA

(CYFRA：cytokeratin 19 fragment)

- 検体・容器：血清 0.8mL ポリスピッツ　凍結
- 検査方法：CLEIA

| 基準値 | 3.5ng/mL 以下 |

⬆ 高　値

肺扁平上皮がん、肺腺がん、肺小細胞がん、食道・胃・大腸がん、乳がん、卵巣がんなど婦人科腫瘍

■ 特徴と目的

- サイトケラチンは、単一上皮細胞の細胞骨格を構成するケラチン線維タンパクであり、19種類の亜分画が存在する。
- CYFRAは肺がんでも特に扁平上皮がんにおいて特異性が高い。また、良性疾患における偽陽性率は低く、肺がん特異性が高い特徴をもつ。
- 診断補助、治療効果判定に用いられ、扁平上皮がんでは早期診断にも有用とされる。
- 検体の混和・撹拌により低下することがあるため、注意が必要である。

■ 異常値の考え方と他の検査との関連

- 扁平上皮がんでは臨床病期Ⅰ期でも陽性を示すことが知られ、同疾患が疑わしい場合には早期の胸部画像検査や気管支鏡検査、喀痰細胞診などで確定診断をつける。肺扁平上皮がんなどでは気管支腔内に進展し、喀血や気道閉塞など重篤な症状をきたすこともあり、とりわけ早期発見・早期治療が望まれるため、有用な検査の1つとして知られている。
- 5ng/mLを超える良性疾患はまれである。

Memo

扁平上皮がんの代表的な腫瘍マーカー
SCC
(**SCC**：squamous cell carcinoma antigen)

- 検体・容器：血清 0.5mL ポリスピッツ　凍結
- 検査方法：CLIA

基準値　1.5ng/mL 以下

⊕ 高　値
子宮頸部扁平上皮がん、子宮体がん、外陰・腟がん、食道がん、肺扁平上皮がん、頭頸部がん、口腔・舌・上顎がん、子宮筋腫など

■ 特徴と目的
- アポトーシスや細胞接着などにかかわるセルピンタンパク質であり、子宮頸がん関連抗体 TA-4 の亜分画で、TA-4 と共通の抗原性を有するタンパク質であり、正常扁平上皮や扁平上皮がん腫瘍細胞の細胞質に存在する。したがって、子宮頸管部や扁平上皮がんを診断する際に利用される。
- 扁平上皮のある部位での良性疾患（上気道炎、気管支炎、結核、アトピー性皮膚炎、腎不全や透析患者）などでも高値を示す点に留意したい。

■ 異常値の考え方と他の検査との関連
- 汗・唾液・尿内は高濃度の SCC 抗原を認めるため、コンタミネーションに注意する。
- 高値でまずは子宮がん、肺扁平上皮がん、食道がんの存在を疑う。
- 月経周期や妊娠の影響は受けない。
- 乾癬、紅斑などの皮膚疾患でも上昇する。
- 原因となる腫瘍により追加検査項目が異なる。

食道がんを疑う場合	上部消化管内視鏡
肺がんを疑う場合	喀痰細胞診、胸部 CT 撮影、気管支鏡検査
子宮がんを疑う場合	コルポスコープ診、腟細胞診

代表的な肝がんの腫瘍マーカー

PIVKA-Ⅱ

(PIVKA-Ⅱ：protein induced by vitamin K absence or antagonist-Ⅱ)

- 検体・容器：血清 0.5mL ポリスピッツ　凍結
  　　　　　　血漿 0.5mL EDTA-2Na 入り→ポリスピッツ　凍結
- 検査方法：ECLIA

基準値　**40.0mAU/mL 未満**

⬆高　値

ビタミンK欠乏症（拮抗薬使用含む）、肝細胞がん、転移性肝がん、肝硬変、アルコール性肝障害、肝炎、閉塞性黄疸、低栄養状態など

■ 特徴と目的

- ビタミンK欠乏時に肝細胞で産生される異常プロトロンビンである。肝がんでも上昇することが示され、同疾患の腫瘍マーカーとして位置づけられる。特に肝細胞がん出現、治療効果判定マーカーや再発診断補助として利用される。
- AFPとは相関関係になく、原発性肝がん診断時には同時測定により診断率上昇につながるため、肝硬変やHBs抗原陽性、HCV抗体陽性の慢性肝炎患者で推奨される。

■ 異常値の考え方と他の検査との関連

- 肝がんに至り得る慢性肝炎や肝硬変においては、上腹部エコー検査とともにこれらの腫瘍マーカーを検討する。
- ワルファリンカリウム内服中だと高値となるため注意が必要である。

Memo

前立腺がんの腫瘍マーカー

PSA（前立腺特異抗原）
(**PSA**：prostate-specific antigen)

- 検体・容器：血清 0.5mL ポリスピッツ　凍結
- 検査方法：EIA

基準値 **1.8ng/mL 以下**
※良性前立腺疾患との鑑別にはカットオフ値は 3.6ng/mL が推奨されている

⇧ 高　値
前立腺がん、前立腺肥大症、前立腺炎

■ 特徴と目的

- 前立腺組織中に存在する糖タンパク質であり、前立腺特異的である。
- このマーカーは前立腺がん、前立腺肥大症、前立腺炎で上昇するが、それ以外の悪性腫瘍では上昇しないといわれている。前立腺がんの病態把握、治療効果判定や再発の早期発見に有用であり、その他検査と合わせてスクリーニング目的に使用される。
- 類似検査として、高感度PSAタンデム（前立腺性酸性フォスファターゼ〈PAP〉、γ-セミノプロテイン〈γ-Sm〉などに比べて前立腺がん初期での陽性率がよい）、PSA-ACT（前立腺がんと前立腺肥大症の鑑別に有用）もあるが、PAPやγ-Sm、遊離型PSAとの併用によって診断効率が上昇するとされる。

■ 異常値の考え方と他の検査との関連

- 前立腺がん、前立腺肥大症が疑われる場合には、直腸診、経直腸エコー検査、腹部CT撮影、前立腺生検などを行い、確定診断する。

Memo

PAP（prostatic acid phosphatase：前立腺性酸性フォスファターゼ）

肺小細胞がんの代表的な腫瘍マーカー

ProGRP
(**ProGRP**：progastrin releasing peptide)

- 検体・容器：血清 0.4mL ポリスピッツ　絶凍
  血漿 0.4mL EDTA-2Na 入り→ポリスピッツ　絶凍
- 検査方法：CLEIA

基準値　血清 46.0pg/mL 未満、血漿 70pg/mL 未満

⬆ 高　値
肺小細胞がん、甲状腺髄様がん、肺カルチノイド腫瘍、腎疾患（腎機能障害）、乳幼児・新生児

■ 特徴と目的

- ProGRP（ガストリン放出ペプチド前駆体）は、消化管ホルモンあるいは神経ペプチドである GRP の前駆体。従来の腫瘍マーカーに比べて比較的早期の症例でも陽性となることが示され、信頼性が高い。
- NSE とともに肺小細胞がんの補助診断、治療効果判定、予後予測などに使用される。とりわけ肺小細胞がんは発見時にはすでに全身に転移している予後不良な疾患であり、早期発見が重要なため同疾患を疑う場合には頻用されている。

■ 異常値の考え方と他の検査との関連

- 小細胞がんの場合、NSE も合わせて検討する。
- ProGRP 低値でも肺小細胞がんを否定できない。
- 血清クレアチニン ≧ 2.0mg/dL では高値を示す。

Memo

肺小細胞がんの腫瘍マーカー
NSE

(**NSE**：neuron-specific enolase)

- 検体・容器：血清 0.2mL ポリスピッツ　凍結
- 検査方法：RIA 固相法

基準値　10.0ng/mL 以下

⬆ 高　値

肺小細胞がん、神経芽細胞腫、褐色細胞腫、肺非小細胞がん（大細胞がん、腺がん、扁平上皮がん）、食道がん、前立腺がん、甲状腺髄様がんほか

■ 特徴と目的

- NSE（神経特異エノラーゼ）は神経細胞に特異性が高く、各臓器に存在する神経細胞末端で認められる。
- NEC と呼ばれる神経内分泌腫瘍でも陽性となる。
- 肺小細胞がん（SCLC）は大細胞性神経内分泌腫瘍（LCNEC）とともに高分化型神経内分泌腫瘍に分類されている背景から、同腫瘍マーカーの有用性が示唆される。したがって、肺小細胞がん、神経芽細胞腫、神経内分泌腫瘍（メラノーマ、褐色細胞腫など）の診断に利用される。その他、治療効果判定、再発予測にも使用される。
- 溶血すると赤血球から NSE が逸脱して高値となるため、注意が必要である。

■ 異常値の考え方と他の検査との関連

- ProGRP のほうが肺がん特異性が高く、早期より上昇することに注意する。
- 限局型小細胞肺がん（LD-SCLC）よりも進展型小細胞肺がん（ED-SCLC）で高値である。
- 診断のみではなく治療効果判定にも利用する。

SCLC（small cell lung carcinoma：肺小細胞がん）
ED-SCLC（extensive disease small cell lung cancer：進展型小細胞肺がん）

血液型検査

(blood group test)

▶「オモテ検査」と「ウラ検査」の両者を行い、その結果の一致によって血液型を判定する

■ ABO式判定

検体材料 ● 血液

血液型	オモテ検査		ウラ検査	
	抗A血清	抗B血清	A血球	B血球
A型	凝集＋	−	−	＋
B型	−	＋	＋	−
O型	−	−	＋	＋
AB型	＋	＋	−	−

■ Rh式判定

D抗原あり	Rh^+（D抗原陽性）
D抗原なし	Rh^-（D抗原陰性）

■ 何をみる？ どうみる？

- 赤血球上にA抗原またはB抗原があるかを調べる「オモテ試験」と、血清中に抗A抗体または抗B抗体があるかを調べる「ウラ試験」の両者を行い、その結果の一致によって血液型を判定する。
- Rh式は、Rh^-Hr式血液型判定に使われる5種類の抗体のうち、D抗原の有無について調べる検査で、日本人の99％以上がRh^+である。

■ どんなときに検査する？

- 輸血を受ける患者では必ずABO血液型とRh式血液型を調べる。
- ABO不適合輸血では血管内溶血が起こるため、輸血に用いる血液はABO同型を原則とする。

他の検査との関連は？

▼ オモテ試験とウラ試験の結果が不一致となるとき

赤血球の原因	
A亜型・B亜型	亜型のため凝集が弱い
抗原量の減少・欠損	白血病やリンパ腫では一時的に抗原量が減少することがある。ボンベイ型ではH抗原が欠損している
後天性B	細菌の腸内感染により、反応が不安定になる
血液型キメラ・モザイク	造血幹細胞移植後など、2種類の血液型をもつ
血清側の原因	
寒冷凝集素反応	赤血球が凝集してしまう
赤血球の連銭形成	赤血球同士が密着してしまう
その他	不規則抗体の存在 抗A抗体、抗B抗体の減少あるいは欠損

検体採取・取り扱い時の注意点

- 採血時の取り違えや誤判定を防止するため、原則として異なる時点で採決された2検体で血液型を確定する（異なる時点とは、異なるタイミング、2か所からの採血など）。採血時に検体取り違えがあると、異型輸血につながる危険性がある。必ず、患者確認を行ってから採血を行う。
- 耳朶血などは組織液が混入し判定を誤ることがあるので、血管から採取された血液を用いる。

ケアに生かすポイント

■ 検査結果に関連する観察ポイント
- 血液型不適合に伴う溶血性輸血副作用は、開始後数分から24時間以内に出現することが多く、致死的な状態になり得るため細心の注意が必要である。

■ 看護援助のポイント
- 採血時の検体取り違え防止の徹底が重要で、そのために次のことを実施する。
  ①1患者ごとにラベルとスピッツ、あるいはラベルが貼付されたスピッツを持参する。
  ②検体取り違えのないよう、検体ラベル、ネームバンド、患者氏名、ID番号など、患者確認を十分に行ってから採血を行う。
  ③採血が終了したら、その場で検体ラベルを貼付し、すみやかに提出する。

交叉適合試験

(cross match test)

▶ 輸血の前に供血者と受血者の血液間の抗原抗体反応を検査する

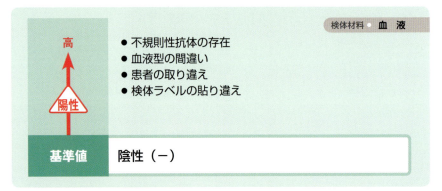

- 不規則性抗体の存在
- 血液型の間違い
- 患者の取り違え
- 検体ラベルの貼り違え

検体材料 ● 血 液

基準値　陰性（－）

■ 何をみる？ どうみる？

- 適合試験には、ABO血液型、Rho（D）抗原、及び不規則抗体スクリーニングの各検査と輸血前に行われる交叉適合試験（クロスマッチ）とがある。
- 交叉適合試験は、輸血の前に供血者と受血者の血液の間で抗原抗体反応が起こるかを試験管内でシミュレーションし、溶血性輸血副作用を未然に防ぐ検査である。

■ どんなときに検査する？

- 輸血療法の実施前に行う。
- 赤血球製剤投与前には必ず交叉適合試験を行う。血漿・血小板製剤の場合には血液型は合わせるが交叉適合試験は必要ない。

■ 他の検査との関連は？

- 血液型検査用の検体とは別の機会に採血されたものを用いる（交叉適合試験の血液についても血液型を検査し、結果が一致していることをダブルチェックで確認する）。
- 以前同一供血者から輸血を受け、その際に交叉適合であったとしても、その輸血によって不規則抗体を獲得した可能性があるため、輸血のつど行う。

■ 検体採取・取り扱い時の注意点

- 専用の容器に採取する。
- 輸血直前に採血された血液であることが重要なので、測定後はすみやかに提出す

る。
- 採血時に検体取り違えがないよう、必ず患者確認を行ってから採血を行う。

ケアに生かすポイント

- 手術や処置などであらかじめ、輸血を行うことが予測される場合、輸血前3日以内に新たに採取した検体を提出し、交叉適合試験を行う。
- 特に輸血歴や妊娠歴のある患者は、不規則抗体出現の可能性があるため注意する。
- 貧血症状が継続している患者の場合、事前に前回の検査値を把握し、採血時に交叉適合試験用の検体を採取することで、輸血を早く開始し、患者の採血の負担を減らすことも可能である。ただし、交叉適合試験の血液検体の取り扱い、保存には注意する。
- すでに不規則抗体が認められている場合、交叉適合試験に必要な血液量（スピッツの本数）を確認する。

■ 検査結果に関連する観察ポイント
- 症状出現時は、内容と発症時間を観察する。

▼ 輸血副作用の症状項目

発熱（38℃以上、輸血前値から1℃以上の上昇）	頭痛・頭重感
悪寒・戦慄	血圧低下（収縮期血圧30mmHg以上の低下）※
熱感・ほてり	血圧上昇（収縮期血圧30mmHg以上の上昇）
瘙痒感・かゆみ	動悸・頻脈（成人：100回／分以上、小児は年齢による頻脈の定義に従う）
発赤・顔面紅潮（膨隆を伴わない）	血管痛
発疹・じんま疹（膨隆を伴う）	意識障害（意識低下、意識消失）※
呼吸困難（チアノーゼ、喘鳴、呼吸状態悪化等）※	赤褐色尿（血色素尿）※
嘔気・嘔吐	その他
胸痛、腹痛、腰背部痛	

※の項目は重症副作用の可能性が高く、詳細を確認する

■ 看護援助のポイント
1. 輸血を安全に実施するための手順の順守
    - 交叉適合試験でABO血液型、Rh（D）抗原、不規則抗体スクリーニングを行い、適合を確認できたとしても、手順ミスや確認不足による患者や検体

間違いなどがあっては検査の意味がないため、手順・確認を順守する。
① **輸血に対するインフォームドコンセントの確認**
- 医師の輸血に関する説明（必要性やリスクなど）に対する患者の理解度、同意書の確認を行う。

② **採血時の患者確認の徹底**
- 検体取り違えのないよう、検体ラベル、ネームバンド、患者氏名、ID番号など、患者確認を十分に行ってから採血を行う。
- 採血が終了したら、その場で検体ラベルを貼付し、すみやかに提出する。

③ **輸血療法実施時の確認の徹底**
- バーコードなどの端末機での患者認証を併用することが望ましいが、指示書の確認でもいずれの場合でも、必ず患者のベッドサイドで、輸血指示内容、患者氏名、患者の血液型と供給された輸血の血液型、ロット番号などをダブルチェックにより確認する。

2．副作用の観察と出現時の対策・援助
- 重篤な副作用はまず初期に起こることが多いため、輸血療法開始後5分間はベッドサイドを離れずに観察を行う。その後、少なくとも15分間は状況をみて観察を行い、その後も適宜バイタルサイン測定や副作用の観察を行う。

Memo

> **Column**

見逃してはならない「輸血後GVHD」

　血液内科医として診療していると、交叉適合試験用の検体を提出することは日常茶飯事、また輸血の副作用も日常茶飯事である。輸血の副作用といっても、発熱や膨隆疹のように頻繁にみられるものから滅多に経験しないものまで幅広い。

　輸血療法の副作用には次のようなものがある。

- 急性輸血副作用（溶血性輸血副作用、非溶血性発熱反応、細菌感染症、アナフィラキシー反応、皮下の過敏性反応、循環負荷、輸血関連急性肺障害）
- 遅発性輸血副作用（遅発性溶血反応、輸血後GVHD）

　上記に挙げたものはたいていが重篤になり得る病態であるが、遅発性であるがゆえに見逃してはいけないのが輸血後GVHDである。

　輸血後GVHDとは、輸血血液に混入したドナーのリンパ球が受血者を非自己として認識し、受血者体内で増殖して拒絶反応（graft versus host）を示すことで生じる病態をいう。輸血後1〜2週間で発症し、発症すると死亡率は90％以上とされるが、有効な治療法は確立されていない。発熱、紅斑で発症し、肝障害、下痢、汎血球減少が進行する。これに伴い出血や感染症を起こす。

　輸血後GVHDの危険因子には、①全血製剤、特に新鮮血を使用したとき、②担がん患者、免疫不全患者、③男性、高齢者、④新生児、未熟児、⑤開心術・開胸術時の輸血、⑥近親間輸血が挙げられる。

　現在は予防として血液製剤には放射線照射を行うのが一般的だが、いったん起こると重篤になるため、常に念頭におかなければならない病態だ。患者さんにとっては他人の血液を輸注されることは一大事であるが、医療者にとって輸血療法はハードルが低くなりがちなことがある。本当に輸血以外に代用できる治療法がないか、少ない投与量でも十分ではないか、輸血療法を行う際には今一度チェックを心がけたいものである。

（浅野倫代）

Memo

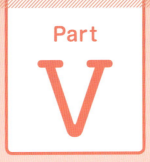

細菌・微生物検査

- 血液培養検査
- 塗抹検査
- 細菌培養・同定検査
- 薬剤(抗菌薬)感受性検査
- 尿の細菌検査
- 便の細菌検査
- 喀痰の細菌検査
- 膿・穿刺液の細菌検査
- 結核・抗酸菌
- MRSA/病原性大腸菌（O157など）
- ヘリコバクター・ピロリ関連の検査
- ノロウイルス迅速定性検査

血液培養検査

(blood culture)

▶ 血中の病原体を増殖させて、病原体の有無を確認したり、重症度の指標を得るために行う

検体材料 ● 血液

■ 何をみる？　どうみる？

- 血液培養とは、血中の病原体を顕微鏡で確認できる程度まで増殖させ、病原体の有無の確認や重症度の指標を得る検査である。

■ どんなときに検査する？

- 致死的感染症や菌血症の有無を確認したり、敗血症の起因菌を同定する目的で行う検査である。

▼ 主な菌血症の疾患

髄膜炎、心内膜炎、感染性動脈瘤、壊死性筋膜炎、骨髄炎など
肺炎球菌性肺炎、腎盂腎炎、胆嚢炎、血管内カテーテル感染など

- 不明熱の原因の特定のために実施されることもある。なお、不明熱で最も多いのは感染症である。
- 好中球減少者が発熱したときは、血液培養採取後、ただちに抗菌薬投与を開始する必要がある。
- 血液培養を実施するか否かの明確な基準はないが、積極的に採取することが望ましい。下表は血液培養を採取すべき状況の具体的な例である。

▼ 血液培養を採取すべき具体的な状況

発熱（38℃以上とはかぎらない）、低体温、悪寒・戦慄、原因不明の意識障害・変容、原因不明の血圧低下、代謝性アシドーシス、白血球の異常高値／低値、麻痺など脳血管障害の出現

- すでに抗菌薬が使用されている場合には、可能であればいったん投与を中止して2〜3日後に採取するか、血中濃度が最も低い次回抗菌薬投与の直前に採取する。

■ 他の検査との関連は？

- 感染巣と疑われる臓器や器官があれば、血液培養と同時にその部位から微生物学的検査の検体を採取する。

■ 検体採取・取り扱い時の注意

採取方法
- 血液培養の感度を上げること、皮膚常在菌のコンタミネーションを識別するために、好気ボトル1本と嫌気ボトル1本で1セットと数える。また、別々の部位から1セットずつ採取する。動脈血と静脈血の検出率に差はないため、2セットとも静脈血でよい。皮膚常在菌が1/2セット陽性の場合、採取時のコンタミネーションとみなすことができる。
- 感染性心内膜炎を疑う場合は3セット採取する。
- 採血量は各ボトルの最大量になるようにすると、最も検出率が高い。

取り扱い方
- 皮膚の常在菌や環境汚染菌を混入させないようにする。そのためには、穿刺する部位をアルコール綿などでよく拭き取り、次にポビドンヨードなどで穿刺部位を再度消毒する。ヨードを用いる際には消毒後1〜2分（乾燥するまで）待つ。消毒をしてから、採血器具などの準備をするとちょうどよい。
- 採血は滅菌手袋を着用し、清潔操作で行う。穿刺部位の汚染を防ぐために、マスクなどの防護具を着用するとよい。採取者の他に補助者がいると、円滑に汚染することなく採取できる。
- 培養ボトルの口も消毒する。薬物のバイアルと形状は似ているが、蓋の下は滅菌されていない。消毒を怠ると環境汚染菌が混入する可能性がある。
- 嫌気ボトルに空気が入らないようにする。シリンジ採血の場合には、嫌気ボトルから注入し、真空管採血の場合には好気ボトルから注入する。
- 検体はただちに検査室に送る。夜間休日などでは35〜37℃に保ち決して冷蔵・冷凍してはならない。35〜37℃に保てない場合にはまだ室温保存のほうがよい。

ケアに生かすポイント

■ 検査結果に関連する観察ポイント
- 血液培養での菌の同定だけでは、感染巣が不明の場合も多い。重症敗血症に注意し、熱型、バイタルサイン、疼痛の有無や部位などを十分に観察する。
- 血管内留置カテーテル、尿道留置カテーテルが挿入されている場合は、カテーテルに由来した血流感染を疑い観察する。

血管内留置カテーテル	挿入部の発赤、圧痛、膿
尿道留置カテーテル	尿混濁、浮遊物、悪臭、挿入期間

■ 看護援助のポイント
1．症状の予防と対策
　①検体採取はタイミング、採血方法に注意し検体を採取する
　②カテーテルに関連した感染
　● 血管内留置カテーテル、尿道留置カテーテル留置による感染が疑われる場合は、すみやかにカテーテルを抜去する。
　● 尿道留置カテーテル抜去が難しい場合は、可能な範囲で水分摂取により尿量を確保する。また、浮遊物が多く尿の流出が妨げられる場合は、3WAYカテーテルに入れ替え、閉鎖式膀胱洗浄を行う。
　③感染防止
　● 重症患者は個室に配置する。
　● 感染拡大防止のため、標準予防策を徹底する。
　● 医療従事者の不適切な手洗いや未熟な感染防止技術などによる感染が考えられる場合、ケアの手順などを確認し、正しい手順を徹底する。

Memo

> **Column**

血液培養検査の検体採取時の失敗

　血液培養検査の検体は、以前は動脈から採取していたため、医師が行っていた。そのため看護師は、血液培養検査の正しい検体採取の方法を教わることはあまりなかった。

　動脈血と静脈血の菌検出率に差がないということが明らかになってからは、血液培養検査の検体は静脈血を採取することが一般的となり、看護師が行う機会も多い。

　ある看護師は、「2セット取って」という指示をはじめて受けたときは、同じ部位から採取した静脈血を4本のボトルに分注してしまった。別の部位から採取しなければならないことを知らなかったのだ。採取の方法も悪かったらしく4本すべてのボトルから皮膚の常在菌が検出され、「治療を開始するところだった」と厳重に注意された。

　また、別のケースでは、静脈から検体を採取する場合、点滴を実施している側の四肢から採取してはいけないということはわかっていたのだが、2セット採取するために別の部位から採取することばかりを意識してしまい、点滴を実施している近くから検体を採取してしまったことがあったそうだ。

　他にも、ボトルのキャップを外した後、穿刺するゴムキャップを消毒する必要があるということも知らなかった。最近は、検体採取に使用した注射針は交換しなくてもよいのだが、それを知らずに交換してしまい、針刺しをしてしまったということもあった。

　自分が行う処置にどのような意味があるのか、正しい方法をしっかり学んで実施することが重要であるということがよくわかる。

（田中富士美）

塗抹検査

(direct smear examination)

▶ 喀痰、尿、穿刺液、膿、髄液などの検体について、顕微鏡で起因菌を確認する

検体材料 ● 喀痰、尿など

■ 何をみる？ どうみる？

- 塗抹検査とは、喀痰、尿、穿刺液、膿、髄液などの検体をスライドガラスに載せ（塗抹し）、顕微鏡で起因菌を確認する検査である。
- 塗抹検査には染色を施してから観察する場合と、施さずに直接観察する場合とがある。なかでもグラム染色や抗酸菌染色は頻繁に用いられる染色法であり、細菌や真菌を分類するのに有用である。

■ どんなときに検査する？

- 塗抹標本の顕微鏡による観察は最も迅速に起因微生物を推定・確認し得る検査の1つであり、細菌あるいは真菌感染症の治療方針を決定するうえで必須の検査である。そのため、感染症の起因微生物を迅速に推定したい場合に実施する。逆に、起因微生物が観察されない場合には、染色されにくい微生物（ウイルスや細胞内寄生菌など）を疑うことも可能である。
- 体内の炎症の有無を知りたい場合にも実施される。多数の白血球が観察される場合には、検体が採取された臓器で活動性の炎症が起きていると判断できる。
- 検体が培養検査に適しているかを判定したいときに、培養検査に先立つ形で行われる。常在菌の混入が避けられない部位の検体で、常在菌ばかりが観察される検体は培養検査に適さないことが多い。

■ 他の検査との関連は？

◎培養検査との関連

- 培養検査は、起因微生物の菌名同定や薬剤感受性試験が行えることが利点であるが、一方で結果が判明するまでに時間がかかること、嫌気性菌など培養されにくい菌があること、常在菌も培養されて起因微生物の判断が困難な場合があることが欠点である。
- 塗抹検査は以上のような培養検査の欠点を補う。互いに表裏一体の関係にあるといえる。
- 塗抹検査の結果から特殊な培養方法を要する起因菌が推定される場合もあり、適切な培養方法の選択にも役立つ。

◎**迅速抗原検査との関連**

- 塗抹検査はその迅速性が有用だが、正確な判定には一定以上の経験を要する検査でもある。
- 救急外来などでも施行可能な迅速抗原検査は、検査を行う人の技量による結果のバラツキが少ないのが利点である。しかし、発症からの時間、検査キットの種類などによって感度や特異度が異なるので、塗抹検査や培養検査と組み合わせて用いることが望まれ、結果利用にはあくまでも臨床状況を鑑みた総合判断が大切である。

■ 検体採取・取り扱い時の注意

- 検体採取から塗抹標本作成までの時間が短いほど、実際の感染臓器での状況を正確に反映した状態を観察することができる。
- 多くの場合は、同じ検体をその後の培養検査などに供するため、検体が汚染されないよう、清潔操作で扱う必要がある(「細菌培養・同定検査」の項〈P.303〉を参照)。

ケアに生かす**ポイント**

■ 検査結果に関連する観察ポイント
- 症状の観察:発熱、腫脹、発赤、痛みなど。

■ 看護援助のポイント

陽性	グラム染色
	● グラム陽性球菌、グラム陽性桿菌、グラム陰性球菌、グラム陰性桿菌がわかれば、培養、薬剤感受性試験の結果が出るまでは、臓器への移行性なども考慮し、必要時はただちに抗菌薬治療を開始する
	抗酸菌染色
	PCR法や培養などで結核菌か抗酸菌かが明確になるまでは、結核疑いの患者として対応する
陰性	グラム染色
	● よい検体が採取できなかった場合は、再提出する
	● 同じ検体で培養を行う場合があるため、十分な量を採取する(特に糞便検体は5mL以上の量の検体を提出する)
	抗酸菌染色
	結核が疑われる場合、3日間連続で喀痰塗抹検査を行い、3回陰性の場合は、感染の可能性は、低いと考えられる

- 細菌が同定された場合は、その細菌の感染経路に適した予防策を見直す。

細菌培養・同定検査
(bacterial culture/identification)

▶ 感染症の起因微生物を特定したい場合に行う

検体材料 ● 喀痰、尿など

■ 何をみる？ どうみる？

- 細菌培養・同定検査は、細菌を培養して増殖させ、菌の性状から感染症の起因菌を明確にすること（感染症の微生物学的確定診断をつけること）である。この検査により、適切な治療法や抗菌薬の選択が可能となる。塗抹検査と組み合わせて用いられることが多い。
- 検査は最初に感染臓器から採取された検体を培養し、何種類か混在する微生物を1つ1つ別々に取り出し（「分離培養」という）、それから各微生物を純粋に増殖させて（純培養という）、培地の上での発育形態や生化学的性状などの違いによって微生物を同定する。
- 純培養された微生物を用いて、薬剤感受性試験を進めることもできる。

■ どんなときに検査する？

- 感染症の起因微生物を特定したい場合に行われる。
- 塗抹で観察されにくい微生物を検出したい場合にも実施される。細菌培養検査のほうが塗抹標本よりも微生物を検出する能力（感度）が高く、わずかな量しか含まれない微生物を検出することができるからである。
- 生体細胞中に感染する性質をもち、塗抹標本で観察されにくい微生物についても、各微生物に適した培地や培養方法を用いることで検出することができる。

■ 他の検査との関連は？

- 塗抹検査と細菌培養検査は、互いに欠点を補い合う関係にある。
- 細菌培養検査は起因微生物の菌名確定や薬剤感受性試験が行えること、微量の微生物も検出できることが利点である。欠点としては、結果が判明するまでに時間がかかること、誤嚥性肺炎における嫌気性菌のように培養されにくい微生物があること、常在菌も培養されて起因微生物の判断が困難な場合があること、などがある。
- 一方、塗抹検査は菌名確定や薬剤感受性試験は行えないが、迅速性に優れ、培養されにくい微生物が観察される場合もあること、また検体が検査に適しているかどうかや炎症の有無についても判断できるのが利点である。
- 一般には、まず塗抹検査で最初に使用する抗菌薬を決定し、培養同定検査や薬剤

感受性試験の結果が判明した時点で、抗菌薬の種類を再検討することが多い。

■ 検体採取・取り扱い時の注意

- 微生物学的検査の検体は、初回の抗菌薬投与前に採取するのを基本とする。抗菌薬投与後に採取すると起因微生物が死滅してしまい、真の原因微生物が検出できない結果となる。
- 敗血症性ショック、細菌性髄膜炎や好中球減少時の発熱などで重篤な状態では、検体採取前の抗菌薬投与がやむを得ない場合もあるため、患者の状態に応じて医師に確認をとるべきである。
- すでに抗菌薬が投与されている症例では、最も血中濃度が低い次回投与の直前に採取するとよい。
- 常在菌や環境中の微生物が検体に混入すると、真の起因微生物の検出を妨げ、結果の解釈が困難となる。特に血液や髄液、胸水など、元来微生物がいないはずの部位（無菌的部位という）の検体から検出された微生物は、ほとんどの場合感染症の原因微生物として判定されるため、これらの検体では採取時の汚染に注意する必要がある。
- 検体量がないと微生物の検出率は低下するため、十分な量を採取する。
- 検体の種類ごとに採取容器や輸送の温度、保存の温度は決まっているため、適切な温度で輸送・保存する。検査開始までの条件が微生物の検出率に影響を及ぼすため、おざなりにしてはならない。
- 乾燥は検体の品質を落とし、起因菌検出を難しくする原因の1つである。密閉できる容器に検体を採取し、培養開始まで湿潤状態を保つ。

ケアに生かすポイント

■ 看護援助のポイント

- 細菌培養の結果が判明するまでには時間を要するため、結果を待たずに感染予防策を開始する。
- 細菌培養の結果で起因菌が同定された場合、広域抗菌薬から適切な抗菌薬にただちに変更する。
- 重要な菌が同定された場合、ただちに院内感染対策チーム（ICT：infection control team）などに報告する。
- 多剤耐性菌が検出された場合は個室に配置する。
- 同じ細菌による感染症の場合、大部屋にまとめてもよい。
- 抗菌薬の変更が遅くなり、状態の悪化をまねかないよう注意が必要である。医師だけでなく看護師も検査結果を把握し、医師に確認する。

薬剤（抗菌薬）感受性検査
(drug susceptibility test)

▶ さまざまな抗菌薬について、その起因菌が耐性か感受性かを判定するために行う

検体材料　●　喀痰、尿など

■ 何をみる？　どうみる？

- 薬剤（抗菌薬）感受性検査は、感染症の起因菌に対し、有効な抗菌薬を選択するための検査である。塗抹検査、細菌培養・同定検査に引き続いて行われ、さまざまな抗菌薬について、その起因菌が耐性か感受性かを判定する。

■ どんなときに検査する？

◎感染症の起因菌に有効な抗菌薬を知りたい場合

- 感染症に対する抗菌薬治療には、その薬剤感受性検査が欠かせない。万が一耐性の抗菌薬を用いていた場合、治療が失敗に終わる可能性がきわめて高くなるからである。
- 細菌培養・同定検査によって検出された起因菌の薬剤感受性検査を行い、結果に従って選択し直した抗菌薬治療は definitive therapy、あるいは targeted therapy と呼ばれる。
- 数多くの検体の薬剤感受性試験から各微生物の薬剤感受性率をあらかじめ算出しておくと、細菌培養・同定および薬剤感受性検査の結果が判明する前に開始される抗菌薬治療（empirical therapy：経験的治療）に当たり、有効な抗菌薬を推定して選択できる。
- 抗菌薬治療への反応が悪い場合や、いったん改善した後に再度悪化したような場合には、薬剤耐性菌が新たに感染を起こした可能性も考え、検体採取から薬剤感受性検査までを再度施行する場合がある。

◎薬剤耐性菌のみを選別し、感染対策などに用いたい場合

- 薬剤耐性菌の多くは、医療ケア関連感染症を起こすと治療に難渋するため、患者間の伝播を防ぐために厳重な感染対策が必要である。
- 薬剤耐性菌の保菌のみを調べるために、尿や便、鼻腔スワブなどで検体を採取し、特別な培地や感受性試験法を用いてスクリーニングが行われることがある。MRSA（メチシリン耐性黄色ブドウ球菌）やメタロβラクタマーゼ産生菌などはその代表である。

■ 他の検査との関連は？

- 薬剤感受性検査は、塗抹検査と細菌培養・同定検査に引き続いて行われる。

- 塗抹検査結果が初日に判明するが、その後、細菌培養・同定検査には少なくとも数日かかる。
- 薬剤感受性検査は細菌培養・同定検査で純培養された、他の微生物が混入していない状態の菌を用いて行うため、さらに数日以上の日数が必要である。
- 複数の微生物が培養された場合には、塗抹試験で優位に多く観察された微生物や、その臓器に感染症を起こしやすいとわかっている微生物については薬剤感受性検査が行われる。
- 一般には、まず塗抹検査で最初に使用する抗菌薬を決定し、培養同定検査や薬剤感受性検査の結果が判明した時点で、抗菌薬の種類を再検討する（definitive therapy）。

■ 検体採取・取り扱い時の注意

- 塗抹検査、細菌培養・同定検査と同様である。

ケアに生かすポイント

■ 看護援助のポイント

- 薬剤感受性検査の結果で投与していた抗菌薬が適切でない場合、ただちに変更する。
- 院内感染対策チーム（ICT：infection control team）による抗菌薬の適正使用などのラウンドにより、適切な抗菌薬が適切な時期に開始されるよう、または中止されるようなシステムを構築することが重要である。
- その患者の薬剤感受性検査の結果だけでなく、施設における各微生物に対する薬剤感受性のデータは常に閲覧できるようにしておく。
- 感受性があっても、組織移行性を考慮し抗菌薬を選択する。
- 薬剤感受性検査の結果は看護師も把握し、抗菌薬の変更がないかを確認する。
- 抗菌薬治療を有効に行うために、複数回の投与が必要な場合は、均等な時間を空けて投与する。抗菌薬の投与を忘れる、時間を間違えることがないように注意する。
- 抗菌薬治療の効果を判定するための検体検査などは、抗菌薬を一次中止して行うか、次回投与の直前に検体採取する必要があるので、十分に注意して、指示された検体を適切に採取する。

Memo

尿の細菌検査

▶ 尿路感染症などで、起因菌を特定したい場合などに行う

検体材料 ● 尿

■ 何をみる？ どうみる？

- 尿を塗抹培養するなどし、起因菌を特定したい場合などに用いられる検査である。

■ どんなときに検査する？

- 膀胱炎などの尿路感染症では、尿の細菌検査が治療方針決定に有用である。

塗抹検査	1,000倍視野で1視野内に1個以上細菌が認められれば、有意な菌量が存在すると推定される
培養検査	一般に 10^5/mL 以上の菌量を陽性とするが、女性では 10^2/mL 以上を有意とすることもある

※尿路感染症をきたしにくい微生物が培養された場合には、起因菌とみなされない場合もある（黄色ブドウ球菌や真菌など）

■ 他の検査との関連は？

◎尿一般検査
- 尿中白血球が試験紙法で陽性、また尿沈渣で白血球が有意に増加していれば、尿路感染症が疑われる（わが国では5個以上/高倍率視野を陽性としている施設が多いと思われる）。
- 試験紙法で亜硝酸塩反応が陽性となる場合には、尿中に硝酸塩を還元する能力のある菌、多くは大腸菌などの腸内細菌科細菌が存在することを示唆する。

◎血液培養検査
- 尿路感染症が疑われ、悪寒・戦慄や血圧低下などのバイタルサインの変化を伴う場合には、血液培養も同時に提出すべきである。
- 菌血症の有無は、入院して点滴加療を行うなど、治療方針に大きく影響する。

◎尿道分泌物、子宮頸部粘液の検査
- 主に性交渉により感染する疾患（STI：sexually transmitted infections）については、尿培養の他、尿道分泌物や子宮頸部粘液が検査される。
- 淋菌やクラミジアが目的菌となる。淋菌は培養が可能であるが、クラミジアは通常の検査室では培養できない。また、両者ともにPCR法等を用いた遺伝子学的診断が広く行われている。淋菌感染者に対する治療を行う際にはクラミジアの治療

も同時に行うことが多い。

■ 検体採取・取り扱い時の注意

- 滅菌カップに採取する。
- 尿中に皮膚や粘膜の付着菌を混入させないようにする。そのためには、検体採取前に尿道口付近を洗浄、あるいは拭き、さらに、包皮や粘膜面は指などで押し広げ、尿が触れないように採取する必要がある。
- 検体はただちに検査室に送り、室温で放置してはならない。夜間などでは滅菌試験管に移し、4〜8℃で冷蔵保存する。淋菌が目的菌の場合には、25〜35℃を保つ。
- 尿道カテーテル留置患者では、バッグ内にたまった尿は用いない。サンプルポートからできるだけ新鮮な尿を（サンプルポートはアルコール綿などで消毒してから）採取する。

◎薬剤耐性菌出現時の注意事項

- 薬剤耐性菌の多くは、医療ケア関連感染症を起こすと治療に難渋するため、患者間の伝播を防ぐために厳重な感染対策が必要である。
- 長期臥床患者や尿道留置カテーテルを使用している患者では、薬剤耐性菌が定着しやすいため、医療従事者の手や共用物品を介して病棟内・院内への伝播をきたすことがある。

ケアに生かすポイント

■ 検査結果に関連する観察ポイント
- 38℃以上の発熱、尿意逼迫、頻尿、排尿障害、恥骨上圧痛、尿混濁、浮遊物の有無、臭気などの観察を行う。

■ 看護援助のポイント
1. 尿道留置カテーテル管理
   - カテーテル抜去が難しい場合は、尿道留置カテーテル管理を徹底する。
   - 尿道留置カテーテルの取り扱いは、ディスポーザブル手袋、ビニールエプロンなどを着用し、前後には必ず擦式アルコール製剤で手指消毒を行う。
   - 集尿バッグは少なくとも8時間ごとに空にする。
   - 採尿カップは本人専用とし使い回しをしない。1回ごとに中性洗剤で洗浄し乾燥させる。
   - 尿の排出時は、排尿口と採尿カップが接触しないように取り扱う。
2. 陰部洗浄
   - 可能なかぎり排泄のたびに洗浄する。
   - 特に下痢をしている場合は、排泄のたびに洗浄するほか、尿道口を汚染しないようオムツなどの当て方を工夫する。

便の細菌検査

▶ サルモネラ菌、赤痢菌、病原性大腸菌 O157、コレラ菌、腸チフス菌、パラチフス菌、ブドウ球菌、腸炎ビブリオ、カンピロバクター、クロストリジウム・ディフィシルなどの菌の検出のために検査する

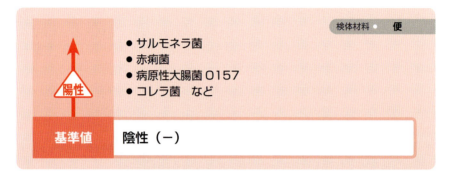

検体材料 ● 便

陽性
- サルモネラ菌
- 赤痢菌
- 病原性大腸菌 O157
- コレラ菌　など

基準値　陰性（−）

■ 何をみる？　どうみる？

- 消化管内には多くの腸内細菌があるが、下痢や嘔吐などの症状がなくても感染症を起こす菌が存在する可能性がある。そうした菌の存在を調べるのが便の細菌検査である。
- 主に次の菌の検出を目的とする。ただし、できるかぎり目的菌を絞ってオーダーする（Column「便培養に何枚培地が必要か？」〈P.311〉参照）

サルモネラ菌、赤痢菌、病原性大腸菌 O157、コレラ菌、腸チフス菌、パラチフス菌、ブドウ球菌、腸炎ビブリオ、カンピロバクター、クロストリジウム・ディフィシル

■ どんなときに検査する？

◎ 消化器感染症の起因微生物を確定し、有効な抗菌薬を知りたい場合

- 感染性腸炎が疑われる患者では、便の細菌検査が治療方針決定に有用である。一般に下痢便や血便に対して行われる検査であり、固形便に対しては検査を行うべきではない。
- 元来、常在菌が豊富な検体であるため、検出したい微生物を明確にしてから検査を行う必要がある。
- 常在菌のなかから病原微生物を検出するので、各種の微生物に対する特別な培地を用いて培養検査が行われる。そのため、患者の病歴（便の性状や色、喫食歴、海外渡航歴、症状の持続期間など）から、検査の前に疑わしい微生物を推定する必要がある。

- 塗抹検査で判別できる微生物はかぎられている。塗抹検査で白血球を確認し、腸炎の有無を判別することがある。

◎薬剤耐性菌のみを選別し、感染対策などに用いたい場合
- 便中には薬剤耐性菌が潜伏しやすいため、よく薬剤耐性菌のスクリーニングに用いられる。
- 病棟内で厳密な感染対策が必要な耐性菌が検出された場合などに、保菌者の検出を目的としていっせいに便の細菌検査を行うことがある。この場合は固形便の患者も対象とされる。

他の検査との関連は？

◎便中CDトキシン検査
- 入院48時間以降に発生した下痢症や、最近の抗菌薬使用歴がある患者における下痢症では、クロストリジウム・ディフィシルによる毒素性下痢症（クロストリジウム・ディフィシル関連下痢症）の可能性が高い。ただし、クロストリジウム・ディフィシル自体が腸炎を起こすのではなく、産生する毒素が下痢の原因となることから、培養検査ではなくCDトキシンと呼ばれる便中毒素の直接検出が行われる。
- 入院食のみを摂取している患者に、市中でみられるような感染性腸炎が起こることは通常あり得ない。そのため、細菌培養ではなく、CDトキシン測定を依頼する必要がある。
- 腸管内に定着したMRSA（メチシリン耐性黄色ブドウ球菌）が「MRSA腸炎」を引き起こすという考え方があるが、その多くは実際にはCDトキシンによる下痢症ではないかとも考えられている。

◎便中ロタウイルス抗原検査
- 外来で、主に小児の冬期白色下痢症に対して行われる。
- ロタウイルスは感染力が強く、次亜塩素酸での消毒が困難であるため、厳重な接触感染予防策をとる必要がある。検体の取り扱いも注意する。

◎便中寄生虫検査
- 慢性の下痢症で細菌性腸炎が否定的な場合、寄生虫感染症が鑑別診断に挙げられる。血液検査、白血球分画で好酸球上昇が1つのサインである。

◎血液培養検査
- 重症の感染性腸炎においては菌血症を伴う場合もある。サルモネラ属やカンピロバクター属がよく知られている。
- 基礎疾患のある患者においては時に致命的となるため、積極的に血液培養を施行する。

検体採取・取り扱い時の注意

- もともと無菌的ではないため、清潔操作は不要である。
- 採取の仕方も制限は少なく、乾いた便器であれば、そこに付着した便を採取してもよく、オムツに残った便でもよい。また、水様下痢は、シリンジやスポイトで採取しても構わない。
- 採取する際、特に粘液や血液が混じった部位を採取すると菌が検出されやすい。
- 検体はできるだけ多く提出する。
- 外来ですぐに排便できない場合、直腸の綿棒スワブが提出されることがあるが、病原微生物の検出感度は著しく低下する。
- 採取容器は乾燥を防ぐためにただちに密閉し、検査室に送る。夜間などでは4～8℃で冷蔵保存する。赤痢アメーバの検査を同時に行う場合には、室温以上を保つ。

ケアに生かすポイント

検査結果に関連する観察ポイント
1. **排便状態**：下痢の有無、便性状（色、臭い）
2. **腹部症状**：腹痛、下血の有無
3. **全身状態**：発熱の有無、脱水症状

看護援助のポイント
- 下痢を発症した場合は、細菌が同定される前からただちに接触予防策を開始する。
- アルコールが効果のない細菌やウイルスが考えられるため、便器などの消毒には次亜塩素酸ナトリウムを使用する。
- O157など腸管出血性大腸菌（ベロ毒素産生）が検出された場合は、溶血性尿毒症症候群（HUS：hemolytic uremic syndrome）の発症を早期に発見するために十分に観察する。
- 多量の下痢など、患者周囲環境を汚染する可能性がある場合は個室に配置する。
- バンコマイシン耐性腸球菌（VRE：vancomycin-resistant *enterococci*）などの薬剤耐性菌の場合は、できればトイレのある個室に配置し感染拡大防止に努める。
- 複数の患者が発生した場合は、大部屋に同じ疾患の患者をまとめる。
- 排泄後は、便座や便器などを0.1％次亜塩素酸ナトリウム溶液で消毒する。
- 便の処理は、ディスポーザブル手袋、ビニールエプロンのほか、飛沫による汚染を防ぐためにサージカルマスクも着用するなど、接触感染予防策を順守

する。
- 医療従事者だけでなく、患者自身にも手洗いの順守を徹底させる。
- 患者周囲環境や高頻度接触表面（手が頻回に触れる場所）などの清掃を十分に行う。
- 頻回の下痢で肛門周囲がびらんしないように、あらかじめ皮膚保護材などを塗布しておくとよい。

Column

便培養に何枚培地が必要か？

　便培養は細菌性腸炎の起因菌同定に大変重要な検査である。しかし、想像以上に手間と費用のかかる検査でもある。なぜなら起因菌ごとに特別な培地や培養条件が必要だからである。

　ある検査室に何も起因菌を想定せずに便培養を依頼した場合、例えば、
- 病原性大腸菌：ソルビトール加マッコンキー寒天培地
- サルモネラ、赤痢菌：S-S寒天培地
- 腸炎ビブリオ：TCBS培地
- カンピロバクター：スキロー培地、微好気条件42℃培養、3日間
- エルシニア：エルシニア選択培地、30℃培養

といった具合に、同時に5枚の培地を用いて培養を行わなくてはならない。いずれかから起因菌らしき菌が検出された場合には、詳しい菌名同定や感受性試験などを行うが、すでに最初の培地にかかる費用だけで赤字に陥っている。

　また、常在菌の多い便から起因菌だけを拾い上げるのも難しい仕事である。ゆえに便培養の依頼にあたっては、喫食歴などの情報を十分聴取したうえで、できるかぎり目的菌を絞って依頼するように心がけなくてはならない。

（上原由紀）

喀痰の細菌検査

▶ 呼吸器系感染症の起因微生物を確定し、有効な抗菌薬を知りたい場合に行う

検体材料 ● 喀　痰

■ 何をみる？　どうみる？

- 喀痰検査は、痰や咽頭分泌物を調べ、病原菌などの有無を確認する検査である。

■ どんなときに検査する？

- 呼吸器系感染症の起因微生物を確定し、有効な抗菌薬を知りたい場合に実施する。
- 肺炎や慢性気管支炎などの呼吸器系感染症では、喀痰の細菌検査が治療方針決定に有用である。口腔などの無菌でない部位を通じて検体が採取されるため、できるかぎり常在菌の混入が少なくなるような採取方法が望まれる。
- 塗抹検査と培養検査を組み合わせて、起因微生物を識別する。

性状	きちんと膿性の喀痰が採取できたかを目視で確認する
塗抹検査	適切に採取された検体では起因微生物の推定に役立つが、逆に口腔内の常在菌と上皮細胞の混入が多い場合には、唾液が混入した検体と判断できる
培養検査	起因微生物も常在菌も同時に培養で検出されるため、塗抹検査の結果や患者の状態により起因微生物を識別する必要がある
薬剤感受性検査	起因微生物に有効な抗菌薬を特定し、選定する

■ 他の検査との関連は？

◎尿中迅速抗原検査

①肺炎球菌抗原
- 肺炎球菌感染症の患者の尿中に排泄される肺炎球菌抗原を検出する。発症早期だと陰性のこともあり、逆に治癒後も陽性が続くことはよくみられる。単なる保菌で陽性になることもある。

②レジオネラ抗原
- レジオネラは培養困難な細菌であるが、呼吸器系の基礎疾患がある患者などに重症肺炎を引き起こす。尿中抗原は *Legionella pneumophila* serogroup 1という、最も頻度の高いタイプを検出する。

◎動脈血ガス分析
- 呼吸器感染症においては、酸素の取り込みや二酸化炭素排泄の状況が治療方針に

影響を与える。
- 酸素投与が必要な症例は当然ながら入院加療が必要であり、重症度によっては人工呼吸を必要とする場合もある。

◎血液培養検査
- 呼吸器感染症が疑われ、悪寒・戦慄や血圧低下などのバイタルサインの変化を伴う場合には、血液培養も同時に提出すべきである。

◎喀痰抗酸菌検査
- 高齢者や免疫不全者の呼吸器感染症では、常に結核をはじめとした抗酸菌感染症を念頭におく必要がある。

■ 検体採取・取り扱い時の注意

- 口腔内の付着菌をできるだけ混入させないようにする。そのためには、水道水でよいので、検体採取前に数回うがいをさせ、口をすすぐ。これにより、口腔内の付着菌や細胞を減少させることができる。
- 唾液成分の多い検体は、実際の肺内の状態を反映していないため、できるかぎり医療従事者が患者の側につき、喀出の方法を指導しながら採取するとよい。喀出困難な場合には、背部のタッピングや、深い咳をさせて喀痰を喀出させる、あるいは3～5%の食塩水を超音波ネブライザーで吸入させるのもよい方法である。
- 滅菌容器に採取し、乾燥を防ぐためにただちに密閉する。
- 検体はただちに検査室に送る。夜間などでは4～8℃で冷蔵保存する。室温に放置してはならない。

ケアに生かすポイント

■ 検査結果に関連する観察ポイント
- 痰の性状・量、発熱・咳の有無などをみる。

■ 看護援助のポイント
- 保菌であっても、口腔内の菌量をコントロールするための口腔ケア（歯石の除去、歯磨きなど）が重要である。
- 気管切開患者や喀痰の量が多く、周囲環境を汚染する場合は、個室に配置する。
- 咳を誘発させての検体採取は、汚染を受けるリスクが高いため、ディスポーザブル手袋、ビニールエプロンのほか、必ずサージカルマスクやゴーグル・アイシールドを着用し防護する。
- 結核が疑われる場合は、サージカルマスクではなくN95微粒子マスクを着用する。採痰ブースやHEPAフィルター (High Efficiency Particulate Air Filter) による陰圧空調のある場所で採取する。

V 細菌・微生物検査　喀痰の細菌検査

膿・穿刺液の細菌検査

▶ もともと無菌的な部位に生じた感染症の起因微生物を突き止める場合に行う

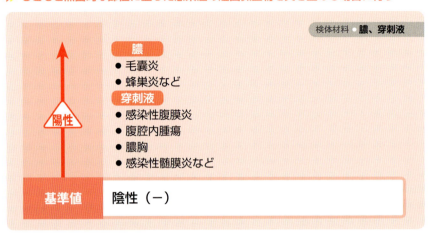

検体材料 ●膿、穿刺液

膿
- 毛嚢炎
- 蜂巣炎など

穿刺液
- 感染性腹膜炎
- 腹腔内腫瘍
- 膿胸
- 感染性髄膜炎など

陽性 ↑

| 基準値 | 陰性（−） |

■ 何をみる？　どうみる？

- 膿・穿刺液の細菌検査は、膿や穿刺液を調べることで起因菌の有無を確認する検査である。

■ どんなときに検査する？

- 皮膚軟部組織感染症や、深部臓器膿瘍の起因微生物の検出、もともと無菌的な部位に生じた感染症の起因微生物を突き止める場合に行われる。
- 膿や液体貯留の部位（開放性膿か、閉鎖腔内の非開放性検体かなど）により、適切な検体採取の方法や目的菌を明確にした細菌検査の依頼が必要である。

▼ よく検体採取が行われる病態

- 術後創部感染症、褥瘡感染症、糖尿病性足壊疽など
- 肝膿瘍、腎膿瘍、腸腰筋膿瘍、硬膜外膿瘍、腹腔内膿瘍、子宮留膿腫など
- 髄膜炎、胸膜炎、胆道感染症、腹膜炎など

■ 他の検査との関連は？

- 膿瘍形成は、何らかの血流感染症の結果である場合があり、深部臓器膿瘍をもつ患者や、皮膚損傷を伴わない皮膚軟部組織の膿などは、必ず膿と同時に血液培養2セットを採取する必要がある。
- 敗血症に陥っているが、すぐに膿瘍から検体採取ができない場合には、血液培養

だけを採取して抗菌薬投与を開始することもある。
- 髄膜炎や胸膜炎なども血流感染症を伴う場合があるため、血液培養を採取する。特に細菌性髄膜炎が疑われる症例では、できるだけ早く有効な抗菌薬を投与しなければならないため、血液培養採取後、ただちに抗菌薬投与を開始し、その後画像検査や髄液穿刺を行う。
- その他、各感染臓器に特異的な微生物検査を行う。

■ 検体採取・取り扱い時の注意

◎皮膚軟部組織の浅い部位
- 皮膚の常在菌や環境汚染菌を混入させない。そのためには、採取前に生理食塩液や蒸留水で軽く表面を洗い流し、消毒薬は使用しないほうがよい。
- 膿を滅菌綿棒で採取するか、シリンジなどで吸い取り滅菌試験管に移すか、またはそのままシリンジごと提出してもよい。特に嫌気培養が必要な検体では、空気を含んでいる綿棒での採取は不適切である。感染部位にある程度の深さがある場合には、表面をぬぐうのではなく、できるだけ深い部位から採取する。

◎深部臓器膿瘍、穿刺液
- 穿刺吸引や外科的ドレナージで採取する場合には、無菌的手技を徹底する。元来無菌的部位からの採取であることが多いため、常在菌のコンタミネーションがあると起因微生物との識別が困難である。
- 検体はできるだけ多く採取する。採取後はただちに密閉し、乾燥を防ぐ。嫌気培養を行う場合には、採取容器に空気が混入しないように注意する。空気混入を防ぐには、ケンキポーターなどの専用容器を用いる、開封時は音が立たないよう静かに蓋を開ける(勢いよく音を立てて開けると内部の嫌気状態が保てなくなる)などを心がける。

◎保存方法など
- 検体はただちに検査室に送る。夜間休日などでは4℃に保ち、髄膜炎菌や赤痢アメーバを疑う検体では、25〜35℃を保つ。採取後ただちに検査を開始するのが望ましいが、不可能な場合には、冷蔵よりは室温のほうがよい。

ケアに生かすポイント

■検査結果に関連する観察ポイント
- 発熱、腫脹、熱感、痛みなどの症状、膿の排液の有無、臭気などを観察する。

■看護援助のポイント
1. 接触予防策の順守
2. 症状の予防と対策

- 膿の貯留がある場合は、皮膚の感染部位は十分に洗浄する。また、閉鎖腔内の膿ではドレナージが効果的に行われることが重要である。
- 膝関節など、炎症所見や痛みなどがあっても細菌検査で陰性の場合もある。閉鎖腔内からの検体採取時は、穿刺による感染を予防するため、厳重な清潔操作で行う。
- ガーゼなどで覆えないほどの滲出液がある場合、MRSA（メチシリン耐性黄色ブドウ球菌）などの薬剤耐性菌による感染は、個室へ配置する。
- 包帯交換などは、他の患者に使用する包交車とは別にワゴンなどに物品を準備し専用にするか、最後に行う。
- 皮膚の感染部位は、ある程度の圧をかけ、十分に洗浄し洗い流す。また、入浴は避けシャワー浴とする。
- 洗浄時は、ディスポーザブル手袋、ビニールエプロンのほか、飛沫による汚染を防ぐためにサージカルマスク、ゴーグル、アイシールドを着用し防護する。
- 閉鎖腔内からの検体採取時は、採取した検体が汚染されないように慎重に取り扱う。常在菌の混入を防ぐためには、穿刺部位を石けん清拭やアルコール綿による清浄化を行ったうえで消毒を行う。
- 消毒後は十分な接触時間をおき、穿刺する。

Memo

Column

怖いのは、わからないまま行うこと

　医師から「検体採取後に抗菌薬開始」というオーダーがあった。「血液培養」と「創部（膿）」というラベルが発行されていることはわかっていたが、包帯交換は済んでいたので、血液培養検査の検体を採取し、抗菌薬を開始した。その後、医師が来棟し、「創部から検体を採取します。その後抗菌薬を開始してください」と言われ、ミスに気づいた。包帯交換が済んでいたため、創部の検体は採取したものと思い込んでいたのだ。

　医師から「だめかもしれないが、すぐに創部の検体を採取する」と言われたが、交換したガーゼを検体として提出すればよいと思い、創部の洗浄や穿刺の準備もしておらず、「患者の病状や検査の検体採取の意味をわかっていない」と注意を受けた。「看護師は言われたことをただ実施するだけでなく、何の疾患を疑って検査を行うのか、その検体採取の正しい方法は何かなど、医師と同じように理解していることは重要だ」と言われ、自分のふがいなさを反省した。

　また医師は、「わからないことを先輩に確認するのは恥ずかしいことではない。わからないことをわからないまま行うことのほうが重大なミスなる」とアドバイスをくれた。

　以前、創部の検体を採取する際にマスクを着用していなかったために、先輩から注意を受け、それから着用するように心がけているが、研修医などが着用しないことがあっても、注意することができなかった。

　ある日先輩が、防護具を着用しない研修医に「患者に適切な治療をするための検査採取です。汚染をできるだけ防いでください。先生自身への曝露を防ぐためにも防護具を着用してください」と説明した。研修医は「そうですね、あまり考えずに着用していませんでした」と答えた。「わかっているのに付けていないんだろう。本人が悪いのだから、知らない！」と思っていた自分を反省した。

（田中富士美）

結核・抗酸菌
(*Mycobacterium tuberculosis*/acid-fast bacteria)

▶ 結核菌に感染しているか否かをみるために行う

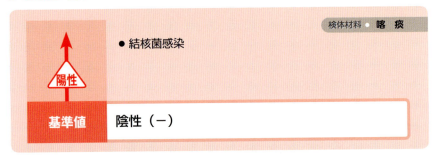

検体材料 ● 喀痰

陽性 ↑
● 結核菌感染

基準値 陰性（−）

■ 何をみる？ どうみる？

- 痰を塗抹検査などで調べ、結核菌に感染しているか否かをみる検査である。
- 日本は先進国のなかでもまだ結核の発生頻度が高い国である。そのため、2週間以上の咳嗽を認める患者では、常に結核を鑑別診断に挙げて考えなければならない。特に免疫不全者や高齢者はハイリスク群である。

■ どんなときに検査する？

- 結核菌による感染症を疑った場合に行われる。
- 結核菌は、主に肺や気管支などの呼吸器系に感染症をきたす。感染経路は経気道的で、頭頸部のリンパ節に感染することもある。また、嚥下された喀痰が腸管で結核感染巣をつくることがある。
- 免疫不全者では粟粒結核と呼ばれる肺全体に小さな病変が多発する状態に陥ったり、肺以外の臓器に感染をきたしたりすることがある。この場合は呼吸器系から血流に乗り、肺全体や全身に播種される。
- いったんリンパ節結核や胸膜炎の形で感染し自然治癒したものが、何年も経過してから免疫抑制や加齢により再燃する場合がある。

◎結核に関して行われる一連の検査
①呼吸器系の結核
- 検査には、喀痰の抗酸菌塗抹検査、培養検査、PCR法による遺伝子同定検査、感受性検査がある。
- 喀痰の抗酸菌検査は一般に3日間連続で採取され、塗抹で抗酸菌が確認できた日があればその時点で検体採取を終了する。
- 良好な喀痰が採取できない場合には、超音波ネブライザーによる喀痰誘発を試み

る．あるいは入眠中に嚥下した喀痰を狙い，朝に（入院中であれば起床する前に臥位のままで）胃液を採取して検査に提出する．
- PCR法は高額の検査であり，1回だけ行うのが基本である．
- 塗抹，培養，PCR法のうち，最も感度が高いのは培養であるが，結核菌は発育が緩慢であるため，現在の培養システムでも「陰性」と判断するのに最低6週間必要である．塗抹やPCR法が陰性でも，培養の最終結果が判明するまでは結核は否定できない．ただし塗抹検査が陰性であれば周囲への感染性は低いと考えられる．
- 培養が陽性となれば，その菌株を用いて感受性試験へと進める．

②粟粒結核や呼吸器系以外の結核
- 検査方法は呼吸器系結核と同様であるが，検体採取法が異なる．
- 消化器結核を疑う場合には，便の塗抹，培養およびPCR検査はきわめて感度が低いため，下部消化管内視鏡で病変の組織を採取し，組織を検査に供する必要がある．
- 粟粒結核や他臓器の結核感染症を疑う場合には，「血流感染」であることを証明するため，感染臓器の生検組織や骨髄液を採取して検査に供すほか，特殊な容器を用いて血液培養を採取する．

■ 他の検査との関連は？

◎ ツベルクリン反応
- ツベルクリン反応は長年結核感染のスクリーニングとして用いられてきた検査である．
- 結核菌から抽出した抗原を皮内に注射し，皮膚反応の程度により結核菌感染の有無を判定する．ただし，過去の結核感染（無症状のものも含む）や非結核性抗酸菌感染症，またBCG接種の既往があると陽性になり得るため，1回のみの検査で陽性となっても，活動性の結核が存在しているかどうかは判断できない．
- 注射から判定まで48時間待たなくてはならない．
- 近年は以下のT-SPOT検査の利用が増えている．

◎ T-SPOT検査
- 利用法はツベルクリンと同様であるが，BCGに対しては反応しないため，過去のBCG接種に結果が左右されない．しかし，過去の結核感染（無症状のものも含む）や一部の非結核性抗酸菌感染症の既往があると陽性になるため，活動性結核の有無についてはやはり判定できない．
- 患者血中のリンパ球を分離して結核菌の抗原成分と反応させ，リンパ球から産生されるサイトカインを測定する．そのため新鮮な血液が必要であり，採血から検査開始までの時間に制限がある．
- 院内で検査が実施できる施設はいまだに少なく，外部の検査施設に委託する場合が多いため，検査結果が判明するのに時間がかかる．

■ 検体採取・取り扱い時の注意

- 結核は患者の咳などから空気感染するため、喀痰採取は危険性の高い行為である。外来などでは、他の患者や医療従事者への感染を防ぐため、結核が疑われる患者には必ずサージカルマスクを着用させておく必要がある。また、各施設の感染対策責任部署と相談し、専用の喀痰採取ブースを設ける、あるいは換気条件を確認した部屋などの準備をするとよい。診療や採痰を行う医療従事者は、N95マスクを着用する。
- その他の注意は普通の喀痰採取法と同様である。

ケアに生かすポイント

■ 検査結果に関連する観察ポイント
- 塗抹検査で抗酸菌が陽性であり、咳、痰、血痰、喀血、胸痛、呼吸困難などの症状がある場合は、感染リスクは高くなるため、症状の観察は重要である。

■ 看護援助のポイント

1. 症状の観察
- 化学療法中の患者など（特に結核の既往のある患者）では、経過とともに結核を発症する場合がある。咳などの症状の観察のほか、他の免疫が低下している患者との接触時は、常時サージカルマスクを着用させるなど十分に注意する。

2. 症状の予防と対策
- 結核の可能性が高いかどうか、十分に問診から情報を得る。また、退院後の抗結核薬の治療が継続できるかどうかの情報も重要となる。
- 疑いのある患者は、できるかぎり陰圧個室に配置する。
- 結核確定患者は陰圧個室に配置する。結核病床のない病院では、可能であればただちに専門病院に転院させる。
- 喀痰誘発のためのネブライザーなどの処置は、結核の感染リスクの高い処置なので、できるかぎり行わないか、陰圧個室やHEPAフィルター（High Efficiency Particulate Air Filter）の換気装置などを設置した部屋でN95微粒子マスクを装着し、十分に防護する。
- 患者の移動は最小限とし、検査などで院内を移動する場合は患者にサージカルマスクを着用させる。
- 患者と接する医療従事者や面会者は、N95微粒子マスクを着用する。
- N95微粒子マスクの着用は、フィットテスト、シールチェックなどのトレーニングが必要であり、正しい着用ができなければ感染する危険性がある。
- 一般病棟での結核患者の発生時は、ただちに保健所に届け出たうえで、協議により接触者健診などの対策を実施する。

Column

結核にN95マスク？

「この患者さんは肺結核の疑いがあるので、N95マスクをしてもらったほうがよいでしょうか？」という質問を受けることがある。

結核の感染経路は「空気感染」であるが、患者と医療従事者、どちらがN95マスクをすべきであろうか。答えは医療従事者である。「空気感染」は、直径5μm以上の「飛沫」が空中で直径5μm以下の「飛沫核」となり、空中を長時間漂うために引き起こされる。よって、上気道からの「飛沫」拡散防止が重要なポイントである。

「飛沫」が飛ばないようにするには、患者のサージカルマスク着用が有効で、「飛沫」がなければ「飛沫核」も生じないので、結核疑いの患者においても感染対策の第一ステップはサージカルマスクを着用させることである。

一方、肺結核疑いの患者を診療する医療従事者は「飛沫核」を吸入しないように、N95マスクを着用しなくてはならない。

（上原由紀）

Memo

MRSA/病原性大腸菌（O157など）
(MRSA：methicillin-resistant *Staphylococcus aureus*/ enteropathogenic *Escherichia coli*)

▶ 接触感染予防策が必要な微生物による感染症を疑った場合に行う

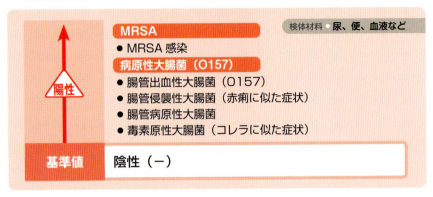

検体材料 ● 尿、便、血液など

陽性
- MRSA
  - MRSA感染
- 病原性大腸菌（O157）
  - 腸管出血性大腸菌（O157）
  - 腸管侵襲性大腸菌（赤痢に似た症状）
  - 腸管病原性大腸菌
  - 毒素原性大腸菌（コレラに似た症状）

基準値　陰性（－）

■ 何をみる？　どうみる？

- MRSA（メチシリン耐性黄色ブドウ球菌）は医療ケア関連感染症の主要な起因微生物の1つである。治療薬がバンコマイシンなどにかぎられ、ひとたび真の感染症をきたすと治療が困難であること、また入院期間が延びるなどの問題も生じるため、医療施設内の感染対策においては主な標的とされる。
- 一方、病原性大腸菌O157は市中で腸管感染症を起こす菌であるが、わずかな菌量で感染が成立し、ときに重症となるため、公衆衛生上また医療施設内での感染対策上、注意が払われている。
- MRSAもO157も、接触感染予防策が必要な微生物である。

■ どんなときに検査する？

◎ MRSAやO157による感染症を疑った場合

① MRSA
- MRSAは主に医療ケア関連感染症の起因菌となる。その主なものには、血管内留置カテーテル由来血流感染症、術後創部感染症、褥瘡感染症、人工呼吸器関連肺炎などがある。
- 感染臓器から必要な検体を採取し、細菌検査を依頼する。
- 近年、皮膚軟部組織領域の市中型MRSA（CA-MRSA：community-acquired MRSA）感染症も問題になりつつある。

② O157など
- O157は腸管出血性大腸炎の起因菌で、市中で起こる感染症である。強い腹痛や下痢、

特に血便をきたすことがある。若年者や高齢者には溶血性尿毒症症候群をきたし得る。感染力が強く、50個の細菌数でも感染するとされる。
- 腸炎の患者で、過去1週間の間に生肉を摂取している場合、あるいは本菌による腸炎の患者との接触歴がある場合には、本菌の感染症を疑い、便培養でO157の検出を依頼する。
- 検査室では、依頼に応じてO157検出用の特殊な培地を用いる。食品関係や医療関係の仕事に従事する患者では、その感染力の強さから、症状消失後に陰性確認目的で再検査を行うことが多い。
- 食中毒の可能性があるため、同じ食事をした人に同様の症状がないかを確認する。食中毒が疑われる場合にはただちに保健所に相談し、必要な届出を行う。

◎ **MRSA保菌のスクリーニング**
- 心臓血管外科系手術や、人工関節置換術など、黄色ブドウ球菌による感染症が起こると治療が困難な手術が予定されている患者では、MRSAを含めた鼻腔内の黄色ブドウ球菌の有無を培養で事前に確認する。
- 陽性の場合には、鼻腔に抗菌薬入りの軟膏（ムピロシン〈バクトロバン®〉）を塗布するなどして事前に除菌を試みることがある。

■ 他の検査との関連は？

①血清型検査（O157）
- 培養同定された病原性大腸菌を用い、ラテックス凝集反応などによりまず血清型（O157か否か）を決定する。
- 出血性腸炎をきたす血清型としては、O157のほかにO26、O111の頻度が高い。これらの血清型から最初に確認を行う。その後、分離された菌株を用いてベロ毒素産生性の有無を確認する。

②ベロ毒素（ベロトキシン）検出検査（O157）
- PCR法を用いてベロ毒素の遺伝子を確認する方法が用いられることが多いが、蛍光抗体法による免疫学的検査法もある。ベロ毒素にはVT1とVT2の2種類がある。
- O157でかつベロ毒素産生性が確認された場合には、感染症法により診断後ただちに保健所に届けなければならない（3類感染症）。

③MRSAについては、現在いずれの検査室においても通常の検査で検出可能である。届出指定医療機関においては、MRSAによる感染症をきたした症例は感染症法により保健所に届出なければならない（5類感染症）。

■ 検体採取・取り扱い時の注意

- 検体採取や運搬にも標準予防策を徹底する。すべての検体は感染性を有する可能性があるため、採取や運搬に当たっては常に標準予防策の一環として、手袋、マ

スク、ゴーグルなどの防護具の着用をすべきである。

ケアに生かすポイント

■検査結果に関連する観察ポイント

◎ MRSA

検体種類	観察ポイント
鼻腔・咽頭粘膜	鼻汁量の増加、黄色の鼻汁（特に経鼻胃管挿管中は注意）
痰	肺炎症状（発熱、咳、痰、呼吸苦など）
尿	尿路感染症状（尿の混濁、浮遊物、尿量の減少、排尿時痛、圧痛）
便	下痢の有無（MRSA腸炎の場合は多量の水様便）
皮膚	発赤、膿、熱感、創の離開など
血液	発熱、頻拍、敗血症ショック（血圧低下、尿量の減少、意識障害）

● 保菌と感染を明らかにする。感染症は治療が必要だが、保菌は菌量のコントロールが重要である。

◎ O157など

ベロ毒素産生の病原性大腸菌	ベロ毒素非産生の病原性大腸菌
下痢（軽度〜頻回の水様便、血便）、軽度〜激しい腹痛、発熱（一過性で37℃台）、嘔吐、下痢は水様便または一部粘液を伴った便で、サルモネラの場合とよく似ているが、軽度。小児と高齢者は重症になりやすい	
溶血性尿毒症症候群（HUS） ● 小児や高齢者に起こりやすい ● 下痢などの初発症状の数日から2週間以内（多くは5〜7日後）に溶血性尿毒症侯群や脳症などの重症合併症を発症する場合がある ● 貧血、血小板減少、腎機能障害で、初期は顔色不良、乏尿、浮腫、意識障害など	

■看護援助のポイント

◎ MRSA

1．感染拡大防止
①基本的には標準予防策だが、患者周囲環境を汚染する可能性がある場合は、加えて接触予防策を厳守する。
②看護ケアの内容により、ディスポーザブル手袋、ビニールエプロン、サージカルマスク、ゴーグルなどの個人防護具を装着し、汚染される箇所を十分に防護

する。
③手洗いは、血液や体液などによる汚染がない場合は、アルコール手指消毒を簡便な手洗いとして頻用する。
④血液培養陽性の重症患者、気管切開や痰の喀出が多い患者、上層まで浸出のある傷など患者周囲環境を汚染する可能性がある場合では、個室配置が望ましい。また、手洗いなどの衛生行動がとれない患者（小児、認知症など）の場合も個室配置が望ましい。
⑤血管内留置カテーテル感染が疑われる場合は、すみやかにカテーテルを抜去する。輸液療法の継続が必要な場合は、末梢静脈からの輸液療法に切り替えるか、中心静脈カテーテルの場合は入れ替える。また、経口摂取や経管栄養療法も検討する。
⑥尿道留置カテーテルが挿入されている場合は、できるだけ早期にカテーテルを抜去する。
⑦人工呼吸器装着、手術患者などの侵襲的処置は感染リスクが高いので、正しい感染防止技術を順守することが重要である。

2．保菌患者のケア
● 歯磨きによる口腔ケア、シャワー浴、排泄ごとの陰部洗浄など身体の清潔を保つことで、感染を発症しない程度に菌量をコントロールする。

◎ O157 など

1．症状の観察
● 特に、溶血性尿毒症症候群や脳症を早期に発見することが重要である。

2．排泄ケア
● 排泄物の処理は、接触予防策を順守する。
● ディスポーザブル手袋、ビニールエプロンを着用するだけでなく、飛沫による汚染を防ぐために、サージカルマスクを着用する。
● 頻回の下痢の場合は、肛門周囲のびらんなどが発生しないように、皮膚保護剤などをあらかじめ塗布しておくとよい。

3．安静
● 水分補給、消化しやすい食事を摂取する。
● 食事が摂取できない場合は、脱水に注意し、必要時は輸液を行う。

4．感染拡大防止
● 感染経路は糞口感染なので、二次感染の予防には手洗いの徹底、患者周囲環境の清掃と、患者自身の手洗いが重要である。

ヘリコバクター・ピロリ関連の検査
(*Helicobacter pylori*)

▶ 内視鏡検査または造影検査において、胃潰瘍または十二指腸潰瘍の確定診断がなされた患者などに検査を行う

検体材料 ● 生検組織

■ 何をみる？　どうみる？

- ヘリコバクター・ピロリ（以下、ピロリ菌）は、世界人口の半数が感染していると予測される細菌で、胃十二指腸潰瘍、慢性胃炎、ひいては胃がんの原因として関与する。ウレアーゼという酵素によってアルカリであるアンモニアを産生し、胃酸のなかで生息することができる。
- ピロリ菌の検査には、現在6つの方法がある。目的によって使い分ける。

▼ ヘリコバクター・ピロリ菌の検査法

	感染診断	除菌判定	備考
迅速ウレアーゼ試験	○	一般的でない	内視鏡検査時に生検組織で実施
鏡検法	○	一般的でない	内視鏡検査時に生検組織で実施
培養法	○	一般的でない	内視鏡検査時に生検組織で実施
血清抗体測定	○	○	除菌判定には6か月の間隔をあけて抗体価を比較
尿素呼気試験	◎	◎	除菌判定には除菌後4週間以上あけて比較
糞便中抗原測定	◎	◎	除菌判定には除菌後4週間以上あけて比較

■ どんなときに検査する？

ピロリ菌検査を行うべき患者は、以下の通りである。
① 内視鏡検査または造影検査において、胃潰瘍または十二指腸潰瘍の確定診断がなされた患者
② 胃MALTリンパ腫の患者
③ 特発性血小板減少性紫斑病の患者
④ 早期胃がんに対する内視鏡的治療後の患者
⑤ 内視鏡検査において胃炎の確定診断がなされた患者
⑥ ピロリ菌除菌後の患者

- ①～⑤の患者においては、ピロリ菌検査のいずれかが陽性であった場合、除菌治療を行う。除菌にはアモキシシリン＋クラリスロマイシン＋プロトンポンプ阻害薬、の3剤を7日間、集中的に内服して行われる。
- ⑥は除菌終了後4週間以上経過した患者に対し、効果判定の目的で行われる。表

に示すように、除菌効果判定に有用な検査は限られるため、注意が必要である。初回除菌が不成功であった患者では、クラリスロマイシンの代わりにメトロニダゾールを用いた3剤での二次除菌が試みられる。

■ 他の検査との関連は？

- 必要な上部消化管内視鏡検査や透視が先に行われていない場合、ピロリ菌の検査費用は健康保険の適用外なので注意する。他の医療施設で実施された場合にも、検査日時や所見を得、診療報酬明細書の摘要欄に記載する必要がある。また、除菌前に胃がんがないことを確認するだけでなく、除菌後も胃がんが生じないかどうか定期的な内視鏡検査が必要と考えられている。

■ 検体採取・取り扱い時の注意点

- ピロリ菌に対し静菌作用があるプロトンポンプ阻害薬が投与されている場合、検査が偽陰性となり得る。投与中止、または終了後2週間以上してから検査を行う。

ケアに生かすポイント

■ 検査結果に関連する観察ポイント
▼胃炎、胃・十二指腸潰瘍の症状
- 心窩部痛、痛み発現のタイミング（食後or空腹時）
- 腹部症状（食欲不振、胸やけ、腹部膨満感、悪心・嘔吐）
- 吐血・下血

■ 看護援助のポイント
1. 除菌療法についての指導
   - 服薬方法と治療の流れについて説明する。
   - 薬剤を継続して正しく服用することが重要であることを説明する。
   - 副作用発生時の対処について説明する。
   - 治療中には禁煙とアルコール摂取を避けるように説明する。
2. 胃炎、胃・十二指腸潰瘍の症状の予防と対策
   ① 食事指導：消化の良い食品を選択する。また香辛料やカフェイン、炭酸飲料など刺激の強い食品を避ける。
   ② ストレス因子の除去：自分に適したリラクゼーション方法をみつけるように説明する。
   ③ 禁煙・減酒の指導。
   ④ 服薬治療の必要性について説明する。
   ⑤ 定期的な受診・検査の必要性について説明する。

ノロウイルス迅速定性検査

(norovirus)

▶ 感染性腸炎が疑われる患者で、糞便中のノロウイルス抗原の有無を調べる

検体材料 ● 便

■ 何をみる？　どうみる？

- 感染性腸炎が疑われる患者で、糞便中のノロウイルス抗原の有無を調べる検査である。便を検体とし、専用のキットを用いて陽性・陰性の判定を行う。
- 患者から採取した便が反応の場（メンブレン）に毛細血管現象によって染みていくことで、ノロウイルスの抗原に対するモノクローナル抗体との抗原抗体反応が生じて発色が起こる、いわゆるイムノクロマトグラフィー法の原理を用いている。

■ どんなときに検査する？

- ノロウイルスの流行期に、二枚貝の摂食歴や周囲の流行状況があり、ノロウイルスの典型的症状（下痢、腹痛、嘔吐など）を認めている患者に対し、診断の一助として検査する。

■ 他の検査との関連は？

- ELISA法やRT-PCR法などがあるが、いずれも前処置などの手間や時間を要し、臨床の急性期には間に合わないために現実的ではない。迅速検査は、簡便で所要時間も約15分と短い。

■ 検体採取・取り扱い時の注意点

- 便中のウイルス濃度が結果に大きく左右している。$10^5 \sim 10^6$ コピー/mL以上のウイルス量が必要とされている。便量が多すぎても少なすぎてもならない。
- 感度は80〜92％、特異度は98〜99％であり、特異度は比較的高いが、感度は必ずしも高いとはいえない。
- 浣腸便を採取した場合や嚥下補助食品を摂取している場合、生後間もない新生児の場合は偽陽性の確率が高まるとされている。
- 迅速検査の適応は、ノロウイルスハイリスクグループといわれている3歳未満の小児、65歳以上の高齢者、悪性腫瘍の診断が確定している患者、臓器移植後の患者、抗悪性腫瘍薬・免疫抑制薬または免疫抑制効果のある薬剤を投与中の患者など、免疫不全のある患者に限っている。
- 感度が低いこと、自然経過で改善が期待できることから健康人では行う意義が少ない。また、健康保険適用ではないので、経済的負担を生じることとなる。

- 大切なことは、迅速検査はあくまで診断の補助であり、臨床診断が重要であることである。非常に感染性が強く、結果が陰性でも否定できないため、臨床症状や背景から疑いが強い場合は感染対策を継続することが望ましい。周囲の流行状況があればなおさらである。

ケアに生かすポイント

■ 検査結果に関連する観察ポイント

1. ノロウイルス感染の症状
   - 嘔気、嘔吐、下痢、発熱、腹痛の回数や程度、発現時期
   - 家族等の周囲の人に同様の症状の有無
2. 高度の脱水症状の有無
   - 水分出納量
   - 全身倦怠感、眠気、末梢冷感（四肢）
   - バイタルサイン

■ 看護援助のポイント

1. 脱水症状の予防と症状の回復
   - 経口補水液などの水分摂取を促す。必要時、末梢静脈からの補液を行う。
   - 安静に努め、回復期には消化しやすい食事を勧める。
2. 感染予防の指導
   ①手洗い方法の指導。
   ②食品の調理方法の指導。
   ③便や嘔吐物の処理時の注意点や消毒方法についての指導。

Memo

Memo

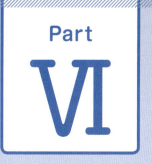

病理検査

- 細胞診検査
- 組織検査

細胞診検査

(cytodiagnosis)

▶ 喀痰、胸水、腹水などの検体により細胞学的に病変を診断する方法で、悪性腫瘍の診断に用いる

検体材料 ● 喀痰、胸水、腹水など

■ ベセスダシステムとパパニコロウ分類（扁平上皮がんの場合）

ベセスダシステム	パパニコロウ分類	結果
NILM	Class Ⅰ、Ⅱ	陰性
ASC-US	Class Ⅱ - Ⅲa	意義不明異型扁平上皮細胞
ASC-H	Class Ⅲa、Ⅲb	HSILを除外できない異型扁平上皮細胞
LSIL	Class Ⅲa	軽度扁平上皮内病変
HSIL	Class Ⅲa、Ⅲb、Ⅳ	高度扁平上皮内病変
SCC	Class Ⅴ	扁平上皮がん

基準値	Class Ⅱ以下（パパニコロウ分類）

■ 何をみる？ どうみる？

● 細胞診検査とは、喀痰、胸水、腹水などの検体から、細胞学的に病変を診断する方法で、悪性腫瘍の診断に用いられることが多い。

■ どんなときに検査する？

● 細胞診の目的は各提出検体における悪性細胞の存在確認である。万が一悪性と診断された場合には組織型や異型度を評価し、その後の検査・治療につなげる。
● この検査は、病変の存在部位による特性や胸・腹水のような液体検体など組織標本の入手が困難な場合などに行われてきたが、組織診と組み合わせて使用されることがある。特に壊死組織が多い場合、採取した組織のなかに少量の腫瘍細胞しか認められない場合などで併用される点に留意する。

■ 細胞診の利点と欠点

①有用性と利点
● 組織診に比べて低侵襲な検査である（擦過細胞診など）。

- 組織診に比べて短時間で結果が得られる（良悪性の早期診断に利用できる）。
- 形態学的評価以外にも応用できる（免疫組織化学染色法、電子顕微鏡、FISH〈蛍光 in situ ハイブリダイゼーション：fluorescence in situ hybridization〉法など）。

②欠点と限界
- 病巣を形成する細胞の一部しかみていない（全体像の把握にはつながらない）。
- つくり直しができない（検体が多い場合は別だが、一般的には困難なことが多い）。
- 塗抹細胞が少数である場合、偽陰性になりやすい。
- 診断に不適当なことがある。
- 異型に乏しい、特徴的な所見がない場合には正しい診断ができないことがある。

■ 細胞診への提出方法

- 検体により異なるが、専用容器に採取後そのまま病理へ提出する。
- 気管支鏡検査のように検体採取後ただちに処理することが必要な場合は、スタッフや病理検査技師によりその場で処理されることが多い。
- 手術室に近い病理部では、術中迅速病理診断を目的とした、手術検体への捺印細胞診を併用した総合的診断目的に行う。ときには病理検査技師がベッドサイドに赴き、迅速に染色を行うこともある。いずれにせよ、各施設における検体提出マニュアルを参照されたい。

■ 検体採取から塗抹までの許容時間

- 検体採取から塗抹までの時間は下表のように決まっている。採取した検体を無駄にしないためにも注意したい。

喀痰、胸・腹水、心嚢液	12 時間
尿、穿刺液、洗浄液、髄液	1 時間以内
胆汁、膵液、十二指腸液	氷冷中の容器に移し 1 時間以内
擦過材料、捺印材料、圧挫材料	5 秒以内

※婦人科材料は乾燥しやすいため採取後ただちに湿固定する

■ 実際の塗抹方法

◎喀痰
- 塗抹は 2 枚のスライドガラスの間に挟み前後左右に押しつぶすように伸ばして作成するいわゆる「すりあわせ法」にてプレパラートを作成する。がん細胞の検出には特に血痰部や不透明白濁部、ゼリー状の粘液部に多く含まれるので、こうした部分を提出するようにする。

◎**擦過材料**（気管支、消化管、胸腹膜など）
- 検体を採取したブラシ、綿棒など直接スライドガラスに塗布する。気管支鏡検査時のブラシなどではスライドガラス表面に叩きつけるように塗布する（ここでのすり合わせ法はあまり推奨されないこともあり、施設基準を参考にされたい）。その後、乾燥を防ぐために、ただちにアルコールに浸す必要があるため、慣れたスタッフが行うべきである。

◎**液状材料**（尿、胸・腹水、心嚢液、各種洗浄液など）
- 遠心（1,500rpm、5分）の後、沈殿物をすり合わせ法、引きガラス法で塗抹する。

◎**針穿刺吸引材料**（乳腺、甲状腺、肺、リンパ節、前立腺、軟部組織など）
- 吸引物をスライドガラス中央部に静かに吹き出す。

◎**捺印標本**（各種固形腫瘍、リンパ節など）
- メスやかみそりで切った新しい面をスライドガラスに押し付ける。

◎**圧挫標本**（中枢神経腫瘍、甲状腺腫瘍など）
- 2枚のスライドガラスで挟み軽く押しつぶす。その後、組織が伸展したら厚いほうを湿固定、薄いほうを乾燥固定する。

◎**結果の報告**
- これまでクラス分類が用いられてきたが、あくまでも診断者に依存している場合や採取検体の質に左右されることも大きいことが指摘され、より詳細な分類がなされるようになりつつある。臓器別に報告されるレポートを参照したい。

ケアに生かすポイント

■**看護援助のポイント**

1．取り扱う検査材料
- ①**剥離細胞診**：喀痰、尿、胸水、乳汁、胆汁、髄液など
- ②**濾過細胞診**：気管支、子宮頸部、腟部、内膜、口腔、胆管、尿道など
- ③**穿刺吸引細胞診**：乳腺、甲状腺、リンパ腺、肺、肝臓、脾臓、唾液腺、卵巣など
- ④**捺印細胞診**：リンパ節、乳腺腫瘤、皮下腫瘤など

2．検体取り扱い上の注意
- 採取された検体は、唯一の組織であり同じものは採取できないこと、また、検査結果が今後の治療に影響することを念頭に、ていねいで正確な取り扱いをすることが大切である。
  - ①検体採取から塗抹・固定するまでの時間は短いほうがより正確な結果が得られるので、採取したらすぐに検査室へ提出する。
  - ②細胞診担当技師の立会いのもとで細胞採取を行うことにより、より正確な結

果を得ることができる。
3．検体の取り違えを防ぐ
①検体の取り違えを防ぐために、検体容器に確実に氏名を記載（バーコードラベルの貼付）する。
②すべてのスライドガラスに患者氏名を記載する。記載の際には、アルコール固定で消えてしまわないように注意し、通常のサインペンは不可である。
③複数の検体がある場合には、検体番号（部位）なども正確に記載し、検体を入れる際には、確認を十分に行い、確実に行う。

4．検査を受ける患者への援助
①検査の目的を十分に説明し、検査前の不安が軽減できるよう配慮する。
②検査中の注意点を説明し、確実な検体採取に協力が得られるようにする。

Column

医療に大事な"not doing, but being"

　たいていの病理診断検査は患者さんにとって恐怖を感じるものが多い。気管支鏡検査はその最たるものであろう。一般的には透視台に寝かされた患者さんに目隠しが施行され、検査が開始される。検査中、患者さんは発声できず、検査の特性上、完全に眠ることもできない。気管に異物が入る不安感と嘔吐反射、咳嗽反射のために不快感やストレスが積もることになる。そんな検査中にわれわれスタッフはどう対処すべきであろうか。

　私も過去に手術台に乗った経験があるが、なんとも言いようのない不安感と希望、羞恥心とあきらめが渦巻く。これを緩和できるものは鎮静薬のみならず、スタッフの声かけである。そして手の温もりであろう。たとえ検査中の医師であっても患者さんへの声かけを止めてはならない。それこそが患者さんを恐怖の底から救い出すことができると今でも信じている。

　アメリカの医師を対象にしたある調査結果では、医師の仕事は痛みを取ることではなく、"安心感を与えること"と答えた医師が多いという。医療人としての初心、"not doing, but being"（何かをするではなく、そばにいる）という患者さんに寄り添う医療を、検査医療の場でも実践したいものである。

（小野宏）

VI　病理検査　細胞診検査

組織検査 (histological diagnosis)

▶ 疾患の本質を表す最も信憑性の高い検査・診断で、この診断をもって最終診断となることが多い

■病理診断の種類

検体材料 ● 病変組織

生検（バイオプシー）	病変部の組織片を取り出して行われる検査で、特殊な針で穿刺する針生検、鉗子で病変を採取する鉗子生検などがある
術中迅速組織診断	手術中に病変組織を採取して迅速に観察し、病変の広がりなどを確認したのちに、手術方針や摘出範囲を決める診断である
手術材料	手術によって摘出された病変組織を観察し、病理組織診断をする

■ 何をみる？　どうみる？

- 組織検査は、悪性腫瘍などの病変部の組織を採取して顕微鏡で観察できる標本を作製し、観察したうえで疾患を診断する検査である。
- 組織検査は疾患の本質を表す最も信憑性の高い検査・診断で、あらゆる検査のうち、組織検査を超えて各種疾病の本体を解明できる方法はない。この診断をもって最終診断となることが多い。

■ 具体的な検体の取り扱い

- 一般的に、検査・手術にて採取された検体は、術中迅速診断用の一部組織採取と必要な捺印細胞診などを経てホルマリン固定され、数日後に臓器を取り出してくる。切り出しておいた臓器を、指定の大きさ・厚さに処理し染色（HE〈hematoxylin-eosin〉染色から免疫組織化学染色まで）する。病理医により鏡検や追加検査がなされ、最終診断に至る。採取された検体が小さい場合にはこのかぎりではない。詳細は各施設の規定に従う。

ケアに生かすポイント

■看護援助のポイント

1. 取り扱う検査材料
   ①生検材料（パンチ生検、針生検、試験掻爬、試験切除）
   ②手術材料（外科手術で摘出された臓器や組織など）術中迅速組織診断

2. 検体取り扱い上の注意
   - 採取された検体は、唯一の組織であり同じものは採取できないこと、また、検査結果が今後の治療に影響することを念頭に、ていねいで正しい取り扱いを

することが大切である。
① 採取された組織は、基本的に10％ホルマリン入りの容器（乾燥させない）にすみやかに入れて固定する。
② 生検など小さい材料を扱うときには、ピンセットなどで強くつまんで組織を壊さないように注意する。
③ 手術材料などは、生検の取り扱いと異なることがあるため、そのつど、固定方法を確認する。
④ 術中迅速検査、電子顕微鏡検査、蛍光抗体検査などの特殊検査に用いる検体は、ホルマリン固定をすると検査が不可能になることがあるので、材料採取後はすみやかに病理検査室へ提出する。

3．検体の取り違えを防ぐ
① 検体の取り違えを防ぐために、検体容器に確実に氏名を記載（バーコードラベルの貼付）する。
② 複数の検体がある場合には、検体番号（部位）なども正確に記載し、検体を入れる際には、確認を十分に行い、確実に行う。

4．検査を受ける患者への援助
① 検査の目的を十分に説明し、検査前の不安が軽減できるよう配慮する。
② 検査中の注意点を説明し、確実な検体採取に協力が得られるようにする。

Column

縁の下の力持ち、病理医、臨床検査技師

膨大な病理検体の診断を行う縁の下の力持ち、病理医、臨床検査技師の業務をご存知だろうか。彼らは、臨床から提出された多くの検体を迅速かつ確実に診断して報告しなくてはならない。臨床医から手渡されたバトンを確実に臨床医に返すべく病理チームとしてフル稼働状態で対応している。"検体だけを見ている"と言われがちだが、顕微鏡を通して見える検体は患者さんの一部であり、その診断はまぎれもなく患者さんの将来を左右するものである。そういう意味では"患者さんの核心を診ている"のである。病理学、解剖学、分子生物学から臨床医学まですべての知識を総動員して病態に迫り、診断診療にあたる彼らは、真の意味で医学者である。多くの検査室技師も同じくチームとして診療に当たっているのである。ぜひ覚えておいていただきたい。

(小野宏)

参考文献一覧

Part I

1) 厚生労働省：臨床研究中核病院について
   http://www.mhlw.go.jp/stf/seisakunitsuite/bunya/tyukaku.html（アクセス：2018.2.14）

Part II

1) 日本検査血液学会編：スタンダード検査血液学　第2版．医歯薬出版，2008．
2) PMDA（独立行政法人医薬品医療機器総合機構）ホームページ
   http://www.pmda.go.jp/index.html（アクセス：2018.2.14）

Part III

1) MedicalPractice編集委員会編：臨床検査ガイド2009-2010．文光堂，東京；2009．
2) Makuuchi M, Kosuge T, Takayama T, et al：Surgery for small liver cancers. *Semin Surg Oncol* 1993；9.
3) 日本救急医学会　医学用語解説集：全身性炎症反応症候群
   http://www.jaam.jp/html/dictionary/dictionary/word/0730.htm（アクセス：2018.2.14）

Part IV

1) 広島市医師会：広島市医師会だより（第529号付録）．2010
   http://www.city.hiroshima.med.or.jp/hma/center-tayori/201005/center201005-02.pdf（アクセス：2018.2.14）
2) 国立感染症研究所　感染症情報センター：感染症の話　梅毒
3) 国立感染症研究所　感染症情報センター：感染症の話　A型肝炎
4) 独立行政法人国立国際医療研究センター　肝炎情報センター：急性肝炎
5) 厚生労働省：B型肝炎について（一般的なQ&A）改訂第2版
6) 厚生労働省：C型肝炎について（一般的なQ&A）改訂第6版
7) 国立国際医療センター　エイズ治療・研究開発センター：HIV／AIDS検査・治療・看護
   http://acc-elearning.org/AIDS/TextVersion.html（アクセス：2018.2.14）
8) 厚生労働省：ヒトT細胞白血病ウイルス-I型（HTLV-1）の母子感染予防について
   http://www.mhlw.go.jp/bunya/kodomo/boshi-hoken16/index.html（アクセス：2018.2.14）
9) 株式会社エスアールエル：SRL.info（医療従事者向け情報サイト）
   http://www.srl.info/index.html（アクセス：2018.2.14）
10) 石井勝編：腫瘍マーカーハンドブック　改訂版．医薬ジャーナル社，東京，2009．
11) 日本輸血・細胞治療学会ホームページ
    http://yuketsu.jstmct.or.jp/（アクセス：2018.2.14）

12）西崎統、河野均也監：看護に役立つ検査値の読み方・考え方　第2版．総合医学社，東京，2003．
13）日本検査血液学会編：スタンダード検査血液学　第2版．医歯薬出版，東京，2008．

Part V

1）西崎統、村上純子編：検査値の読み方・考え方――専門医からのアドバイス．総合医学社，東京，2008．
2）小栗豊子編：臨床微生物検査ハンドブック　第2版．三輪書店，東京，2000．
3）松本哲哉，満田年宏訳：CUMITECH血液培養検査ガイドライン．医歯薬出版，2007．
4）満田年宏訳：カテーテル関連尿路感染予防のためのCDCガイドライン2009．ヴァンメディカル，東京，2010．
5）厚生労働省：腸管出血性大腸菌Q&A
　　http://www1.mhlw.go.jp/o-157/o157q_a/index.html#q37（アクセス：2018.2.14）
6）国立感染症研究所　感染症情報センター：疾患別情報
　　http://idsc.nih.go.jp/disease.html（アクセス：2018.2.14）
7）泉孝英監訳：結核・非結核性抗酸菌診療ガイドライン（米国胸部学会ガイドライン）第2版．医学書院，2004．
8）厚生労働省：感染症法に基づく医師の届出について
　　http://www.mhlw.go.jp/bunya/kenkou/kekkaku-kansenshou11/01.html
　　（アクセス：2018.2.14）
9）厚生労働省：一次，二次医療機関のための腸管出血性大腸菌（O157等）感染症治療の手引き（改訂版）
　　http://www1.mhlw.go.jp/houdou/0908/h0821-1.html（アクセス：2018.2.14）
10）国立感染症研究所　感染症情報センター：腸管出血性大腸菌感染症
　　http://idsc.nih.go.jp/disease/ehec/index.html（アクセス：2018.2.14）

Part VI

1）江口正信，水口國雄編：検査値早わかりガイド　第3版．サイオ出版，東京，2017．
2）江口正信，水口國雄編：検査値ガイドブック　第2版．サイオ出版，東京，2017．
3）森尾友宏，谷口正実ほか：病気が見える⑥-免疫・膠原病・感染症．メディックメディア，東京，2009．

検査値を読むための単位の基本

1 臨床でよく使われる計量単位

量	名称	単位記号	よく使われる単位（10の整数乗単位）
長さ	メートル	m	nm（ナノメートル） µm（マイクロメートル） mm（ミリメートル）
面積	平方メートル	m^2	$µm^2$（平方マイクロメートル） mm^2（平方ミリメートル）
体積	立方メートル	m^3	$µm^3$（立方マイクロメートル） mm^3（立方ミリメートル） cm^3（立方センチメートル） dm^3（立方デシメートル）
	リットル	L	fL（フェムトリットル） pL（ピコリットル） nL（ナノリットル） µL（マイクロリットル） mL（ミリリットル） dL（デシリットル）
質量	キログラム	kg	pg（ピコグラム） ng（ナノグラム） µg（マイクログラム） mg（ミリグラム） g（グラム）
物質量	モル	mol	nmol（ナノモル） µmol（マイクロモル） mmol（ミリモル）
質量濃度	キログラム毎リットル*	kg/L	ng/L（ナノグラム毎リットル） µg/L（マイクログラム毎リットル） mg/L（ミリグラム毎リットル） g/L（グラム毎リットル）
モル濃度	モル毎リットル	mol/L	nmol/L（ナノモル毎リットル） µmol/L（マイクロモル毎リットル） mmol/L（ミリモル毎リットル）
圧力、分圧	トル 水銀柱メートル 水柱メートル	Torr mHg mH_2O	Torr（トル） mmHg（水銀柱ミリメートル） cmH_2O（水柱センチメートル）
密度	キログラム毎リットル	kg/L	mg/L（ミリグラム毎リットル） g/L（グラム毎リットル）

＊「毎」は「パー」と呼ぶことが多い。例：キログラム・パー・リットル

2 SI単位への変換式

白血球、血小板数	(個/mm³) × 0.001 = (10⁹/L)
赤血球数	(百万/mm³) × = (10¹²/L)
血色素量（Hb）	(g/dL) × 0.6206 = (mmol/L)
フィブリノゲン	(mg/dL) × 0.02941 = (μmol/L)
血糖	(mg/dL) × 0.05551 = (mmol/L)
中性脂肪	(mg/dL) × 0.01129 = (mmol/L)
コレステロール	(mg/dL) × 0.02586 = (mmol/L)
アルブミン	(g/dL) × 1449 = (μmol/L)
ビリルビン	(mg/dL) × 17.1 = (μmol/L)
アンモニア	(μg/dL) × 0.5872 = (μmol/L)
尿酸	(mg/dL) × 59.4 = (μmol/L)
クレアチニン	(mg/dL) × 88.4 = (μmol/L)
尿素窒素	BUN(mg/dL) × 0.357 = 尿素(mmol/L)
Ca	(mg/dL) × 0.2495 = (mmol/L)
P	(mg/dL) × 0.3229 = (mmol/L)
Mg	(mg/dL) × 0.4114 = (mmol/L)
Fe	(μg/dL) × 0.1791 = (μmol/L)
圧	(mmHgまたはTorr) × 0.133 = (kPa)
	(mmH₂O) × 9.80665 = (Pa)
温度	{(カ氏度) − 32} × 5 ÷ 9 = (℃)

SI単位とは：SIとは、フランス語のSysteme International d'Unitesの略称で、わが国の計量法（平成4年改正）に採用されている単位。SI基本単位、固有名称が認められた組立単位、数値を示す10の整数乗の名称などが決められている

略語索引

※太字は検査項目

略語	和文	欧文	ページ数
数字・ギリシャ文字			
1.5-AG	1.5-アンヒドロ-D-グルシトール	1.5-anhydro-D-glucitol	…152
17-KS	17-ケトステロイド	17-ketosteroids	…230, 240
17-OHCS	17-ヒドロキシコルチコステロイド	17-hydroxycorticosteroid	…230, 240
75gOGTT	経口ブドウ糖負荷試験	oral glucose tolerance test	…148, 248
$β_2$MG	$β_2$-ミクログロブリン	$β_2$-microglobulin	…20, 24, 220
$γ$-GTP	$γ$-グルタミルトランスペプチダーゼ	$γ$-glutamyl transpeptidase	…19, 100, 113, 115, 155, 165, 174, 184, 186, 212
$γ$-Sm	$γ$-セミノプロテイン	$γ$-seminoprotein	…285
A			
AAA	芳香族アミノ酸	aromatic amino acid	…100
ACE	アンジオテンシンⅠ転換酵素	angiotensin converting enzyme	…243
ACTH	副腎皮質刺激ホルモン	adrenocorticotropic hormone	…230, 240
ADH	抗利尿ホルモン	antidiuretic hormone	…119
AFP	α-フェトプロテイン	α-fetoprotein	…278, 284
AKI	急性腎障害	acute kidney injury	…9, 15
Alb	アルブミン	albumin	…8, 13, 22, 38, 96, 98, 119, 140, 155, 164, 188, 201, 228
ALP	アルカリホスファターゼ	alkaline phosphatase	…100, 113, 115, 155, 174, 184, 212
ALT（GPT）	アラニンアミノトランスフェラーゼ	alanine aminotransferase, glutamic pyruvic transaminase	…100, 113, 115, 155, 168, 173, 186, 264
AMA	抗ミトコンドリア抗体	anti-mitochondrial antibody	…212
AMY	アミラーゼ	amylase	…165, 180
ANA	抗核抗体	anti-nuclear antibody	…208
APTT	活性化部分トロンボプラスチン時間	activated partial thromboplastin time	…72, 74
ASO	抗ストレプトリジンO（ASLO）	anti-streptolysin O	…272
AST（GOT）	アスパラギン酸アミノトランスフェラーゼ	aspartate aminotransferase, glutamic oxaloacetic transaminase	…100, 113, 115, 155, 168, 173, 177, 178, 186, 192, 264
ATⅢ	アンチトロンビンⅢ	antithrombin Ⅲ	…86
ATL	成人T細胞白血病	adult T-cell leukemia	…270
ATP	アデノシン三リン酸	adenosine triphosphate	…104
B			
BCAA	分岐鎖アミノ酸	branched chain amino acid	…99, 100
BE	塩基過剰	base excess	…184, 196
BJP	ベンスジョーンズタンパク	bence jones protein	…218
BNP	脳性ナトリウム利尿ペプチド	brain natriuretic peptide	…103, 250
BS（GLU）	血糖	blood sugar, glucose	…142
BSP	ブロモスルフォタレイン試験	bromosulophthalein test	…201
BUN（UN）	血清尿素窒素	blood urea nitrogen, urea nitrogen	…3, 24, 102, 117, 123, 177
C			
Ca	カルシウム	calcium	…99, 105, 123, 126, 135, 175, 180, 184

略語	和文	欧文	ページ数
CA125	糖鎖抗原 125	carbohydrate antigen 125	…277, 281
CA19-9	糖鎖抗原 19-9	carbohydrate antigen 19-9	…191, 280
CA-MRSA	市中感染型メチシリン耐性黄色ブドウ球菌	community-acquired MRSA	…322
CCP	抗シトルリン化ペプチド抗体	anti-cyclic citrullinated peptide antibody	…204, 206
C_{Cr}	実測クレアチニンクリアランス	creatinine clearance	…108
CEA	がん胎児性抗原	carcinoembryonic antigen	…191, 277, 279
CETP	コレステリルエステル転送タンパク	cholesteryl ester transfer protein	…158
CH_{50}	血清補体価	50% hemolytic unit of complement	…226
ChE	コリンエステラーゼ	cholinesterase	…188, 261
CK	クレアチンキナーゼ	creatine kinase	…13, 123, 161, 169, 173, 174, 176, 178, 192
CK-BB	クレアチンキナーゼ -BB	creatine kinase-BB	…176
CKD	慢性腎臓病	chronic kidney disease	…9, 12, 14, 250
CK-MB	クレアチンキナーゼ -MB	creatine kinase-MB	…176, 178, 192
CK-MM	クレアチンキナーゼ -MM	creatine kinase-MM	…176
Cl	クロール	chloride	…7, 123, 132, 197
CPM	橋中心髄鞘崩壊症	central pontine myelinolysis	…121
Cr	クレアチニン	creatinine	…3, 25, 102, 106, 119, 123, 127, 177, 250
CRH	副腎皮質刺激ホルモン放出ホルモン	corticorropin-releasing hormone	…230, 241
CRP	C 反応性タンパク	C-reactive protein	…25, 49, 91, 99, 105, 181, 184, 204, 206, 214
CRT	毛細血管再充填時間	capillary refilling time	…97, 99
Cu	銅	copper	…135, 141
CYFRA	サイトケラチン 19 フラグメント	cytokeratin 19 fragment	…282
D			
D-Bil	直接ビリルビン	direct bilirubin	…112
DIC	播種性血管内凝固症候群	disseminated intravascular coagulation	…68, 72, 74, 76, 78, 80, 82, 84, 86, 88, 90, 181
E			
E_2	エストラジオール	estradiol	…238
E_3	エストリオール	estriol	…238
ED-SCLC	進展型小細胞肺がん	extensive disease small cell lung cancer	…287
eGFR	推定糸球体濾過量	estimated glomerular filtration rate	…9, 108, 109
ENBD	内視鏡的胆道ドレナージ	endoscopic nasobiliary drainage	…175
ERCP	内視鏡的逆行性胆管造影	endoscopic retrograde cholangio pancreatography	…184
ESR	赤血球沈降速度	erythrocyte sedimentation rate	…49, 90, 204, 206
EST	内視鏡的乳頭括約筋切開術	endoscopic sphincterotomy	…184
F			
FDP	フィブリン・フィブリノゲン分解産物	fibrin fibrinogen degradation product	…82, 84
Fe	鉄	ferrum	…58, 61, 130, 135
Fg	フィブリノゲン	fibrinogen	…80, 87, 89
FSH	卵胞刺激ホルモン	follicle stimulating hormone	…239

略語	和文	欧文	ページ数
FT_3	遊離トリヨードサイロニン	free triiodothyronine	…155, 189, 232, 234
FT_4	遊離サイロキシン	free thyroxine	…155, 189, 232, 234
G			
GA	グリコアルブミン	glycoalbumin	…150
GFR	糸球体濾過量	glomerular filtration rate	…108
GH	成長ホルモン	growth hormone	…228
H			
HA	A型肝炎	hepatitis A	…258
HAM	HTLV-1関連脊椎症	HTLV-1 associated myelopathy	…270
HAV	A型肝炎ウイルス	hepatitis A virus	…258
Hb	ヘモグロビン（血色素）	hemoglobin	…26, 54, 60
HbA1c	糖化ヘモグロビン	hemoglobin A1c	…146, 148, 150, 152, 160
HBV	B型肝炎ウイルス検査	hepatitis B virus	…260
HCG	ヒト絨毛性ゴナドトロピン	human chorionic gonadotropin	…236
HCO_3^-	重炭酸イオン	bicarbonate ion	…123, 132, 196
HCV	C型肝炎ウイルス検査	hepatitis C virus	…264
HDL	高比重リポタンパク	high density lipoprotein	…166
HDL-C	HDL-コレステロール	high density lipoprotein-cholesterol	…155, 156, 158, 160, 166
HES	好酸球増加症候群	hypereosinophilic syndrome	…51
H-FABP	心臓由来脂肪酸結合タンパク	heart-type fatty acid-binding protein	…178, 192
HIT	ヘパリン起因性血小板減少症	heparin induced thrombocytopenia	…69
HIV	ヒト免疫不全ウイルス	human immunodeficiency virus	…50, 254, 268
HPL	ヒト胎盤性ラクトゲン	human placental lactogen	…239
HPT	ヘパプラスチンテスト	hepaplastin test	…76, 78
Ht	ヘマトクリット	hematocrit	…54, 60, 71
HTLV-1	成人T細胞白血病ウイルス	human T-cell leukemia virus	…270
HUS	溶血性尿毒症症候群	hemolytic uremic syndrome	…310, 324
I			
IBD	炎症性腸疾患	inflammatory bowel disease	…vi
I-Bil	間接ビリルビン	indirect bilirubin	…112
IBS	過敏性腸症候群	irritable bowel syndrome	…vi
ICG	インドシアニングリーン	indocyanine green test	…200
IgA	免疫グロブリンA	immunglobuline A	…216
IgD	免疫グロブリンD	immunglobuline D	…216
IgE	免疫グロブリンE	immunglobuline E	…216
IgG	免疫グロブリンG	immunglobuline G	…204, 216, 254
IgM	免疫グロブリンM	immunglobuline M	…216, 254
i-PTH	副甲状腺ホルモン	intact-parathyroid hormone	…107, 127, 175, 252
K			
K	カリウム	kalium	…3, 7, 23, 122, 124, 135, 137, 173, 197, 242
L			
LCAT	レシチン・コレステロール・アシルトランスフェラーゼ	lecithin-cholesterol acyltransferase	…155

略語	和文	欧文	ページ数
LCNEC	大細胞性神経内分泌腫瘍	large cell neuroendocrine carcinoma	…287
LDH	乳酸脱水素酵素	lactate dehydrogenase	…113, 155, 172, 177, 178, 180, 184, 192, 225
LDL	低比重リポタンパク	low density lipoprotein	…166
LDL-C	LDL-コレステロール	low density lipoprotein-cholesterol	…155, 156, 158, 160, 166
LD-SCLC	限局型小細胞肺がん	limited disease small cell lung cancer	…287
LH	黄体刺激ホルモン	luteinizing hormone	…239
M			
MCH	平均赤血球ヘモグロビン量	mean corpuscular hemoglobin	…60, 63
MCHC	平均赤血球ヘモグロビン濃度	mean corpuscular hemoglobin concentration	…60, 63
MCLS	小児急性熱性皮膚粘膜リンパ節症候群	mucocutaneous lymph-node syndrome	…273
MCV	平均赤血球容積	mean corpuscular volume	…58, 60, 65, 130
Mg	マグネシウム	magnesium	…134
Mn	マンガン	manganese	…135
MRSA	メチシリン耐性黄色ブドウ球菌	methicillin-resistant Staphylococcus aureus	…304, 309, 316, 322, 324
N			
Na	ナトリウム	natrium	…2, 7, 118, 120, 121, 123, 132, 197, 229, 242
NAG	尿中Nアセチル-β-D-グルコサミニダーゼ	N-acety-β-D-glucosaminidase	…24
NH_3	アンモニア	ammonia	…6, 114, 188
NSAIDs	非ステロイド系抗炎薬	nonsteroidal antiinflammatory drugs	…71
NSE	神経特異エノラーゼ	neuron-specific enolase	…277, 286, 287
NT-proBNP	N末端プロ脳性ナトリウム利尿ペプチド	n-terminal pro brain natriuretic peptide	…119, 251
P			
P	リン	phosphorus	…105, 123, 126, 136, 175
P_4	プロゲステロン	progesterone	…238
PaO_2	動脈血酸素分圧	partial pressure of arterial oxygen	…184
PAP	前立腺性酸性フォスファターゼ	prostatic acid phosphatase	…285
PCO_2	二酸化炭素分圧	partial pressure of carbon dioxide	…196
pH	ピーエイチ	pondus hydrogenii	…196
Pi	無機リン	inorganic phosphorus	…135, 140
PLG	プラスミノゲン	plasminogen	…92
PLT	血小板数	platelet	…68
PM/DM	多発性筋炎/皮膚筋炎	polymyositis/dermatomyositis	…208
PO_2	酸素分圧	partial pressure of oxygen	…196
ProGRP	ガストリン放出ペプチド前駆体	progastrin releasing peptide	…286, 287
PSA	前立腺特異抗原	prostate-specific antigen	…277, 285
PSS	進行性全身性硬化症	progressive systemic sclerosis	…208
PT	プロトロンビン時間	prothrombin time	…72, 74, 201
PTCD	経皮経肝胆道ドレナージ	percutaneous transhepatic cholangiodrainage	…175

略語	和文	欧文	ページ数
R			
RBC	赤血球	red blood cell	…54, 63, 130
RDW	赤血球粒度分布幅	red blood cell distribution width	…58
RF	リウマトイド因子	rheumatoid factor	…204, 206
RNA	リボ核酸	ribonucleic acid	…64
S			
SAAG	血清アルブミン－腹水アルブミン	serum-ascites albumin gradient	…38
SaO_2	動脈血酸素飽和度	arterial oxygen saturation	…196
SCC	扁平上皮がん関連抗原	squamous cell carcinoma antigen	…277, 283
SCID	重症複合免疫不全症	severe combined immunodeficiency disease	…222
SCLC	肺小細胞がん	small cell lung carcinoma	…287
SIADH	抗利尿ホルモン不適合分泌症候群	syndrome of inappropriate secretion of ADH	…119
SIRS	全身性炎症反応症候群	systemic inflammatory response syndrome	…184, 185
SjS	シェーグレン症候群	sjogren's syndrome	…208
SLE	全身性エリテマトーデス	systemic lupus erythematosus	…36, 48, 50, 90, 204, 206, 208, 214, 224, 226, 254
SpO_2	経皮的動脈血酸素飽和度	saturation of percutaneous oxygen	…198
STS	梅毒血清反応	serological test for syphilis	…254
T			
T_3	トリヨードサイロニン	triiodothyronine	…232, 234
T_4	サイロキシン	thyroxine	…232, 234
TAT	トロンビン・アンチトロンビンIII複合体	thrombin-antithrombin III complex	…86, 89
T-Bil	総ビリルビン	total bilirubin	…112, 201, 261
TC	総コレステロール	total cholesterol	…119, 154, 159, 160
TG	トリグリセリド（中性脂肪）	triglyceride	…155, 156, 159, 161, 164, 167, 184
TGB	サイロキシン結合グロブリン	thyroxine binding globulin	…234
TIBC	総鉄結合能	total iron binding capacity	…130
TP	総タンパク	total protein	…96, 164
TRH	甲状腺刺激ホルモン放出ホルモン	thyrotropin-releasing hormone	…232
TSH	甲状腺刺激ホルモン	thyroid stimulating hormone	…155, 189, 232, 234
TT	トロンボテスト	thrombo test	…76, 78
U			
UA	尿酸	uric acid	…104
UN	尿素窒素	urea nitrogen	…102
V			
VLDL	超低比重リポタンパク	very low density lipoprotein	…166
VRE	バンコマイシン耐性腸球菌	vancomycin-resistant enterococci	…310
W			
WBC	白血球	white blood cell	…48
Z			
Zn	亜鉛	zinc	…135

索引

※太字は検査項目

数字・欧文

- **ABO 血液型** ……… 288
- ABO 不適合輸血 ……… 288
- **ACTH** ……… 230
- ACTH 単独欠損症 ……… 230, 240
- ACTH 負荷試験 ……… 231, 241
- ADH 不適合分泌症候群 ……… 118
- **AFP** ……… 278, 284
- AFP-L3 ……… 278
- **ALP** ……… 100, 113, 115, 155, 174, 184, 212
- ALP1 ……… 174
- ALP2 ……… 174
- ALP3 ……… 174
- ALP5 ……… 174
- **ALT** ……… 100, 113, 115, 155, 168, 173, 186, 264
- AMA ……… 212
- AMY ……… 165, 180
- ANA ……… 208
- **APTT** ……… 72, 74
- ASLO ……… 272
- ASO ……… 272
- **AST** ……… 100, 113, 115, 155, 168, 173, 177, 178, 186, 192, 264
- AT Ⅲ &TAT ……… 86
- A 型肝炎 ……… 258
- A 型肝炎ウイルス ……… 258
- BCAA/AAA ……… 99, 100
- BCG ……… 319
- BE ……… 196
- **BNP** ……… 103, 250
- **BS** ……… 142
- **BUN** ……… 3, 24, 102, 117, 123, 177
- BUN/Cr ……… 102, 106, 184
- B 型肝炎 ……… 254, 260
- B 型肝炎ウイルス ……… 260
- C3 ……… 226
- C4 ……… 226
- Ca ……… 99, 105, 123, 126, 135, 175, 180, 184
- **CA125** ……… 277, 281
- **CA19-9** ……… 191, 280
- C_{cr} ……… 108
- CD4 ……… 269
- **CEA** ……… 191, 277, 279
- CETP 欠損症 ……… 166
- **CH$_{50}$** ……… 226
- **ChE** ……… 188, 261
- Child-Pugh 分類 ……… 200
- **CK** ……… 13, 123, 161, 169, 173, 174, 178, 192
- CK-BB ……… 176
- **CKD** ……… 9, 12, 14, 250
- **CK-MB** ……… 176, 178, 192
- CK-MM ……… 176
- **Cl** ……… 7, 123, 132, 197
- CLEIA 法 ……… 271
- Cockcroft-Gault の式 ……… 109
- **Cr** ……… 3, 25, 102, 106, 119, 123, 127, 177, 250
- CRH ……… 230, 241
- **CRP** ……… 25, 49, 91, 99, 105, 181, 184, 204, 206, 214
- CT ……… 68, 113, 276
- **CYFRA** ……… 282
- C- ペプチド ……… 246
- C- ペプチド/ 血糖比 ……… 246
- C 型肝炎 ……… 264
- **C 型肝炎ウイルス** ……… 264
- Deffinitive therapy ……… 304
- Duke 法 ……… 76
- DUPAN-2 ……… 191
- D- マンニトール ……… 118
- E_2 ……… 238
- E_3 ……… 238
- eGFR ……… 108
- ESR ……… 49, 90, 204, 206
- FDP ……… 82, 84
- Fe ……… 58, 61, 130, 135
- **FT$_3$** ……… 155, 189, 232, 234
- FT$_3$/FT$_4$ ……… 234
- **FT$_4$** ……… 155, 189, 232, 234
- FTA-ABS ……… 259
- GA ……… 150
- GFR ……… 108
- GH ……… 228
- GLU ……… 142
- GOT ……… 168
- GPT ……… 168
- HA 抗体 ……… 258
- Hb ……… 26, 54, 60
- **HbA1c** ……… 146, 148, 150, 152, 160
- HBe 抗原 ……… 260
- HBe 抗体 ……… 260
- HBs 抗原 ……… 260
- HBs 抗体 ……… 260
- HBV-DNA ……… 260
- **HCG** ……… 236
- HCO$_3^-$ ……… 123, 132, 196
- HCV-RNA 定性 ……… 264
- HCV コア抗原検査 ……… 264
- HCV 抗体 ……… 264
- HCV 抗体定性 ……… 264
- HDL/LDL 比 ……… 160
- **HDL- コレステロール** ……… 155, 156, 158, 160, 166
- HE 染色 ……… 336
- H-FABP ……… 178, 192
- **HIV** ……… 50, 254, 268
- HIV-RNA 定量 ……… 268
- HIV 感染症 ……… 116, 254, 268
- HIV 抗体検査 ……… 268
- HMG-CoA 還元酵素阻害薬 ……… 176

347

HOMA-R	248	
HPT	76, 78	
Ht	54, 60, 71	
ICG 試験	200	
IgA	216	
IgD	216	
IgE	216	
IgG	216	
IgM	216	
i-PTH	107, 127, 175, 252	
IV 型腎尿細管障害	6	
K	3, 7, 23, 122, 124, 135, 137, 173, 197, 242	
LDH	113, 155, 172, 177, 178, 180, 184, 192, 225	
LDL- コレステロール	155, 156, 158, 160, 166	
Light の基準	36	
L- アスパラギナーゼ	80	
M1-9	212	
M2	212	
MCH	60, 63	
MCHC	60, 63	
MCV	58, 60, 65, 130	
Mg	134	
MRI	184, 204, 276	
MRSA	304, 309, 316, 322, 324	
M タンパク	218, 222	
M タンパク血症	222	
Na	2, 7, 118, 120, 121, 123, 132, 197, 229, 242	
NAG	24	
NH_3	6, 114, 188	
NSAIDs	71	
NSE	277, 286, 287	
O111	323	
O157	310, 322	
O26	323	

P	105, 123, 126, 136, 175	
P_4	238	
PAC/PRA	243	
PaO_2	184	
PA 法	271	
PCO_2	196	
PCR 法	36, 261, 264, 306, 318, 323	
pH	196	
PIVKA	76, 78	
PIVKA- II	278, 284	
PLG	92	
PLT	64	
PO_2	196	
ProGRP	286, 287	
PSA	277, 285	
PSA-ACT	285	
PT	72, 74, 201	
PTH	136, 252	
PTHrP	175	
PT-INR	188	
qSOFA	275	
R15	200	
rapid ACTH 負荷試験	231	
RBC	54, 63, 130	
RDW	58	
refeeding syndrome	136	
Rh 式血液型	288	
RTP	229	
SAAG の式	38	
SaO_2	196	
SCC	277, 283	
SD 法	58	
SG	265	
SLE	36, 48, 50, 90, 204, 206, 208, 214, 224, 226, 254	
SpO_2	198	
STI	306	

STS	254	
T_3	232, 234	
T_4	232, 234	
TA-4	283	
TC	154, 159, 161	
TG	155, 156, 159, 161, 164, 167, 184	
TP	96, 164	
TPHA	254	
TSH	155, 189, 232, 234	
T-SPOT 検査	319	
TT	76, 78	
UA	104	
UN	102	
VDRL 法	254	
VT1	323	
VT2	323	
WBC	48	
WB 法	268, 271	
Zn	135	
$α_1$ - ミクログロブリン	8	
$β_2$ - ミクログロブリン	8, 220	
γ-GTP	19, 100, 113, 115, 155, 165, 174, 184, 186, 212	
γ- グルタミルトランスペプチダーゼ	186	
γ- セミノプロテイン	285	
1.5-AG	152	
1 型糖尿病	249	
24 時間蓄尿	9, 247	
3 類感染症	323	
5 類感染症	323	
75gOGGT	148, 248	

和文

あ

亜鉛 …………… 135, 140, 175
亜急性甲状腺炎 ……… 232, 234
悪液質 ………………… 96, 98
悪性腫瘍 ……… 20, 32, 40, 68, 80, 81, 82, 84, 86, 90, 96, 105, 116, 126, 130, 172, 174, 176, 180, 214, 216, 220, 253, 276, 279, 280, 332, 336
悪性貧血 ………… 18, 130, 147, 172, 175
悪性リンパ腫 …… 20, 117, 172, 214, 217, 220, 222, 269
アシデミア ……………… 196
アシドーシス …… 6, 103, 123, 143, 196
亜硝酸塩反応 …………… 306
アジソン病 …… 118, 122, 132, 134, 154, 230, 240, 242
アスベスト ………………… 36
アセトン体 ………………… 16
アトピー性皮膚炎 …… 52, 283
アナフィラクトイド紫斑病 272
アニオンギャップ ………… 132
アポタンパク ……………… 166
アポリポタンパク ………… 167
アミラーゼ …… 31, 165, 180, 184, 190
アルカリ尿 ……………… 6, 24
アルカリホスファターゼ 174
アルカレミア …………… 197
アルカローシス …… 6, 122, 126, 133, 197

アルコール性肝炎 …………… 38, 186, 269
アルコール性肝障害 …………… 168, 186, 284
アルコール性低血糖 ……… 142
アルコール多飲 …… 158, 180
アルドステロン …… 132, 241, 242
α-フェトプロテイン ……… 278
α-リポタンパク欠損症 …… 154
アルブミン …… 8, 13, 22, 90, 96, 98, 119, 140, 150, 181, 188, 229, 240
アルブミン/グロブリン比 ………………………… 96, 98
アルブミン尿 ……………… 22
アレルギー疾患 … 48, 50, 52, 217
アンチトロンビンⅢ＆トロンビン・アンチトロンビンⅢ複合体 ……………………… 86
アンモニア
 …… 6, 102, 114, 188, 326

い

胃・十二指腸潰瘍 …… 30, 327
胃潰瘍 ……… 26, 62, 278, 326
易感染 …………… 9, 11, 97
胃がん …… 26, 30, 62, 173, 236, 279, 280, 326
息切れ … 41, 55, 59, 61, 218, 225, 233, 239
異型輸血 ………………… 289
意識障害 …… 33, 94, 114, 118, 120, 133, 135, 143, 147, 170, 181, 247
意識レベル …… 34, 83, 88, 120, 133, 135

異所性ACTH・CRH産生腫瘍 ……………………… 230, 240
異所性GH産生腫瘍 ……… 228
異所性HCG産生腫瘍 …… 236
異所性PTH産生腫瘍 …… 252
異常ヘモグロビン血症 …… 146
胃切除 …………… 142, 152
イチゴ舌 ………………… 273
遺伝子型 ………………… 265
遺伝子同定検査 ………… 318
遺伝性出血性末梢血管拡張症
 ……………………………… 70
易疲労 …………………… 233
医療ケア関連感染症
 …………… 304, 307, 322
インスリノーマ
 …………… 142, 246, 248
インスリン …… 11, 16, 23, 94, 142, 144, 146, 148, 150, 229, 246, 248
インスリン/血糖比 ……… 247
インスリン指数 ………… 248
インスリン自己免疫症候群
 ……………………… 246, 248
咽頭痛
 …… 41, 193, 269, 273, 274
インフルエンザ迅速検査 274

う

ウイルス感染症 …………… 50
ウイルス性肝炎 …… 168, 186
ウイルス性関節炎 ………… 44
ウイルス性髄膜炎 ………… 32
ウインドウ期 …… 262, 266
ウエスタンブロット法
 ……………………… 268, 271
うっ血傾向 ……………… 107
うっ血性心不全
 …… 36, 38, 118, 173, 200

膿・穿刺液の細菌検査……314
ウロキナーゼ……82
ウロビリノーゲン……18

え

A型肝炎ウイルス検査……258
永久歯萌出遅延……229
エイズ……269
HIV 検査……268
HTLV 検査……270
栄養失調……188
栄養障害……96, 98
エコー……31, 68, 127, 173, 186, 204, 237, 276, 279
エストラジオール……238
エストリオール……238
エストロゲン……238
エリスロポエチン……64
炎症性疾患……27, 48, 80, 90, 96, 98, 216, 220, 281
炎症反応……25, 27, 81, 91, 105, 185, 204, 206, 214
円柱……14

お

黄体刺激ホルモン……239
黄疸……18, 31, 55, 66, 79, 112, 168, 170, 175, 181, 187, 189, 201, 212, 225, 258, 261, 265
嘔吐……2, 4, 16, 34, 118, 122, 132, 244, 273, 308, 324, 328
横紋筋融解症……122, 137, 161, 176
悪心・嘔吐……7, 17, 23, 25, 34, 39, 41, 120, 124, 127, 128, 133, 134, 170,

175, 181, 187, 193, 198, 213, 221, 262, 265, 327

か

潰瘍性大腸炎……26, 30, 175, 279
カイロミクロン……166
過栄養性脂肪肝……188
過換気症候群……126, 196
化学法……26
喀痰抗酸菌検査……313
喀痰細胞診……282
喀痰の細菌検査……312
各免疫グロブリン……216
下垂体TSH産生腫瘍
……232, 234
下垂体炎……232, 234
下垂体機能低下症……142, 232, 234, 240, 246, 248
下垂体前葉機能低下症……228, 230
家族性高コレステロール血症
……154, 160
家族性高α-リポタンパク血症
……158
家族性脂質異常症……164
家族性低HDL血症……166
家族性複合型脂質異常症……154
喀血……41, 282, 320
褐色細胞腫……242, 248, 287
活性化部分トロンボプラスチン時間
……72, 74
活性型ビタミンD……253
カテーテル由来血流感染……297
化膿性髄膜炎……32
過敏性大腸炎……26
過敏性腸症候群……30
下部消化管内視鏡……31, 319

下部胆管がん……184
可溶性繊維……161
カリウム……3, 23, 107, 110, 122, 135, 173, 197, 242
顆粒円柱……15
カルシウム……99, 105, 107, 123, 126, 175, 180, 184, 244, 252
カルシトニン……235
川崎病……273
肝・胆道系酵素
……19, 155, 180, 261
肝逸脱酵素
……100, 113, 115, 258
肝炎……76, 78, 154, 164, 200, 258, 259, 265, 277, 279, 284
肝炎ウイルス……100, 113, 115
肝がん……140, 154, 180, 186, 188, 204, 278, 280, 284
肝機能異常……168
肝機能障害……18, 78, 86, 100, 114, 169, 188, 212
肝硬変……18, 38, 68, 72, 74, 78, 82, 84, 92, 100, 112, 114, 118, 119, 140, 142, 150, 154, 160, 164, 168, 172, 186, 188, 200, 204, 216, 222, 226, 248, 264, 278, 279, 280, 281, 284
肝細胞がん……264, 278, 284
肝細胞性黄疸……18
肝疾患……78, 86, 140, 168, 204, 208, 217, 227, 248
間質性腎炎……24, 106, 220
間質性腎障害……124
肝腫大……170, 187, 258
肝腫瘍・結石……18
肝障害……20, 54, 61, 72, 74, 76, 78, 80, 92, 98, 100,

107, 158, 164, 174, 186, 188, 216
肝生検 213, 278
肝性昏睡 125
肝性トリグリセリドリパーゼ欠損症 166
肝性脳症 39, 114, 170, 189
関節液 44
関節炎 104, 271
間接クームス試験 224
関節痛 9
間接ビリルビン 112, 225
関節リウマチ 36, 44, 90, 204, 206, 214
感染 21, 33, 217
乾癬 283
感染症 31, 36, 48, 50, 68, 80, 90, 94, 214, 216, 218, 220, 247, 275, 304
感染性髄膜炎 314
感染性腸炎 308, 328
感染性腹水 38
感染性腹膜炎 314
肝転移 38
肝動脈化学塞栓療法 201
冠動脈疾患 160
肝内占拠性病変 174
肝内胆汁うっ滞 174
カンピロバクター属 308
肝不全 36, 189, 201
肝予備能 200
寒冷凝集素症 222, 224
寒冷凝集反応 222
外陰・腟がん 283
外傷 50, 68, 94, 128, 214, 225
外傷性関節炎 44
咳嗽 37, 41, 52, 223, 251, 274, 318

画像検査 15, 31, 127, 181, 241, 279, 315
眼球突出 233
眼瞼結膜蒼白 130
がん性髄膜炎 32
がん性腹膜炎 38
眼底検査 271
顔面紅潮 9, 198, 291

き

記憶力低下 233
気管支炎 271, 279, 283
気管支鏡検査 282, 333
気管支喘息 52, 216
気管切開 325
飢餓 16, 134, 136, 246, 248
キサンチンオキシダーゼ欠損症 104
希釈尿 4
寄生虫感染症 309
寄生虫病 50
寄生虫卵検査 28
気道閉塞 282
嗅覚異常 140
吸収不良症候群 134, 155, 164
急性アルコール中毒症 137
急性胃粘膜病変 26, 30
急性咽頭炎 272
急性炎症性疾患 140
急性肝炎 14, 18, 72, 100, 112, 114, 130, 172
急性肝障害 99
急性糸球体腎炎 226, 272
急性出血 60
急性心筋梗塞 170, 172, 176, 178, 192, 214, 250
急性腎不全 2, 122, 134

急性膵炎 134, 180, 182, 184, 190, 281
急性虫垂炎 48
急性尿細管壊死 8
急性尿細管障害 14
急性白血病 40, 48, 50, 68, 70, 131
急性腹症 28
急性閉塞性化膿性胆管炎 261
急性リウマチ熱 272
胸骨穿刺 41
胸水 36, 82, 84, 332
胸痛 223, 320
強皮症 204
胸腹水 279, 281
胸部X線 127, 173, 251
胸部画像検査 282
胸膜炎 36, 38, 315, 318
巨核球 69
巨核球数 40
虚血性心疾患 134, 158
拒食症 136
巨人症 228
巨赤芽球性貧血 60, 68
筋萎縮 205
筋炎 176
緊急挿管 197
筋けいれん 134
菌血症 296, 306, 309
筋疾患 168, 172
筋ジストロフィー 106, 168
筋肉痛 229, 256, 274
筋力低下 124, 135, 137, 170, 231
偽高値 87
偽性ChE 188
偽性高カリウム血症 122
偽性副甲状腺機能低下症 252
偽痛風 44
凝固因子 70

凝固因子異常············· 72, 74
凝固因子インヒビター············· 74
凝固因子欠損症············· 74
凝固機能検査
　················· 100, 113, 115
凝固能異常············· 37
凝集素価············· 222
蟯虫症············· 28
偽陽性····· 26, 193, 204, 208, 237, 254, 268, 271, 276, 328
ギラン・バレー症候群············· 33

く

空腹時血糖············· 143, 148
空腹時採血····· 159, 161, 185, 247, 249
くしゃみ············· 262
クッシング症候群····· 10, 118, 142, 164, 246, 248
クッシング病············· 230, 240
クモ膜下出血············· 32
クラミジア············· 222, 306
くる病············· 174
クレアチニン
　············· 3, 106, 117, 123, 250
クレアチンキナーゼ············· 123, 161, 174, 176, 178, 192
クレアチンキナーゼ-MB············· 178
クレチン病············· 232, 234
クロール····· 32, 123, 132, 197
クローン病············· 26
クロストリジウム・ディフィシル関連下痢症············· 256, 308
グラム染色············· 44, 300
グリコアルブモン············· 150
グリコヘモグロビン
　················· 146, 150
グルカゴン············· 142

け

蛍光in situ ハイブリダイゼーション法············· 333
経口感染············· 28, 259
蛍光眼底造影検査············· 271
蛍光抗体検査············· 337
経腟エコー検査············· 237
経腸栄養············· 140
経直腸エコー検査············· 285
経皮経肝胆道ドレナージ············· 175
頸部エコー検査············· 233, 235
けいれん············· 118, 120, 128, 133, 135, 143
結核····· 33, 50, 52, 216, 254, 283, 313, 318
結核・抗酸菌············· 318
結核性関節炎············· 44
結核性髄膜炎············· 32
結核性腹膜炎············· 38
血管内溶血············· 18, 288
血管内留置カテーテル由来感染症············· 322
血球数算定・血液像············· 47
血球貪食症候群············· 220
血算············· 69, 103, 113, 130
結晶············· 14, 30, 45
血漿消失率············· 200
血漿浸透圧············· 119
血漿タンパク············· 90
血漿タンパク質異常············· 90
血小板····· 37, 40, 61, 64, 68, 70, 180, 184, 188
血小板減少症············· 68
血小板数············· 68
血小板増多症············· 68
血小板無力症············· 70
血漿レニン活性/ アルドステロン············· 242
血清LDH············· 37, 105

血清アルブミン·····38, 96, 98, 100, 113, 115, 150, 155, 164, 201
血清アンモニア············· 100, 113
血清カリウム············· 122
血清カルシウム············· 126
血清クレアチニン············· 102, 106, 127, 286
血清クロール············· 132
血清抗体価測定············· 217
血清シスタチンC············· 116
血清重炭酸イオン············· 123
血清総タンパク
　················· 37, 98, 155, 164
血清総ビリルビン············· 201
血清タンパク分画············· 217
血清鉄············· 61, 130
血清ナトリウム············· 118
血清尿酸············· 104
血清尿素窒素············· 3, 102, 123
血清ビリルビン············· 100, 112
血清マグネシウム············· 134
血栓傾向············· 80, 86
血栓症············· 80, 82, 84
血栓溶解薬············· 92
血痰············· 320
血中HCG-β-CTP 測定············· 237
血中カリウム············· 143
血中コルチゾール············· 230
血中ハプトグロビン············· 13
血糖····· 10, 17, 23, 34, 45, 105, 123, 142, 147, 148, 152, 197, 246, 248
血圧降下薬············· 224
血圧低下····· 39, 41, 55, 106, 231, 306, 317
血液ガス············· 143, 180, 196
血液型検査············· 288
血液型不適合輸血············· 224
血液検査····· 47, 276, 279, 309

血液疾患 48, 61, 68
血液透析 135
血液塗抹標本 69
血液培養 109, 296, 306, 309, 313, 314, 319
血尿 9, 12, 21, 25
血便 30, 308, 323
血友病 74
血流感染 261, 297, 319
血流感染症 315
ケトン体 16
嫌気培養 315
顕性腎症 22
倦怠感 9, 19, 25, 31, 41, 143, 218, 225, 231, 255, 262
検体検査 305
顕微鏡的血尿 12
劇症化の予測式 261
劇症肝炎 100, 112, 114, 173, 188, 259, 278
下血 310
月経異常 239
下痢 2, 4, 17, 28, 31, 118, 122, 132, 134, 156, 161, 167, 175, 187, 195, 231, 233, 244, 277, 307, 308, 310, 322, 328
下痢便 308
原発性アルドステロン症 118, 122, 132, 142, 242
原発性肝がん 172, 278
原発性甲状腺機能低下症 232, 234
原発性腎疾患 22
原発性胆汁性肝硬変 158, 212
原発性単純性肝硬変症 280
原発性低LDLコレステロール血症 162, 167

原発性副甲状腺機能亢進症 126, 136, 252
原発性副甲状腺機能低下症 136
原発性マクログロブリン血症 96, 216

こ

抗SS-A抗体 209
抗CCP抗体 204, 206
抗GAD抗体 248
抗HIV薬 269
高LDLコレステロール血症 159, 161
抗HBsヒト免疫グロブリン 262
高アルブミン血症 189
高アンモニア血症 114
口囲蒼白 273
抗インスリン抗体 249
好塩基球 48, 50
抗核抗体 208
口渇 3, 11, 17
高カリウム血症 122, 197
高カルシウム血症 2, 126, 252
高感度PSAタンデム 285
睾丸腫瘍 236
抗がん剤 48
抗凝血療法 77
抗凝固薬 72, 74, 91, 181
口腔乾燥 3
高グロブリン血症 90
抗血小板薬 21, 70
高血糖 32, 94, 119, 142, 143, 146, 152, 159
高血圧 25, 110, 117, 134, 156, 161, 229, 239, 243
膠原病 68, 204, 208, 212, 214, 217, 226, 269

高コレステロール血症 156, 165
交叉混合試験 74
交叉適合試験 290
好酸球 15, 48, 50, 309
好酸球増加症候群 51
抗酸菌染色 300
抗酸菌塗抹検査 318
甲状腺亜全摘出後 232, 234
甲状腺炎 235
甲状腺機能異常 116, 177
甲状線機能亢進症 98, 102, 142, 150, 154, 158, 160, 164, 175, 176, 188, 232, 234
甲状腺機能低下症 64, 94, 134, 150, 154, 164, 174, 176, 229
甲状腺刺激ホルモン 232, 234
甲状腺刺激ホルモン放出ホルモン 232
甲状腺疾患 208
甲状腺髄様がん 279, 287, 286
甲状腺ホルモン 98, 232, 234
抗ストレプトリジンO 272
酵素 24, 168, 172, 176, 184, 188, 190, 326
梗塞性疾患 172
高タンパク血症 96, 119
叩打痛 15
好中球 15, 32, 50, 52
好中球減少 50, 296, 303
抗てんかん薬 187
後天性溶血性貧血 222
高トリグリセリド血症 165, 180
高ナトリウム血症 98, 118

高尿酸血症 104, 164
高熱 2
高比重尿 4
高比重リポタンパク 158, 166
高ビリルビン血症 146
高フィブリノゲン血症 90
高マグネシウム血症 134
抗ミトコンドリア抗体 212
高リポタンパク血症 166
高リン血症 137
高レニン・低アルドステロン血症 243
呼吸器系感染症 312
呼吸苦 198, 251
呼吸困難 37, 39, 41, 52, 55, 170, 181, 193, 291, 320
呼吸性アシドーシス 132, 196
呼吸性アルカローシス 127, 132, 197
呼吸不全 100, 137, 196
黒色便 30
骨シンチグラフィ 175
骨髄異形成症候群 40, 64
骨髄検査 40, 69
骨髄腫 20, 180
骨髄線維症 58, 64
骨髄抑制 48, 64
骨粗鬆症 211
骨代謝系疾患 174
骨転移 126, 174, 253
骨軟化症 137, 252
こむら返り 23, 101, 127
コリンエステラーゼ 188
コルチゾール 230, 240
コレステリルエステル転送タンパク活性 158
コレステロール 154, 160, 189
コレステロールエステル 155

コレステロール塞栓 15
コレラ 31, 322
混合性結合組織病 208
昏睡 135, 143, 247
コンタミネーション 283, 297, 315
混濁膿性 33
誤嚥性肺炎 35, 302
ゴナドトロピン 236

さ

サイアザイド系利尿薬 126
細菌・ウイルス感染症 214
細菌感染症 50, 204
細菌感染性関節炎 44
細菌検鏡 45
細菌性髄膜炎 33, 303, 315
細菌尿 6
細菌培養 34, 44
細菌培養・同定検査 302, 304
細菌・微生物検査 295
再生不良性貧血 40, 48, 50, 54, 60, 64, 68, 70, 130
サイトメガロウイルス感染症 222
細胞円柱 15
細胞診 34, 36, 332
細胞診検査 332
細胞表面抗原検査 41
サイログロブリン 235
嗄声 233
擦過細胞診 332
サラセミア 58, 60
サルコイドーシス 36
サルモネラ 308
酸塩基平衡 6, 17, 118, 122, 132, 196
酸性尿 6, 21, 25

し

C型肝炎ウイルス検査 264
シーハン症候群 232, 234
C反応性タンパク 49, 214
シェーグレン症候群 204, 206, 208, 224
子宮外妊娠 236
子宮筋腫 280
子宮頸がん 281
子宮頸部扁平上皮がん 283
糸球体・腎尿細管障害 24
子宮体がん 281, 283
糸球体腎炎 8, 12, 24, 106, 140
糸球体性血尿 13, 15
子宮内膜症 280, 281
試験紙法 13, 17, 306
刺激テスト 231
脂質 105, 166, 194
脂質異常症 105, 110, 119, 154, 158, 160, 164, 167, 201
脂質代謝異常 156
シスタチンC 116
市中型MRSA 322
失神 59, 61
実測クレアチニンクリアランス 108
しびれ 59, 61
脂肪肝 165, 188, 200, 248
脂肪沈着 231
収縮性心膜炎 38
手根管症候群 229
出血 41, 45, 49, 52, 54, 64, 68, 79, 81
出血傾向 41, 59, 68, 71, 73, 80, 83
出血時間 70
腫瘍崩壊症候群 105, 122

腫瘍マーカー……36, 81, 127, 191, 235, 236, 276
漿液性卵巣がん……281
消化管出血……26, 83, 88, 102, 114, 117
消化器感染症……308
消化器がん……279, 280, 281
消化器結核……319
消化吸収障害……16
小球性低色素性貧血……60
小球性貧血……130
猩紅熱……50, 272
硝子円柱……15
小腸切除……134
消耗性疾患……188
食中毒……323
食道炎……26
食道潰瘍……26
食道がん……26, 278, 283, 287
食道静脈瘤……30, 213
食道破裂……36
食欲亢進……237
食欲不振……9, 19, 25, 59, 61, 134, 137, 221, 231, 251, 262, 265, 273, 327
ショック……2, 41
脂溶性ビタミン……162, 167, 195
脂溶性ビタミン吸収障害……162
心因性多飲症……118
心因性多尿……2
心エコー検査……177, 178, 192, 251
心窩部痛……180
心筋逸脱酵素……81, 177, 178, 192
心筋炎……168, 173, 176, 178, 192
心筋梗塞……80, 158, 168, 172, 176, 178, 193, 214

心筋障害……172, 178
心筋トロポニンT……192
神経芽細胞腫……287
神経筋障害……137
神経障害……22
神経症状……23, 114, 120, 133, 135, 161, 167, 269
神経性食思不振症……136, 228
進行性筋ジストロフィー……179
進行性全身性強皮症……208
進行性脳症……137
心室細動……122, 124
心室性期外収縮……124
滲出性胸水……36
滲出性腹水……38
新生児黄疸……112
新生児溶血性疾患……224
真性多血症……54, 68
心臓CT……178, 192
心臓カテーテル検査……177, 192
心臓血管手術後……231
心停止……134
進展型小細胞肺がん……287
心電図……81, 177, 178, 192
心電図異常……122
心嚢液……334
心肺停止……196
心肥大……229
心不全……2, 4, 36, 100, 102, 106, 119, 117, 131, 137, 170, 193, 201, 250
深部静脈血栓症……83, 85
深部臓器膿瘍……314
心房粗細動……124
心膜炎……178
ジアルジア症……28
痔核……26, 31
耳下腺炎……180
ジギタリス中毒……124

自己赤血球抗体……224
自己免疫疾患……20, 36, 96, 208, 213
自己免疫性炎症性神経疾患……33
自己免疫性肝炎……212
自己免疫性溶血性貧血……58, 224
重症肝障害……90, 96, 98, 100, 102, 104, 112, 114
重症感染症……86, 100
重症敗血症……48
重症貧血……90
重症複合免疫不全症……222
重炭酸イオン……123, 132
十二指腸の壊死・穿孔……181
絨毛がん……236
絨毛性疾患……236
術中迅速病理診断……333
術後創部感染症……314, 322
循環不全……168, 181
純培養……302
上気道炎……52, 283
上後腸骨棘穿刺……41
上大静脈症候群……36
上皮細胞……14, 312
上部消化管内視鏡検査……27, 30, 257, 279, 283, 327
褥瘡……97, 99, 141, 195, 314
徐脈……34, 124, 135
ジルベール症候群……200
痔瘻……26
腎移植……24
腎盂腎炎……14
腎炎……9
腎機能障害……23, 64, 102, 106, 108, 116, 134, 191, 220, 250, 253, 286, 324
腎機能低下……4, 244
腎血管性高血圧……242
腎結石……14
人工呼吸器関連肺炎……322

355

腎梗塞……………169, 172
腎糸球体障害……………22
腎疾患………8, 140, 173, 286
腎腫瘍………………12, 14
腎障害……………24, 210
腎実質障害…………2, 15
腎性糖尿………10, 142, 152
腎性尿崩症…………………2
腎性貧血……………54, 60
腎性無尿……………………2
腎前性無尿…………………2
迅速抗原検査……………301
腎不全………4, 8, 20, 22, 36, 107, 110, 119, 122, 134, 136, 146, 152, 181, 191, 193, 221, 279, 283

す

膵アミラーゼ………165, 181
膵液うっ滞………………180
膵炎………38, 165, 172, 180, 184, 190, 246, 248
膵管閉塞……………184, 280
膵外分泌機能不全……185, 190
膵がん…169, 173, 180, 184, 190, 236, 246, 248, 279, 280
膵機能診断薬試験………190
水酸化マグネシウム……134
膵疾患………184, 246, 248
膵石症……………246, 248
膵切除……………185, 190
膵全摘…………………184
膵臓疾患……36, 168, 190
垂直感染…………261, 270
推定糸球体濾過量…9, 108
膵嚢胞…………………196
水分出納……5, 7, 17, 21, 23, 25, 107, 329

水分代謝異常………………2
水平感染…………261, 270
スタチン……………161, 176
ステロイド………21, 48, 50, 187, 205, 210, 227, 231, 246
ステロイドホルモン
　………………220, 240
すりあわせ法……………333
随時血糖…………143, 148
随時尿………9, 20, 22, 24
髄膜炎………32, 296, 314
頭痛…………34, 256, 273

せ

生化学検査……155, 159, 161, 165, 167
正球性正色素性貧血………60
正球性貧血………………130
性行為感染症……………254
精神異常…………162, 167
成人T細胞白血病…126, 270
性腺外胚細胞腫…………236
性腺機能低下症…………228
性腺機能不全……………140
精巣腫瘍…………173, 236
成長異常…………162, 167
成長発育障害……………140
成長ホルモン……………228
咳…49, 262, 313, 320, 324
脊髄腫瘍…………………32
赤痢アメーバ………310, 315
赤痢菌…………………308
赤血球……12, 14, 33, 40, 49, 54, 64
赤血球凝集素……………222
赤血球恒数………………60
赤血球数……………54, 60
赤血球増加症………………54

赤血球沈降速度………49, 90
赤血球粒度分布幅………58
切迫流産…………………236
セロファンテープ法………28
穿刺吸引細胞診…………334
染色……………64, 333, 336
染色体検査………………41
先端巨大症…228, 246, 248
先天性ATⅢ欠損症………86
先天性凝固因子欠乏症
　………………72, 74, 76, 78
先天性胆道閉鎖症………278
先天性副腎皮質過形成
　………………230, 238, 240
先天性プラスミノゲン欠乏症
　…………………………92
先天梅毒…………………256
線溶因子…………………70
線溶活性…………………92
線溶亢進……………82, 84
舌炎………………55, 59, 61
舌肥大……………………233
全血迅速検査キット……192
全身倦怠感……11, 23, 168, 223, 233, 251, 259, 265, 273, 329
全身性エリテマトーデス…36, 48, 51, 90, 204, 206, 208, 224, 226, 254
前立腺炎………22, 25, 285
前立腺がん……12, 126, 174, 279, 285
前立腺生検…………127, 285
前立腺性酸性フォスファターゼ
　………………………285
前立腺特異抗原…………285
前立腺肥大症……………285

そ

総コレステロール……119, 154, 159, 161
相対的副腎不全………………231
総胆管結石……………168, 180
総タンパク……32, 96, 98, 119
早朝空腹時検査………………155
総鉄結合能……………61, 130
総ビリルビン…………112, 261
組織検査……………………336
造影剤………5, 106, 110, 200
続発性副甲状腺機能亢進症
　………………………………253
続発性溶血性貧血……………224
粟粒結核………………………318

た

タール便………………………30
体位性偽性貧血…………55, 57
体液浸透圧……………………118
体質性黄疸……………112, 200
体脂肪増加……………………229
代謝性アシドーシス…17, 122, 196, 198, 242, 296
代謝性アルカローシス
　…………………6, 197, 198
胎児死亡………………………236
胎児性がん……………………278
体重減少……………233, 247
耐糖障害………………………229
胎盤内エコー検査……………281
大量出血………………………80
多飲………………11, 17, 127
多クローン性高γグロブリン血症……………………………217
多剤耐性菌……………………303
多食……………………………11
多胎妊娠………………………238

立ちくらみ……………131, 225
多尿……2, 102, 106, 118, 132
多発性筋炎
　……………168, 176, 204, 208
多発性硬化症…………………33
多発性骨髄腫……8, 33, 90, 96, 116, 126, 216, 218, 220, 222
痰……………………52, 320, 324
単一クローン性γグロブリン
　血症…………………………217
胆管炎………169, 173, 184, 280
胆管がん………30, 168, 180, 279, 280
単球………15, 32, 48, 50, 220
タンジール病…………………166
胆汁うっ滞性肝障害…………186
胆汁色素…………………18, 30
胆石………31, 168, 180, 261
胆道炎…………………………168
胆道がん………………………280
胆道系疾患……………………174
胆道閉塞…………………18, 30
胆嚢炎………38, 169, 173, 280, 281
胆嚢がん……………31, 168, 169
タンパク栄養不良症…………134
タンパク制限
　……………137, 210, 221, 227
タンパク尿…………8, 12, 239
タンパク分画…………………9
タンパク免疫電気泳動………9
大球性正色素性貧血…………60
大球性貧血……………………130
大細胞がん……………………287
代償性肝硬変…………………188
大腸炎……………………30, 279
大腸がん……26, 30, 173, 279, 280, 282
大腸内視鏡……………………27

大腸ポリープ……………26, 279
大動脈解離………………82, 84
唾液腺炎………………………180
脱水……2, 4, 17, 25, 54, 59, 69, 91, 107, 110, 118, 243, 275, 325
脱水症……16, 92, 96, 98, 102, 106, 114
脱毛……………………………233
脱力感……25, 124, 127, 134, 143, 221, 231, 233, 271

ち

蓄尿……2, 8, 10, 22, 24, 246
致死の感染症…………………296
致死の不整脈…………………122
中心静脈栄養…134, 136, 140
中性脂肪………………………164
腸管出血性大腸菌……310, 322
長期消化液吸引………………134
腸性肢端皮膚炎………………140
腸蠕動音………………………31
超低比重リポタンパク………166
腸閉塞…………………………281
直接クームス試験……………224
直接塗抹法……………………28
直接ビリルビン………………112
直腸がん………………………30
直腸診…………………………285
沈澱法…………………………28

つ・て

痛風………………………6, 14, 44
ツベルクリン反応……………319
手足のしびれ……23, 127, 247
手足のふるえ…………………233
低LDLコレステロール血症
　………………………………162

低アルドステロン症·········119
低アルブミン血症
　·········36, 90, 99, 127
低栄養······90, 100, 126, 136, 228
低カリウム血症
　·········122, 124, 135, 243
低カルシウム血症·········126, 128, 135, 137, 252
低グルカゴン血症·········142
低形成白血病·········40
低血糖······142, 197, 229, 247
低身長·········229
低髄液圧症·········34
定性検査·········8
低体温·········333
低タンパク血症·········96
低ナトリウム血症
　·········5, 118, 120
低比重尿·········4
低比重リポタンパク·········166
低マグネシウム血症·········134
低免疫グロブリン血症·········217
定量検査·········8
低リン血症·········136
低レニン性低アルドステロン症·········242
テタニー······135, 137, 198
鉄·········58, 64, 130, 135
鉄芽球性貧血·········54, 60
鉄欠乏性貧血······54, 60, 130
鉄剤·········26, 30
転移性肝がん·········278, 284
転倒・転落······35, 115, 128, 187
Dダイマー·········84, 92
デキサメタゾン抑制試験····241
デュビン・ジョンソン症候群
　·········112, 200

電解質······17, 98, 103, 122, 197, 242
電解質異常····5, 39, 107, 134
電解質ホルモン·········242
電子顕微鏡検査·········337
伝染性単核球症·········173, 222

と

糖·········10, 44
糖化アルブミン·········147
糖化ヘモグロビン·········146, 164
頭頸部がん·········283
透視検査·········31
糖質コルチコイド·········229, 240
透析······102, 110, 136, 140, 220, 252, 263, 279, 283
透析アミロイドーシス·········220
糖尿病······2, 4, 6, 10, 16, 22, 105, 110, 142, 146, 148, 150, 152, 154, 158, 160, 164, 228, 246, 248, 279, 280
糖尿病ケトーシス·········143
糖尿病ケトアシドーシス····16, 123, 196
糖尿病性腎症·········8, 22, 24
頭部MRI··81, 230, 232, 241
特発性血小板減少性紫斑病
　·········40, 68, 70, 326
特発性高コレステロール血症
　·········160
塗抹検査······300, 302, 304, 306, 309, 312, 318
塗抹標本·····41, 45, 300, 302
トランスサイレチン·········229
トランス脂肪酸·········159, 162
トランスフェリン·········130, 229
トリグリセリド······159, 161, 164, 167, 184, 189

トリプシン·········190
トレポネーマ試験·········254
トロポニンI·········178, 192
トロポニンT······177, 178, 192
トロンボテスト·········76
銅·········135, 141
動悸······59, 61, 124, 225, 229, 233, 239, 244, 251
銅欠乏性貧血·········141
同種赤血球抗体·········224
動脈血ガス·········120, 124
動脈血ガス分析
　·········7, 17, 127, 312
動脈硬化··22, 158, 160, 214
動脈硬化性疾患·········158

な

内視鏡·········213, 276
内視鏡的逆行性膵胆管造影
　·········184
内視鏡的乳頭切開術·········184
捺印細胞診·········333, 336
ナトリウム······2, 110, 118, 197, 229, 242
ナトリウム過剰症·········118
ナトリウム喪失型21-ヒドロキシラーゼ欠損症·········242
ナトリウム喪失性腎症·········118

に

肉眼的血尿·········12
二次性腎疾患·········22
二次性多血症·········54
乳がん······126, 174, 279, 280, 281, 282
乳酸·········123
乳酸脱水素酵素······172, 177, 178, 180, 184, 192

乳腺症 279
尿管腫瘍 12
尿ケトン体 11
尿検査 1, 118, 218
尿細管障害 20, 24
尿細管性アシドーシス 123, 132
尿酸 104, 123
尿浸透圧 5, 119
尿潜血 12, 14, 177
尿素サイクル異常症 114
尿タンパク 8, 14, 98, 164
尿タンパク/尿クレアチニン 9, 11
尿中Cr 108, 123
尿中HCG測定キット 237
尿中K濃度 123
尿中17-KS 230, 241
尿中17-OHCS 230, 241
尿中Na濃度 119
尿中アミラーゼ 181
尿中N アセチル-β-D-グルコサミニダーゼ 24
尿中迅速抗原検査 312
尿中タンパク 155, 189
尿中白血球 25, 306
尿中微量アルブミン 22
尿中β2-ミクログロブリン 20
尿沈渣 12, 14, 177, 306
尿定性 10, 12, 14, 18, 177
尿電解質 7
尿糖 10
尿道炎 12, 14
尿道がん 14
尿毒症 20, 70
尿の細菌検査 306
尿培養 306
尿比重 4, 11
尿pH 6, 11

尿崩症 2, 4, 103, 108, 119
尿量 2, 5, 21, 23, 25, 102, 119, 244, 253
尿路感染症 6, 8, 306
尿路結石 8, 12, 14, 104
尿路結石症 6
尿路腫瘍 8, 14
妊娠 10, 80, 88, 102, 106, 196, 236, 254, 277, 281
妊娠後期 92, 130, 152
妊娠高血圧症候群 219

ね・の

熱傷 50, 122, 214
ネフローゼ症候群 4, 8, 14, 24, 38, 80, 90, 96, 98, 118, 140, 150, 154, 164, 188, 216
ネルソン症候群 230
ネルソン病 240
粘液水腫 232
粘膜免疫 217
膿胸 36, 314
脳血管障害 142, 176
脳梗塞 69, 80, 86, 160, 176
脳挫傷 176
濃縮尿 4
脳出血 32
脳腫瘍 32
脳脊髄液 32
膿尿 15
脳浮腫 32
ノロウイルス迅速定性検査 328

は

肺炎 36, 48, 275, 279, 312

肺炎球菌抗原 312
肺カルチノイド腫瘍 286
肺気腫 279
敗血症 2, 110, 185, 215, 275, 296, 314
敗血症性ショック 303
肺梗塞 169, 172
肺小細胞がん 282, 286, 287
肺腺がん 282
排尿・排便障害 218, 271
排尿困難感 13, 15
排尿時痛 13, 15
肺非小細胞がん 287
背部痛 180
肺扁平上皮がん 282, 283
白色下痢症 309
白色便 168
剥離細胞診 334
橋本病 232, 234
播種性血管内凝固症候群 68, 72, 74, 76, 78, 80, 82, 84, 86, 88, 90, 92
発汗 4, 61, 118, 215, 223, 229, 233, 239
白血球 14, 25, 40, 51, 61, 215, 296, 300
白血球減少症 49
白血球数 44, 48
白血球増加症 49
白血球分画 48, 50, 309
白血病 48, 50, 64, 172
発熱 7, 13, 15, 16, 19, 33, 49, 61, 196, 215, 223, 225, 227, 258, 262, 269, 273, 296, 310, 315, 329
ハプトグロビン 146, 225
汎下垂体機能低下症 218
汎血球減少 40
バーター症候群 242
バイオプシー 336

359

梅毒 212, 254
梅毒血清反応 254
梅毒トレポネーマ蛍光抗体吸
　収試験 254
培養検査 36, 300, 308, 312, 318
バセドウ病 2, 232, 234
バラ疹 255
バルプロ酸ナトリウム 114
バンコマイシン耐性腸球菌 310, 322
パパニコロウ分類 332

ひ

皮下出血 42, 81
皮下腫瘤 271
引きガラス法 334
脾臓腫大 271
必須脂肪酸 162, 167
非転移性悪性腫瘍 278
非トレポネーマ試験 254
皮膚化膿性疾患 273
皮膚乾燥 11, 233
皮膚筋炎 172, 179, 204, 208
皮膚生検 271
皮膚知覚異常 59, 61
皮膚軟部組織感染症 314
皮膚の色素沈着 230
皮膚病変 255, 271
肥満 105, 110, 142, 159, 165, 228, 244, 248, 250
日和見感染 269
貧血 9, 30, 54, 58, 60, 65, 71, 90, 107, 112, 130
貧血傾向 55, 59, 61
貧血性異常血色素症 58
頻尿 3, 307
頻脈 233, 251

B 型肝炎ウイルス検査 254
鼻出血 81
鼻汁 262
ビタミン 194
ビタミンA 162, 167, 194
ビタミンB_{12} 58, 61, 64, 175
ビタミン過剰 195
ビタミンD 126, 136
ビタミンD 過剰症 253
ビタミンD 中毒 136
ビタミンE 162, 167
ビタミンK 欠乏症 72, 74, 76, 78, 289
ビタミン欠乏 195
病原性大腸菌 322
病理検査 331
微量アルブミン尿 22
微量元素不足 135
ビリルビン 18, 146, 188, 212, 258

ふ

ファンコニ症候群 10, 20, 104
不安定狭心症 192
フィッシャー比 100
フィブリノゲン 80
フィブリン・フィブリノゲン
　分解産物 82, 84
フェリチン 61, 130
負荷試験 231, 241
不完全赤血球抗体 225
副甲状腺機能亢進症 174, 253
副甲状腺機能低下症 126, 252
副甲状腺ホルモン 107

副甲状腺ホルモン関連ペプチ
　ド 253
副腎がん 241
副腎機能不全 119
副腎腺腫 230
副腎皮質刺激ホルモン 230, 240
副腎皮質ステロイド 102, 116
副腎皮質ホルモン 143, 230
副腎不全 248
腹水 38, 82, 84, 189, 213, 332
腹水穿刺 38
腹痛 9, 17, 31, 237, 310, 322, 328
腹部CT 撮影 285
腹部CT 31, 169, 173, 180, 230, 241
腹部エコー 165, 169, 184, 230, 247, 261
腹部症状 17, 31, 174, 310, 327
腹部造影CT 247
腹部膨満感 15, 31, 327
腹膜炎 281
腹膜透析 135
浮腫 3, 9, 11, 15, 21, 23, 25, 98, 229, 231, 239, 251
婦人科腫瘍 285
不整脈 25, 124, 134, 251
不適合輸血 12, 224
不眠 223
不明熱 296
浮遊法 28
フルクトサミン 147
ブドウ糖負荷試験 148, 246, 248
ブドウ膜炎 270

分泌刺激試験 246
分離培養 302
プラスミノゲン 92
プランマー病 232, 234
プロゲステロン 238
プロトロンビン時間
　72, 76, 78, 188, 201
プロ脳性ナトリウム利尿
　ペプチド 251
ブロモスルホフタレイン試験
　 201

へ

平均血糖コントロール 146
平均赤血球容積 58, 60, 65, 130
閉経 155
閉塞性黄疸 18, 112, 168, 174, 277, 279, 280
ヘパプラスチンテスト 78
ヘパリン 69, 73, 74, 181
ヘパリン起因性血小板減少症
　（HIT） 69
ヘマトクリット 54, 60, 71
ヘモクロマトーシス 130
ヘモグロビン 8, 12, 26, 54, 60, 68, 112, 146
ヘモグロビン尿 12
変形性関節症 44
扁桃炎 48, 272
扁平上皮がん 126, 282, 287
米国病研究所検査法 254
ベセスダシステム 332
ヘリコバクタ・ピロリ関連の
　検査 326
ベロ毒素 323
ベンスジョーンズタンパク
　 8, 218
便性状 30

便潜血 26, 30, 103, 114
便中CDトキシン検査 309
便中寄生虫検査 309
便中キモトリプシン活性測定
　 190
便中ロタウイルス抗原検査
　 309
便の細菌検査 308
便培養検査 31
便秘 31, 59, 61, 114, 128, 213, 221, 244
ペプチドホルモン 252

ほ

ホルモン 136, 142, 155, 228, 232, 240, 248, 276
本態性血小板症 68
本態性高血圧 250
膀胱炎 12, 14, 22, 306
膀胱がん 14
房室ブロック 124, 134
乏尿 2, 25, 251
母子間血液型不適合 224
母子免疫 217
補体 226
補体価 226

ま

マイコプラズマ肺炎 222
マクログロブリン血症
　 90, 222
麻疹 50, 52
末梢浮腫 99, 107
麻痺 125
麻痺性イレウス 124
マンガン 135
慢性アルコール中毒症 146
慢性炎症性疾患 64

慢性肝炎 92, 168, 186, 188, 204, 216, 264, 280, 284
慢性肝疾患 200
慢性寒冷凝集素症 222
慢性気管支炎 312
慢性甲状腺炎 232, 234
慢性骨髄性白血病
　 40, 50, 52, 68
慢性骨髄増殖性疾患 40
慢性骨髄単球性白血病 50
慢性腎盂腎炎 4
慢性腎臓病 9, 12, 14, 105
慢性腎不全 2, 122, 126, 132, 134, 136, 158, 180, 228, 250, 252
慢性膵炎 180, 184, 190

み・む

ミオグロビン 8, 12, 179, 193
ミオグロビン尿 12, 177
味覚異常 140
ミネラルコルチコイド 242
無γ-グロブリン血症 216
無・低フィブリノゲン血症 80
無・低リポタンパク血症 160
無β-リポタンパク血症 146
無・低β-リポタンパク血症
　 164, 166
無気力 233
無機リン 135
無症候性キャリア 264
無痛性甲状腺炎 232, 234
無尿 2

め・も

迷走神経反射 41

メタボリックシンドローム
　　　　　　　　105, 150, 189
メタロβラクタマーゼ産生菌
　　　　　　　　　　　　304
メチシリン耐性黄色ブドウ球菌
　（MRSA）　　　　　　322
メチラポンカプセル　　　231
めまい　　34, 131, 225, 239
免疫　　　　　　　　　　259
免疫化学定量法　　　　　217
免疫グロブリン　　　33, 96
免疫血清検査・輸血　　　203
免疫性汎血球減少症　　　224
免疫組織化学染色　　　　336
免疫組織化学染色法　　　333
免疫電気泳動法　　　　　217
免疫不全　　218, 269, 313, 328
免疫法　　　　　　　　　 26
免疫抑制薬　　　21, 225, 328
網状赤血球　　　61, 64, 225
網状赤血球数　　　 64, 130
毛嚢炎　　　　　　　　　314

や・ゆ・よ

薬剤感受性試験
　　　　　　　300, 302, 304
薬剤耐性菌　　304, 307, 309
薬剤性肝炎　　　　　　　212
薬物性肝障害　　　　18, 168
薬物性腎障害　　　　　　 15
薬物中毒　　　　　　　　 10
有核細胞数　　　　　　　 40
遊離コレステロール　　　155
遊離サイロキシン　　232, 234
遊離脂肪酸　　　　　155, 159
遊離トリヨードサイロニン
　　　　　　　　　232, 234
輸液　　　　　3, 5, 118, 325

輸血　　　131, 147, 261, 288
ヨード　　　　　　　　　232
陽イオン交換樹脂　　　　124
溶血　　　13, 55, 61, 73, 75, 97, 113, 115, 120, 122, 124, 141, 147, 173, 177, 179, 225, 249
溶血性黄疸　　　　　　　 18
溶血性尿毒症症候群
　　　　　　　8, 310, 323, 325
溶血性貧血　　8, 12, 18, 64, 112, 140, 146, 172
溶血性輸血副作用　　289, 290
葉酸　　　　　　58, 64, 175
葉酸欠乏　　　　　　　　 61
腰椎穿刺　　　　　　　　 34
溶連菌感染症　　　　　　272
抑制テスト　　　　　　　231
与芝の式　　　　　　　　261

ら

ライ症候群　　　　　　　114
ラテックス凝集反応　　　323
卵管炎　　　　　　　　　281
卵管がん　　　　　　　　281
卵巣過剰刺激症候群　　　281
卵巣がん　　180, 236, 279, 280, 281, 282
卵巣機能低下症　　　　　238
卵巣腫瘍　　　　　　238, 278
卵巣嚢腫　　　　　　278, 280
ランブル鞭毛虫症　　　　 28
卵胞刺激ホルモン　　　　239

り

リウマチ熱　　　　　214, 272
リウマトイド因子　204, 206
リステリア症　　　　　　222

リチウム　　　　　　　　232
利尿期　　　　　122, 134, 251
利尿薬　　　4, 21, 100, 104, 118, 120, 122, 221
リパーゼ　　　165, 184, 190
リポタンパク　159, 161, 166
リポタンパク異常症　　　166
硫酸マグネシウム　　　　135
リン　　105, 107, 123, 136, 175
淋菌　　　　　　　　45, 307
リン酸二カリウム　　　　137
リンパ球　　32, 48, 50, 220, 269, 319
リンパ性白血病　　　50, 222
リンパ節腫大　　　　　　271

る・れ・ろ・わ

ループスアンチコアグラント
　　　　　　　　　　　　 74
類皮嚢胞腫　　　　　　　281
レジオネラ抗原　　　　　312
レチノール結合タンパク　229
レニン産生腫瘍　　　　　242
ローター症候群　　　　　200
労作時呼吸苦　　　　　　130
漏出性胸水　　　　　　　 36
濾過細胞診　　　　　　　334
ロタウイルス　　　　31, 309
ワルファリン　　72, 76, 78, 297

ケアに生かす検査値ガイド 第2版

2011年4月25日 第1版第1刷発行	編 著	西﨑 祐史、渡邊 千登世
2018年3月25日 第2版第1刷発行	発行者	有賀 洋文
2018年7月10日 第2版第2刷発行	発行所	株式会社 照林社

〒112-0002
東京都文京区小石川2丁目3-23
電 話 03-3815-4921（編集）
　　　 03-5689-7377（営業）
http://www.shorinsha.co.jp/
印刷所 共同印刷株式会社

●本書に掲載された著作物（記事・写真・イラスト等）の翻訳・複写・データベースへの取り込み、および送信に関する許諾権は、照林社が保有します。
●本書の無断複写は、著作権法上での例外を除き禁じられています。本書を複写される場合は、事前に許諾を受けてください。
　また、本書をスキャンしてPDF化するなどの電子化は私的使用に限り著作権法上認められていますが、代行業者等の第三者による電子データ化および書籍化はいかなる場合も認められていません。
●万一、落丁・乱丁などの不良品がございましたら、「制作部」あてにお送りください。送料小社負担にて良品とお取り替えいたします（制作部 ☎0120-87-1174）。

検印省略（定価はカバーに表示してあります）
ISBN978-4-7965-2425-4

©Yuji Nishizaki, Chitose Watanabe /2018/Printed in Japan

基準値一覧

検査項目	基準値

一般検査

尿検査

検査項目	基準値
尿量	▶ 500～2,000mL／日
尿比重	▶ 1.015～1.025
尿pH	▶ 4.5～7.5
尿タンパク	▶ 定性：陰性（－）
	▶ 定量：150mg／日未満（蓄尿）
尿糖	▶ 定性：陰性（－）
	▶ 定量：100mg／日以下（蓄尿）
尿潜血	▶ 定性：陰性（－）
尿沈渣	▶ 赤血球：1視野に5個以内
	▶ 白血球：1視野に5個以内
	▶ 上皮細胞：1視野に少数
	▶ 円柱：1視野に0個
	▶ 結晶：1視野に少量
ケトン体	▶ 定性：陰性（－）
ビリルビン	▶ 定性：陰性（－）
ウロビリノーゲン	▶ ±～1＋（弱陽性）
尿中β_2-ミクログロブリン	▶ 200μg/L以下（随時尿）
尿中微量アルブミン	▶ 30mg／日以下（蓄尿）
	▶ 30mg/L未満、27mg/g・Cr未満（随時尿）
尿中Nアセチル-β-D-グルコサミニダーゼ（NAG）	▶ 1.8～6.8U／日（蓄尿）
	▶ 1.0～4.2U/L、1.6～5.8U/g・Cr（随時尿）

便検査

検査項目	基準値
便潜血反応	▶ 陰性（－）

穿刺液・採取液検査

検査項目	基準値
脳脊髄液	▶ 液圧：60～150mmH$_2$O
	▶ 性状：無色、水様透明
	▶ 細胞数／種類：0～5/μL、リンパ球70%・単球30%
	▶ 総タンパク量：15～45mg/dL
	▶ 糖：45～85mg/dL
	▶ クロール：120～130mEq/L
胸水	▶ 成人の健常者でごく少量存在する
腹水	▶ 成人の健常者でごく少量存在する
骨髄検査	▶ 有核細胞数：100～250×10^3/μL
	▶ 巨核球数：50～150/μL
関節液	▶ 色調：淡黄色
	▶ 透明度：透明
	▶ 粘稠性：強度の粘稠
	▶ 白血球数：200/μL以下

血液検査

血球数算定・血液像

検査項目	基準値
白血球数（WBC）	▶ 成人：4,000～8,000/μL
	▶ 小児：5,000～13,000/μL
	▶ 幼児：5,000～18,000/μL
	▶ 新生児：9,000～30,000/μL
白血球分画	▶ 好中球：40～60%
	▶ リンパ球：30～45%
	▶ 好酸球：3～5%
	▶ 単球：3～6%
	▶ 好塩基球：0～2%
赤血球数（RBC）	▶ 男性430～570×10^4/μL
	▶ 女性380～500×10^4/μL
ヘマトクリット（Ht）	▶ 男性39～52%、女性34～44%
ヘモグロビン（Hb）	▶ 男性13.5～17.5g/dL
	▶ 女性11.5～15.0g/dL
赤血球粒度分布幅（RDW）	▶ 11.5～13.8%（CV法）
	▶ 50fL以下（SD法）
MCV	▶ 85～102fL
MCH	▶ 28～34pg
MCHC	▶ 31.6～36.6g/dL
	▶ 30.7～36.6g/dL
網状赤血球数	▶ 0.8～2.2%
血小板数（PLT）	▶ 15～34×10^4/μL

検査項目	基準値
凝固・線溶系	
出血時間	1〜3分（Duke法）
	1〜8分（Ivy法）
プロトロンビン時間（PT）	9〜15秒
	活性：70〜100%
活性化部分トロンボプラスチン時間（APTT）	25〜45秒
トロンボテスト（TT）	70〜130%
ヘパプラスチンテスト（HPT）	70〜130%
フィブリノーゲン（Fg）	155〜415mg/dL
フィブリン・フィブリノーゲン分解産物（FDP）	5μg/mL未満
Dダイマー	1.0μg/mL（LPIA）
	0.5μg/mL（ELISA）
アンチトロンビンIII（ATIII）	81〜123%
トロンビン・アンチトロンビンIII複合体（TAT）	3.2ng/mL以下
赤血球沈降速度（ESR）	男性：2〜10mm/時
	女性：3〜15mm/時
プラスミノーゲン（PLG）	70〜120%

生化学検査

検査項目	基準値
タンパク関連・含窒素成分	
総タンパク（TP）	6.7〜8.3g/dL
血清アルブミン（Alb）	3.8〜5.3g/dL
フィッシャー比、総分岐鎖アミノ酸/チロシンモル比	2.5〜4.5（HPLC法）
血清尿素窒素（BUN、UN）	8〜20mg/dL
血清尿酸（UA）	男性：3.8〜7.0mg/dL
	女性：2.5〜7.0mg/dL
血清クレアチニン（Cr）	男性：0.61〜1.04mg/dL
	女性：0.47〜0.79mg/dL
実測クレアチニンクリアランス（C_{Cr}）と推定糸球体濾過量（eGFR）	C_{Cr}：80〜120（mL/分）
血清ビリルビン	総ビリルビン（T-Bil）：0.2〜1.0mg/dL
	直接ビリルビン（D-Bil）：0.0〜0.3mg/dL
	間接ビリルビン（I-Bil）：0.1〜0.8mg/dL
アンモニア（NH_3）	40〜80μg/dL
シスタチンC	0.50〜0.90mg/L
電解質・金属	
血清ナトリウム（Na）	137〜145mEq/L
血清カリウム（K）	3.5〜5.0mEq/L
血清カルシウム（Ca）	8.4〜10.4mg/dL
血清鉄（Fe）	男性：50〜200μg/dL
	女性：40〜180μg/dL
血清クロール（Cl）	98〜108mEq/L
血清マグネシウム（Mg）	1.7〜2.6mg/dL
リン（P）	2.5〜4.5mg/dL
亜鉛（Zn）	80〜160μg/dL
糖質	
血糖（BS、GLU）	70〜109mg/dL
糖化ヘモグロビン（HbA1c）	6.5%（NGSP）
75gOGTT（経口ブドウ糖負荷試験）	（正常型）空腹時：110（mg/dL）未満
	負荷後2時間値：140（mg/dL）未満
グリコアルブミン（GA）	11〜16%

検査項目	基準値
1.5-AG（1.5-アンヒドロ-D-グルシトール）	▶ 14.0μg/mL 以上

脂質

検査項目	基準値
総コレステロール（TC）	▶ 120～219mg/dL
HDL-コレステロール（HDL-C）	▶ 40～65mg/dL
LDL-コレステロール（LDL-C）	▶ 65～139mg/dL
トリグリセリド（TG：中性脂肪）	▶ 30～149mg/dL
リポタンパク	▶ HDL：29～50%（男性） 34～53%（女性） ▶ VLDL：8～29%（男性） 3～23%（女性） ▶ LDL：30～55%（男性） 33～53%（女性）

酵素

検査項目	基準値
AST（GOT）	▶ 10～40 IU/L
ALT（GPT）	▶ 5～45 IU/L
乳酸脱水素酵素（LDH）	▶ 120～245 IU/L
ALP（アルカリホスファターゼ）	▶ 80～260 IU/L
クレアチンキナーゼ（CK）	▶ 男性：57～197 IU/L ▶ 女性：32～180 IU/L
クレアチンキナーゼ-MB（CK-MB）	▶ 定性：1～4% ▶ 定量：15～25 IU/L
アミラーゼ（AMY）／アイソザイム	▶ アミラーゼ：66～200 IU/L ▶ アイソザイムP型：30～95 IU/L ▶ アイソザイムS型：40～70%
リパーゼ	▶ 5～35 IU/L
γ-GTP	▶ 男性：10～50 IU/L ▶ 女性：9～32 IU/L

検査項目	基準値
コリンエステラーゼ（ChE）	▶ 214～466 IU/L
トリプシン	▶ 100～550 ng/mL
心筋トロポニンT	▶ 0.10ng/mL 以下（ECLIA）

その他

検査項目	基準値
ビタミン	▶ ビタミンA：30～80 μg/dL ▶ ビタミンB_1：20～50ng/dL ▶ ビタミンB_2：66～111ng/dL ▶ ビタミンB_6：4～17ng/dL ▶ ビタミンB_{12}：260～1050pg/dL ▶ 葉酸：4.4～13.7ng/mL
血液ガス／酸塩基平衡	▶ PO_2：80～100Torr ▶ PCO_2：35～45Torr ▶ pH：7.36～7.44 ▶ HCO_3^-：22～26mEq/L ▶ BE：−2～+2mEq/L ▶ SaO_2：93～98%
ICG試験	▶ 停滞率：10%以下（15分値）

免疫血清検査・輸血

自己免疫・アレルギー

検査項目	基準値
リウマトイド因子（RF）検査	▶ 定性：陰性（−） ▶ 定量：20 IU/mL 未満
抗CCP抗体	▶ 5.0U/mL 未満（ELISA）
抗核抗体（ANA）	▶ 陰性（40倍未満[IFA法]）
抗ミトコンドリア抗体（AMA）	▶ 陰性（10倍未満[間接蛍光抗体法]）

血漿タンパク

検査項目	基準値
CRP（C反応性タンパク）	▶ 0.30mg/dL 未満

検査項目	基準値
各免疫グロブリン	▶ IgG：800〜1600mg/dL
	▶ IgA：140〜400mg/dL
	▶ IgM：男性31〜200mg/dL、女性52〜270mg/dL
	▶ IgD：2〜12mg/dL
	▶ IgE：250IU/mL（RIST）0.34PRU/mL（RAST）
β_2-ミクログロブリン（β_2MG）	▶ 1.0〜1.9mg/L（RIA法）
寒冷凝集反応	▶ 陰性（32〜64倍以下）
直接・間接クームス試験	▶ 陰性（−）
補体	
CH_{50}（血清補体価）	▶ CH_{50}：30U/mL以下（低値）、45U/mL以上（高値）
	▶ C3：86mg/dL以下（低値）
	▶ C4：14mg/dL未満（低値）
ホルモン	
成長ホルモン（GH）	▶ 成人男性：0.17ng/mL以下
	▶ 成人女性：0.28〜1.64ng/mL
ACTH（副腎皮質刺激ホルモン）	▶ 7.2〜63.3pg/mL（ECLIA法、早朝安静時）
TSH（甲状腺刺激ホルモン）	▶ 0.4〜4.0μIU/mL（ECLIA）
FT_3（遊離トリヨードサイロニン）	▶ 2.1〜4.1pg/mL
FT_4（遊離サイロキシン）	▶ 1.0〜1.7ng/dL

検査項目	基準値	
HCG	血清（mIU/mL）	尿（mIU/mL）
男性、非妊婦	1.0以下	2.5以下
妊娠6週以下	4,700〜87,200	1,100〜62,600
妊娠7〜10週	6,700〜202,000	1,800〜191,000
妊娠11〜20週	13,800〜68,300	3,100〜125,000
妊娠21〜40週	4,700〜65,300	1,400〜29,400

エストロゲン

	エストラジオール（E_2）	エストリオール（E_3）	プロゲステロン（P_4）
卵胞期	10〜150	0〜20	0.5〜1.5
排卵期	50〜380	5〜40	1.5〜6.8
黄体期	30〜300	5〜40	5.0〜28.0
更年期	10〜50	0〜20	0.3〜0.4

＊単位（E_2、E_3：pg/mL、プロゲステロン：ng/mL）

検査項目	基準値
プロゲステロン	▶ 0.7ng/mL以下（成人男子）
コルチゾール	▶ 2.7〜15.5μg/dL（RIA法）
血漿レニン活性/アルドステロン	▶ 血漿レニン活性：0.5〜2.0ng/mL/時
	▶ アルドステロン：36〜240（随時）、30〜159（臥位）、39〜307（立位）pg/mL
C-ペプチド	▶ 0.8〜2.5ng/mL（血清）
	▶ 22.8〜155.2μg/日（蓄尿）
インスリン	▶ 5〜15μU/mL（空腹時）
BNP（脳性ナトリウム利尿ペプチド）	▶ 18.4pg/mL以下
i-PTH	▶ 10〜65pg/mL（ECLIA）
感染症	
梅毒血清反応（STS）	▶ 陰性（−）
A型肝炎ウイルス検査	▶ 陰性（−）
B型肝炎ウイルス検査	▶ HBs抗原：陰性（−）
	▶ HBs抗体：陰性（−）
	▶ HBe抗原：陰性（−）
	▶ HBe抗体：陰性（−）
	▶ HBV-DNA：30cpm未満（RA法）

検査項目	基準値
C型肝炎ウイルス検査	▶ HCV抗体定性：陰性（−）
	▶ HCV-RNA定性：陰性（−）
	▶ HCV-RNA定量：検出なし
	▶ HCVウイルス型：いずれの型も検出なし
HIV検査	▶ スクリーニング検査：陰性（−）
	▶ 確認検査：陰性（−）
HTLV検査	▶ スクリーニング検査：陰性（−）
	▶ 確認検査：陰性（−）
ASO（抗ストレプトリジンO、ASLO）	▶ 成人：166Todd U以下
	▶ 小児：250Todd U以下

腫瘍マーカー	
AFP（α-フェトプロテイン）	▶ 10.0ng/mL以下
CEA	▶ 5.0ng/mL以下
CA19-9	▶ 37.0U/mL以下
CA125	▶ 35.0U/mL以下
CYFRA	▶ 3.5ng/mL以下
SCC	▶ 1.5ng/mL以下
PIVKA-Ⅱ	▶ 40.0mAU/mL未満
PSA（前立腺特異抗原）	▶ 1.8ng/mL以下
ProGRP	▶ 血清46.0pg/mL未満
	▶ 血漿70pg/mL未満
NSE	▶ 10.0ng/mL以下

輸血

血液型検査

ABO式判定

血液型	オモテ検査		ウラ検査	
	抗A血清	抗B血清	A血球	B血球
A型	凝集+	−	−	+
B型	−	+	+	−
O型	−	−	+	+
AB型	+	+	−	−

Rh式判定

D抗原あり	Rh⁺（D抗原陽性）
D抗原なし	Rh⁻（D抗原陰性）

交叉適合試験	▶ 陰性（−）

細菌・微生物検査

便の細菌検査	▶ 陰性（−）
膿・穿刺液の細菌検査	▶ 陰性（−）
結核・抗酸菌	▶ 陰性（−）
MRSA/病原性大腸菌（O157など）	▶ 陰性（−）

病理検査

細胞診検査	▶ ClassⅡ以下（パパニコロウ分類）